Dr. Andreas Müller

novagenics

Natural BODYBUILDING

Training Ernährung Wettkampf

Wichtiger Hinweis
Alle in diesem Buch veröffentlichten Ratschläge wurden von Verfasser(n) und Verlag sorgfältig geprüft. Eine Garantie kann dennoch nicht übernommen werden. Ebenso ist eine Haftung des/der Verfasser(s) bzw. des Verlages und seiner Beauftragten für Personen-, Sach- und Vermögensschäden ausgeschlossen.

Die Erkenntnisse der Sportwissenschaft und Medizin unterliegen einem laufenden Wandel durch Forschung und Erfahrung. Alle in diesem Buch getroffenen trainingsmethodischen Empfehlungen wurden vom Autor, bzw. den Autoren mit großer Sorgfalt erarbeitet und geprüft. Das entbindet den Leser dieses Werkes jedoch nicht von der Verpflichtung, präventive und therapeutische Entscheidungen in eigener Verantwortung zu treffen.

ISBN 13: 978-3-929002-58-4

Bibliographische Information der Deutschen Nationalbibliothek
Die Deutsche Nationalbibliothek verzeichnet diese Publikation in der Deutschen Nationalbibliografie; detaillierte bibliografische Daten sind im Internet über http://dnb.d-nb.de abrufbar

Andreas Müller: Natural Bodybuilding – Training, Ernährung, Wettkampf.
3., vollständig überarbeitete und erweiterte Neuauflage,
Novagenics Verlag 2016
(www.novagenics.com)

Titelfoto: FXQuadro/Shutterstock.com

INHALT

Verzeichnis der Tabellen und Abbildungen

„Es ist der Geist, der sich den Körper baut!“
Friedrich Schiller: Wallenstein III

Vorwort zur 3. Auflage

Als ich im Jahr 2003 an der Erstauflage dieses Buches arbeitete, war der Begriff Natural Bodybuilding in Deutschland noch relativ unbekannt. Seitdem ist sehr viel passiert. Inzwischen gibt es auch in Deutschland Meisterschaften im Natural Bodybuilding – mit rasant wachsenden Teilnehmerzahlen. Doch auch die Anzahl der Kritiker wuchs. Aspekte des Natural Bodybuildings gerieten in den Blickpunkt des Interesses, die in den ersten Auflagen dieses Buches faktisch noch keine Rolle spielten – die Möglichkeiten und Grenzen von Dopingkontrollen bei Wettkämpfen beispielsweise, aber auch die völlig unterschiedlichen Erwartungshaltungen und Ambitionen, mit denen vor allem junge Menschen heute in die Welt des Natural Bodybuildings aufbrechen. Auch Trainings- und Ernährungsstrategien des Bodybuildings haben sich in den letzten zehn Jahren weiterentwickelt. Nicht zuletzt bin ich auch älter geworden, habe im Rahmen einer zweiten Dissertation Bodybuilding aus sporthistorischer Sicht thematisiert und zahlreiche weitere Erfahrungen als Wettkampfathlet und Funktionär des nationalen und internationalen Natural Bodybuildings sammeln können.

Vieles davon habe ich in die nun vorliegende, vollständig überarbeitete und erweiterte Neuauflage von „Natural Bodybuilding" eingebracht. Sie ist faktisch unverändert gegliedert, in vielen Teilbereichen aber wissenschaftlich anspruchsvoller. Um die Anschaulichkeit zu erhöhen, wurden etliche Fotos eingebaut.

Ich danke vor allem Klaus Arndt, der als „mein" Verleger und inzwischen schon guter Freund wie immer ein offenes Ohr und vor allem Zeit für Gespräche hatte. Ich danke aber auch meinen vielen Freunden im Bereich des nationalen und internationalen Natural Bodybuildings, ohne die mein Leben um einiges ärmer wäre.

Den Leserinnen und Lesern wünsche ich viel Freude, Unterhaltung, Wissenszuwachs auf dem einen oder anderen Sektor und im idealen Fall das Glück, im Natural Bodybuilding all die Freude und Faszination zu entdecken, die ich in den letzten vier Jahrzehnten in diesem Sport fand und noch immer finde.

Andreas Müller, Werdau, im Mai 2016

Tab. 1 Dr. Andreas Müller – sportliche Höhepunkte

- 1980 Bezirksmeister im Kraftsport-Fünfkampf
- 1986, 1988, 1989 Finalist der DDR-Meisterschaft im Bodybuilding (Körperkulturistik)
- 1988 Platz 2 bei Grand Prix von Olsztyn (Polen)
- 1988 Platz 3 beim Grand Prix von Knurow (Polen)
- 1991, 1992 Platz 6 beim Sandow-Turnier von Marianske Lazne (Tschechoslowakei)
- 1999 Vizeweltmeister NABBA-WFF in Syros, Griechenland
- 2003, 2004 Int. Schweizer Meister der SNBF
- 2003 Platz 3 der UIBBN-WM in Knokke-Heist (Belgien)
- 2004 Platz 3 der UIBBN-WM in Bozen (Italien)
- 2006, 2008, 2013 Deutscher Meister der GNBF
- 2011 Platz 5 der UIBBN-WM in Schio (Italien)
- 2012 Platz 5 der UIBBN-WM in Martin (Slowakei)
- 2013 Europameister INBA in Karlovy Vary (Tschechien)
- 2013 Vizeweltmeister der UIBBN in Paris (Frankreich)
- 2014 Platz 4 der Natural-Olympia-Wahl in San Diego (USA)
- 2014 Vizeweltmeister der UIBBN in Vicenza (Italien)
- 2015 Platz 5 der UIBBN-WM in Barcelona (Spanien)

NABBA = National Amateur Bodybuilder‘s Association
WFF = World Fitness Federation
SNBF = Swiss Natural Bodybuilding and Fitness Federation
UIBBN = Union Internationale de Bodybuilding Naturel
GNBF = German Natural Bodybuilding and Fitness Federation

KAPITEL 1

WAS IST NATURAL BODYBUILDING?

Einfach formuliert ist „Natural Bodybuilding“ Bodybuilding ohne Doping. Aber bereits diese Definition wirft inzwischen Debatten auf. Verwunderlich ist das eigentlich nicht. Als ich im Jahr 2004 in meiner Heimatstadt Werdau gemeinsam mit Berend Breitenstein die erste Deutsche Meisterschaft im Natural Bodybuilding organisierte, nahm die Bodybuilding-Welt dies eher als belustigendes Randereignis wahr, d.h. soweit man überhaupt Kenntnis nahm von einem Ereignis mit 26 Teilnehmern und rund 200 Zuschauern in einem sächsischen Provinzstädtchen. Inzwischen schreiben wir das Jahr 2016, und die Deutschen Meisterschaften im Natural Bodybuilding sprengen mit über 200 Aktiven und an die 1000 Zuschauern die Fassungskapazität von Kongresszentren. In dem Maße, in dem Natural Bodybuilding aus seiner Außenseiterposition in den „sportlichen Mainstream“ geriet, nahmen auch die Debatten zu. Wie lange muss ein Natural-Bodybuilder denn dopingfrei sein – sieben Tage, sieben Wochen, sieben Jahre oder das ganze Leben lang? Und wie will man denn das kontrollieren? Wer definiert denn, was Doping ist? Und was ist mit den Proteinpräparaten, den Creatin-Pillen und den anderen „Supplements“ – ist denn das noch „natürlich“? Kann, darf sich jemand, der solche Präparate benutzt, ungeniert als „Natural-Bodybuilder“ bezeichnen? Haben Bodybuilder – allen voran Arnold Schwarzenegger, der das in seiner Biografie offen einräumt – denn nicht eigentlich schon immer alle möglichen Medikamente und sonstige Substanzen benutzt, um Körper zu entwickeln, deren bloßes Aussehen vielfach schon als „unnatürlich" empfunden wird? Ist also der Begriff „Natural Bodybuilding" nicht irgendwie ein Widerspruch, ein Paradoxon in sich?

Keineswegs. Man kann Natural Bodybuilding durchaus als die Urform des Bodybuildings bezeichnen. Denn Bodybuilding gab es schon lange vor der Entwicklung muskelaufbauender Pharmaka. Der erste Bodybuilder der Sportgeschichte, der Ostpreuße Eugen Sandow, trat bereits 1893 auf der Weltausstellung in Chikago als „lebende griechische Statue" auf [1]. Er war es, der den Begriff „Bodybuilding" prägte, und er initiierte auch die ersten Meisterschaften in dieser Sportart. Kaum eine Bodybuilding-Meisterschaft unserer Tage dürfte auch nur annähernd so viele Zuschauer anziehen wie der Endausscheid um die goldene Sandow-Statue im Jahr 1901: Damals waren 15.000 Menschen in die Londoner Royal Albert Hall gekommen [2]!

Bodybuilding wurde von seinen Protagonisten als idealer Weg zu körperlicher Vervollkommnung, Gesundheit, Kraft und Ästhetik gesehen, fernab jedweder Kamikaze-Mentalität, die das heutige, durch und durch dopingverseuchte Profi-Bodybuilding prägt: „Mit Hilfe dieser Übungen kann der ganze Körper entwickelt werden, und wie wir später sehen werden, bezeugen die Schüler, welche gewissenhaft nach meinem System gearbeitet haben, freimütig die guten Resultate, die sie errungen haben, nicht nur in Bezug auf beträchtliche Vergrösserung ihrer Muskelkraft, sondern auch auf den allgemeinen Durchschnitt ihrer Lebenskraft und allgemeinen Gesundheit.", schreibt Eugen Sandow im Jahr 1904 in seinem Klassiker „Kraft und wie man sie erlangt" [106].

Versuche, das Muskelaufbautraining durch Einnahme von Hormonen zu unterstützen, gab es erst Jahrzehnte später. Zwar beschrieb der dänische Leistungsphysiologe Boje bereits im Jahr 1939 den Einsatz „leistungsfördernder Drüsenextrakte" im Fußball [3, 4]. Doch erst gegen Ende der 1940er Jahre begannen an der amerikanischen Westküste einige Bodybuilder mit der Verwendung von Testosteron [5, 6]. Seit dieser Zeit gibt es zwei Gruppen von Bodybuildern: solche, die Pharmaka verwenden, und solche, die es nicht tun.

Allerdings sah es über Jahrzehnte hinweg so aus, als sei die Verwendung muskelaufbauender Pharmaka im Spitzenbodybuilding kein so großes Problem, sondern quasi „normal". Als Arnold Schwarzenegger in den 1970er Jahren, also der Blütezeit der Flower-Power-Ära, vor laufender Fernsehkamera in der populären US-Show „Today" den Gebrauch anaboler Steroide unumwunden einräumte, regte sich kaum jemand auf [107]. Drogenkonsum galt unter Hippies und aufgeklärten Intellektuellen als schick, als Weg zur „Bewusstseinserweiterung", und noch nicht einmal das Internationale Olympische Komitee (IOC) hatte anabole Steroide auf der Dopingliste. Schwarzenegger tat nichts Verbotenes, sondern das, was irgendwie alle taten! Doch spätestens ab den 1990er Jahren begannen die Dinge gewaltig aus dem Ruder zu laufen. Es kam zu ersten Todesfällen. Noch versuchte die Bodybuilding-Welt, den Zusammenhang zwischen diesen Ereignissen und der Anwendung von Anabolika sowie anderer Hormonpräparate zu leugnen und suchte die Schuld stattdessen in der exzessiven Anwendung harntreibender Mittel (sogenannter Diuretika) oder einfach einer schicksalhaften gesundheitlichen Veranlagung der Betroffenen.

Seitdem jedoch die Liste der vorzeitig verstorbenen Elitebodybuilder jedes Jahr länger wird und seit populäre Bodybuilding-Magazine mit „Doping-Interviews" von Ex-Bodybuilding-Stars wie Shawn Ray, Kevin Levrone und Dorian Yates aufwarten, sind weder das exzessive Hormondoping in der „Szene" noch die damit einher gehende gesundheitliche Gefährdung länger von der Hand zu weisen [108]. Angesichts dieser Entwicklung wenden sich immer mehr Athleten einem Muskelaufbautraining ohne gesundheitsgefährdende Pharmaka zu. Dabei ergeben sich jedoch zahlreiche Fragen.

Viele Natural-Bodybuilder haben die in Bodybuilding-Magazinen veröffentlichten Fotos bekannter Profi-Bodybuilder vor Augen, von Athleten also, von denen inzwischen selbst die Bodybuilding-Presse schreibt, dass sie mehr oder weniger ausnahmslos gedopt sind [7]. Doch was bedeutet dies für einen ungedopten Sportler? Kann man nicht vielleicht auch als Natural-Bodybuilder genau soviel erreichen wie ein gedopter Athlet, wenn man nur hart genug trainiert, sich konsequent ernährt und die richtigen Erbanlagen mitbringt? Solche Auffassungen gibt es durchaus. Nicht selten werden dann die in Bodybuilding-Zeitschriften veröffentlichten Trainingspläne von Spitzenbodybuildern übernommen – mit dem Ergebnis, dass sich schnell Übertrainingserscheinungen und Frustration einstellen. Denn Doping fördert nicht nur das Muskelwachstum, sondern auch die Erholungsfähigkeit, weshalb dopingfreie Sportler ganz anders trainieren müssen als gedopte Athleten [8]. Aber wie soll so ein Training aussehen? Wie weit kann man es ohne Doping im Bodybuilding bringen? Und überhaupt – was ist eigentlich Doping? Um diese Fragen geht es in den folgenden Kapiteln.

*

KAPITEL 2

DOPING IM BODYBUILDING

Ganz allgemein ist Doping die Anwendung verbotener Substanzen und Methoden im Sport. Um auf die Dopingliste gesetzt zu werden, muss eine Substanz bzw. Methode gewöhnlich nicht nur geeignet sein, die sportliche Leistungsfähigkeit in Training und bzw. oder im Wettkampf zu erhöhen, sondern gleichzeitig auch eine gesundheitliche Gefährdung darstellen oder aber als „Verstoß gegen den Geist des Sports" aufzufassen sein (beispielsweise das Aufpumpen des Darms von Schwimmern mit Luft, um die Lage im Wasser zu verbessern – eine fürwahr unappetitliche Vorstellung).

Damit man also überhaupt von Doping sprechen kann, muss erst einmal eine Verbotsliste existieren. Dies ist zwar beim IOC bzw. bei der WADA der Fall, womit diese Liste zwangsläufig für alle dem IOC angeschlossenen Weltverbände gilt. Bodybuilding ist jedoch keine olympische Sportart – und wird es so schnell wohl auch nicht werden. Zahlreiche Bodybuilding-Weltverbände können schon deshalb keine Doping-Sünder enttarnen, weil sie keinerlei Anti-Doping-Bestimmungen haben – wo es kein Verbot gibt, kann auch kein Verbot missachtet werden. Aus formal logischer Sicht dürfte man die missbräuchliche Anwendung von nicht nebenwirkungsfreien Medikamenten und sonstigen gesundheitlich bedenklichen Substanzen zumindest in dem (bedenklich großen!) Bereich des Bodybuildings, in dem keinerlei Anti-Doping-Bestimmungen existieren, somit gar nicht als Doping bezeichnen, sondern allenfalls als Medikamenten-Missbrauch. Der Einfachheit halber wird im folgenden Text dennoch von Doping gesprochen.

2.1 Was ist Doping?

Es gibt unterschiedliche Dopingdefinitionen. Weil die meisten Sportverbände der Welt das Internationale Olympische Komitee (IOC) als führende Sportorganisation anerkennen, wird gewöhnlich auch die Dopingdefinition der vom IOC mit dem Anti-Doping-Kampf beauftragten WADA (Welt-Anti-Doping-Agentur) benutzt, die in Deutschland durch die NADA (Nationale-Anti-Doping-Agentur) vertreten wird [4].

Kritiker bemängeln immer wieder, diese sogenannte „Dopingliste“ sei zu lang, zu unübersichtlich und für „normale Menschen“ schwer verständlich. Bezogen auf die Kraftsportarten und hier wiederum speziell auf Bodybuilding reduziert sich die Art und Anzahl der in Frage kommenden Substanzen allerdings ganz erheblich. Zwar setzen vor allem Hochleistungsbodybuilder vor Meisterschaften oft auch bestimmte verbotene Pharmaka ein, um die „Definition“ zu verbessern, also überschüssiges Unterhautfettgewebe abzubauen. Vielleicht werden zudem noch unerlaubte Schmerzmittel oder Stimulanzien eingenommen, um eine extreme Trainingsintensität durchzuhalten oder um trotz bestimmter Verschleißerscheinungen trainieren zu können. Für den Aufbau von Muskelmasse und Kraft spielt jedoch fast ausschließlich das sogenannte „Hormondoping“ eine Rolle. Gemeint ist damit hauptsächlich die Anwendung von Anabolika, Wachstumshormon und Pro-Hormonen.

2.2 Hormondoping – Muskelmast mit Anabolika, Wachstumshormon und Prohormonen

„Anabolika“ bzw. „anabole Steroide“ ist der Sammelbegriff für muskelaufbauende Sexualhormone und chemisch ähnliche Substanzen. Das wichtigste muskelaufbauende Sexualhormon ist das Testosteron. Ein gesunder junger Mann bildet täglich etwa acht bis zehn Milligramm Testosteron in seinen

Tab. 2 Verbotene Substanzen und Methoden

	Substanzen und Methoden, die zu allen Zeiten verboten sind (in und außerhalb von Wettkämpfen):
SO	Nicht zugelassene Substanzen (neu ab 2011)
S1	Anabole Substanzen
S2	Peptidhormone, Wachstumsfaktoren und verwandte Substanzen
S3	Beta-2-Agonisten
S4	Hormone und Stoffwechsel-Modulatoren
S5	Diuretika und andere Maskierungsmittel
M1	Manipulation von Blut und Blutbestandteilen
M2	Chemische und physikalische Manipulation
M3	Gendoping
	Im Wettkampf verbotene Wirkstoffe und Methoden:
S6	Stimulanzien
S7	Narkotika
S8	Cannabinoide
S9	Glukokortikoide
	Bei bestimmten Sportarten verbotene Wirkstoffe:
P1	Alkohol
P2	Beta-Blocker

Geschlechtsorganen. Testosteron sorgt mit Beginn der Pubertät bei Männern für die Ausbildung der sogenannten sekundären Geschlechtsmerkmale (Bartwuchs, tiefere Stimme usw.) – und für einen bemerkenswerten Muskelzuwachs. Auch der Körper einer Frau stellt Testosteron her (in den Eierstöcken und den Nebennieren), jedoch nur etwa zehn Prozent der von Männern gebildeten Mengen. Frauen entwickeln daher normalerweise weitaus weniger Muskelmasse als Männer [9, 10].

Man weiß nicht genau, seit wann künstlich gewonnenes Testosteron im Bodybuilding verwendet wird, um mehr und schneller Muskelmasse aufbauen zu können. Erste Berichte über den Einsatz von Testosteron durch Bodybuilder der amerikanischen Westküste stammen aus den späten 40er und frühen 50er Jahren des 20. Jahrhunderts. Wenige Jahre später gelang es Wissenschaftlern, durch chemische Veränderungen der Molekülstruktur des Testosterons Medikamente herzustellen, welche einen noch größeren muskelaufbauenden („anabolen“) Effekt besitzen oder aber eine verringerte androgene (vermännlichende) Wirkung aufweisen. Solche dem Testosteron chemisch ähnlichen Medikamente werden „Testosteron-Derivate“ genannt. Das erste Testosteron-Derivat hieß „Dianabol“. Es wurde 1958 entwickelt und avancierte bald zum beliebtesten Dopingmittel der Bodybuildinggeschichte [109].

Wachstumshormon dagegen spielte erst viel später eine Rolle im Bodybuilding. Doping mit Wachstumshormon lässt nicht nur die Muskeln sprießen, sondern erhöht auch den Energieumsatz in Ruhe (den sogenannten Grundumsatz), was eine drastische Verringerung des Unterhautfettgewebes erlaubt [11]. Durch den Einsatz von Wachstumshormon, meist gekoppelt mit der Anwendung von immer höheren Dosierungen anaboler Steroide und weiterer Hormone (z.B. Schilddrüsenhormone und Insulin) kam es Anfang der 1990er Jahre im Hochleistungsbodybuilding zur Entwicklung von Körpern, die noch einige Jahre zuvor als unvorstellbar gegolten hätten.

Versuche, den ausufernden Gebrauch von Dopingsubstanzen im Bodybuilding einzudämmen, gab es auch schon vor der Gründung von Natural Bodybuilding-Verbänden. Wie bereits bemerkt ist Bodybuilding bis heute keine olympische Sportart. Doch einer der großen Bodybuilding-Weltverbände, die International Federation of Body-Builders (IFBB), bemühte sich jahrzehntelang ernsthaft, Bodybuilding ins Programm der Olympischen Spiele zu lancieren. Voraussetzung für die Anerkennung einer Sportart durch das Internationale Olympische Komitee (IOC) ist u.a. die strikte Einhaltung der IOC-Dopingrichtlinien. Da Anabolika seit den 1970er Jahren auf der Dopingliste des IOC stehen, ging die IFBB ab 1985 teilweise recht massiv gegen illegale Pharmaka vor und führte zumindest zeitweilig sogar im Profi-Bereich Trainingskontrollen durch [11, 12].

Wie trickreich die Athletinnen und Athleten jedoch immer wieder versuchten, diese Kontrollen zu umgehen, zeigt das Beispiel der IFBB-Bodybuilderin Tonya Knight. Nüchtern formulierte ein Anfang 1990 veröffentlichter Bericht über von der IFBB verhängte Sperren: „Frl. Knight wurde für das Fälschen eines Zufallsdopingtests im November 1988 suspendiert, da sie eine andere Person schickte, welche an ihrer Stelle den Test machte." [13] Hätte der Ehemann einer Konkurrentin von „Frl. Knight" die Sache nicht zufällig bemerkt und auffliegen lassen, wäre sie wohl nie herausgekommen... [103].

Auch wenn immer wieder einmal Sperren wegen positiver Tests ausgesprochen wurden – der Versuch der IFBB, das Dopingproblem mit Urintests in den Griff zu bekommen, ist zu keiner Zeit geglückt. Zur Freude aller „Hardcore-Fans", die in Dopingkontrollen eine Einschränkung ihrer persönlichen Freiheit sehen. Mit unverhohlenem Sarkasmus stellte das Bodybuilding-Magazin „Ironman-Europe" in seiner Ausgabe vom März/April 1990 fest: „Dass der Dopingtest eine sehr positive Auswirkung auf die Muskelmasse hat, trat im professionellen Frauenbodybuilding mehr als klar zutage. Nach 1985 wurden die Frauen nicht nur massiger, sondern auch härter und definierter. [...] Wenn man bedenkt, dass der durchschnittliche Mister Olympia Teilnehmer zwischen 90 und 110 Kilogramm wiegt, werden Dopingtests im Bodybuildingsport ein großer Schritt nach vorne sein. In Anbetracht der Entwicklung beim professionellen Frauenbodybuilding ist es keineswegs unrealistisch, dass wir bald eine neue Generation von wahrhaften Muskelriesen auf der Bühne sehen werden, ein Spektakel jenseits unserer kühnsten Träume." [12]

Ein Foto in der Mitte dieses Artikels zeigte übrigens ausgerechnet den algerischen IFBB-Profi Mohammed Benaziza, einen der bekanntesten Athleten dieser Zeit. Mohammed „Momo“ Benaziza starb zwei Jahre später an den Folgen exzessiven Dopings, nachdem er während einer Meisterschaft zusammengebrochen war. Er war das erste prominente Dopingopfer im Bodybuilding. Er blieb nicht das einzige. 1996 folgte ihm der damals 31-jährige IFBB-Profi-Bodybuilder Andreas Münzer in den Tod, und 1998 starb der Berliner Bodybuilder und Sportstudiobesitzer Ralf Reichenbach im Alter von 47 Jahren „den typischen Dopingtod, er erlag einem Herzinfarkt“ („Der Spiegel“). Der ehemalige Weltklasse-Kugelstoßer Reichenbach hatte aus seiner Einnahme von Anabolika übrigens nie einen Hehl gemacht und sich mehrfach öffentlich für die Freigabe von Anabolika im Sport eingesetzt... [14].

Immer wieder jedoch gab es Versuche, die zahlreichen Fälle des vorzeitigen Todes von Spitzenbodybuildern mit anderen Ursachen in Verbindung zu bringen als mit Anabolika – frei nach dem Motto: Was nicht sein kann, das nicht sein darf! Da waren plötzlich ungünstige Erbanlagen im Spiel, im Falle von Andreas Münzer wollte mir ein NABBA-Mister Universum allen Ernstes einreden, er sei das Opfer von „Ärztepfusch“ geworden, mitunter wurde gemutmaßt, die Opfer hätten sich unklug verhalten, „zu viel“ oder „den falschen Stoff“ bzw. die „falschen Kombinationen“ verwendet und so weiter und so fort. Mitunter wird sogar versucht, die ganze unheilvolle Debatte als Teil einer gewaltigen Verschwörung gegen Bodybuilding abzutun und durch eine Art „Machtwort“ in die gewünschten Bahnen zu lenken – offenbar frei nach dem Motto: So, nun haben wir drüber geredet, aber jetzt ist Schluss mit der Diskussion!

Ein klassisches Beispiel für diese Art, die Dinge anzugehen, bietet die im Jahr 2014 auf dem deutschen Markt erschienene DVD „Generation Iron“, die von den Vertreibern mit enormem Marketingaufwand zu einer Art Kultfilm und Fortsetzung des legendären „Pumping Iron“ aus den 1970er-Jahren hochstilisiert wurde. Völlig unverblümt heißt es in diesem Film über das moderne Profi-Bodybuilding mit dem suggestiven Untertitel: „Sie sind mehr als Superstars. Sie sind olympische Götter“: „Steroide machen nicht süchtig.

Steroide haben noch nie jemanden getötet. Es gibt keinen physiologischen Beweis dafür, aber die Menschen möchten den Eindruck vermitteln. Die Gesellschaft reagiert oft heuchlerisch und voreingenommen." [110]

Da die Produzenten aber wohl nicht ausschließen wollten, dass es auch unter Bodybuildern kritische Geister gibt, die man mit plumper Ideologie und Machtwörtern nicht zufrieden stellt, äußert ein anderer Interviewpartner dann an anderer Stelle immerhin: „Es gibt Probleme mit Nierenschäden. Es kommt, wie wir wissen, zu einer Vergrößerung des Herzens, denn das Herz ist ein Muskel. Es gibt Leberprobleme, besonders die oral einzunehmenden Mittel sind ziemlich giftig. Deshalb gehören injizierbare zu den bevorzugten Mitteln, um Gesundheitsrisiken zu minimieren. Ich denke, die beste Lösung wäre, den Athleten die Einnahme der Mittel zu erlauben, aber unter ärztlicher Aufsicht." [110]

Vielleicht sollte an dieser Stelle ergänzend hinzugefügt werden, dass jeder deutsche Mediziner seine Zulassung als Arzt (Approbation) riskiert, wenn er sich auf eine solche „Aufsicht" einlässt.

Auch über diesen Fakt ließe sich eine lange Debatte führen. Mitunter werde ich dabei den Eindruck nicht los, dass hier gleichfalls längst die Marktwirtschaft Einzug gehalten hat: Jeder sucht sich aus dem breiten Angebot von Argumenten das heraus, was ihm am besten passt, womit er am besten leben kann, was seiner ohnehin längst vorgefassten Meinung am besten entspricht und sie stützt, statt sie ins Wanken zu bringen. Wahrheit nach Wunsch sozusagen. Man muss nach den wunschgemäßen Wahrheiten auch nicht lange suchen. Versorgt wird man damit jederzeit über die monatlich neu erhältliche Bodybuildingpresse. So zitiert beispielsweise die Juni-Ausgabe 2016 des faktischen Traditions- und Leitmediums der deutschen Bodybuilder, der auch von mir noch immer nahezu regelmäßig gelesenen „Sportrevue" unter der viel sagenden Überschrift: „Hormonkrieg im Sport kann nicht gewonnen werden" zwei Bioethiker mit den Worten: „Sich dazu entscheiden, besser zu werden, ist durchaus menschlich. Sportlern sollte diese Möglichkeit geboten werden. Ihr Wohl sollte vorrangig sein. Jedoch bedeutet die Einnahme von Hormonen nicht unbedingt auch Betrug. Die Legalisierung von Hormonen im Sport könnte fairer und sicherer sein". [119]

Nur ein Argument wird man im althergebrachten, „pharmazeutisch gestützten" Bodybuilding kaum angeboten bekommen: Die Aussage, dass Anabolika und Co. außerhalb rein medizinischer Anwendungen schlicht und ergreifend Teufelszeug sind. Denn Spitzenbodybuilding ohne Anabolika – wie soll das funktionieren? Offensichtlich gar nicht: „Natürlich hatte ich Angst, aber ich wusste, dass ich wie alle einigermaßen erfolgreichen Bodybuilder auch über diesen Graben springen musste", räumt der frühere IFBB-Profi Shawn Ray im Mai 2015 in einem gleichfalls von der deutschen „Sportrevue" veröffentlichten „Doping-Interview" ein, um im Anschluss auf eine weitere unter Chemie-Bodybuildern populäre Interpretation ihres Tuns zu verweisen, welche die Anwendung riskanter Pharmaka nicht nur als „Überwindung von Angst" – sprich als „Mut" – verklärt, sondern auch als eine Art Reife, rationale Einsichtsfähigkeit und Abkehr von fremd gesteuerten, kindlich-naiven Denkmustern: „Ich wurde allmählich erwachsen und musste eigene Entscheidungen treffen. Das war mit Sicherheit eine davon." [108]

Für Verwirrung sorgt oft der Einsatz sogenannter „Prohormone". Es handelt sich um chemische Vorstufen anaboler Hormone bzw. ihrer Derivate, die angeblich erst im Körper selbst aufgrund biochemischer Vorgänge in die wirksame Form umgewandelt werden. Mit dem Hinweis darauf, dass in den USA verschiedene Prohormone nicht als Arzneimittel, sondern als „Nahrungsergänzungsmittel" gelten und daher dort frei verkäuflich sind, versuchen einige Firmen auch im deutschsprachigen Raum, Handel mit diesen Substanzen zu treiben. Hierzu ist klar festzustellen: Pro-Hormone stehen auf der Dopingliste des IOC! Der Handel mit Pro-Hormonen stellt in Deutschland ebenso wie die „unentgeltliche Abgabe" dieser Substanzen einen Verstoß gegen das Arzneimittelgesetz dar [10].

2.3 Doping „aus Versehen"?

Immer wieder wird von Sportlerinnen und Sportlern aller möglicher Disziplinen berichtet, die angeblich oder tatsächlich unbeabsichtigt Dopingsubstanzen eingenommen haben. Manipulierte Zahnpastatuben wie im Fall des deutschen Leichtathleten Dieter Baumann stellen dabei allerdings eher die Ausnahme dar. Meist werden solche unbeabsichtigten Dopingfälle auf „verunreinigte Nahrungsergänzungsmittel“ zurückgeführt – beispielsweise im „Dopingfall Evi Sachenbacher-Stehle“ des Jahres 2014. Ob es sich dann um reine Schutzbehauptungen oder Tatsachen handelt, werden Außenstehende meist nach genereller Gesinnungslage zum Thema Spitzensport beurteilen – wer ohnehin nicht an sauberen Spitzensport glaubt, wird schneller bereit sein, eine Schutzbehauptung zu vermuten als Idealisten, die es auch noch gibt. Sollte die Aussage von Evi Sachenbacher-Stehle, sie habe eine unerlaubte Substanz unbeabsichtigt mit einem Nahrungsergänzungsmittel (einem Teepulver, das auch in Bio-Läden erhältlich ist) zu sich genommen, tatsächlich eine Erfindung sein, um zumindest moralisch als unschuldig dazustehen, dann ist sie zumindest gut gewählt.[111]

Denn tatsächlich häufen sich Meldungen über Funde von Dopingsubstanzen in „Nahrungsergänzungsmitteln“ (dass man hier zwischen klassischer „Nahrungsergänzung“ und „Enhancement“ unterscheiden muss, wird an anderer Stelle noch ausführlich angesprochen). Beispielsweise wurden vor einiger Zeit in Produkten eines namhaften deutschen Herstellers Spuren des anabolen Steroids Nandrolon entdeckt [10].

Über die Gründe für diese abstruse Tatsache kann man lange spekulieren. Einige meiner Gesprächspartner haben schon vermutet, dass solche „Verunreinigungen“ absichtlich von den Herstellern beigemengt werden, um die Wirksamkeit ihrer Produkte zu erhöhen. Dem lässt sich jedoch entgegnen, dass die enthaltenen Mengen gewöhnlich groß genug sind, um beim Dopingtest aufzufallen, aber zu gering, um tatsächlich eine messbare Wirkung auf das Muskelwachstum zu erzielen.

Für einen Athleten, der es mit Natural Bodybuilding ernst meint, dürfte es im Regelfall kein Problem darstellen, den unabsichtlichen Gebrauch von Dopingsubstanzen zu vermeiden. Auf Nahrungsergänzungen kann man entweder komplett verzichten oder aber – wie ich – bei ihrer Auswahl bestimmte Vorsichtsmaßnahmen einhalten, die noch ausführlich besprochen werden, und Medikamente aller Art sollte man nur nehmen, wenn man wirklich krank ist. In diesem hoffentlich seltenen Fall klemmt man sich einfach eine aktuelle aus dem Internet ausgedruckte Dopingliste unter den

Arm, geht in die Apotheke oder Arztpraxis und erklärt dort, dass man keine der aufgeführten Substanzen bzw. Methoden anwenden will. Die Suche nach Alternativen überlässt man dann den dortigen Fachleuten.

2.4 Finger weg von Dopingsubstanzen! Doping und die Folgen

„Zu Risiken und Nebenwirkungen lesen Sie die Packungsbeilage und fragen Sie Ihren Arzt oder Apotheker!“ Diesen Spruch aus der Fernsehwerbung kennt beinahe jedes Kind. Es gehört in unseren Tagen praktisch zum Allgemeinwissen, dass Arzneimittel neben ihren erwünschten auch unerwünschte Wirkungen haben können – Nebenwirkungen eben. Die müssen nicht eintreten, aber passieren kann es schon.

Nicht selten können es so viele Risiken und Nebenwirkungen sein, dass die Texte der Beipackzettel in möglichst kleiner Schrift verfasst sind, um auch alle unterzukriegen. Viele Leute sind arg verunsichert, wenn sie sich einmal die Zeit nehmen, so eine Packungsbeilage komplett durchzulesen. Hierbei ist jedoch zu bedenken, dass die Pharmahersteller gesetzlich verpflichtet sind, jedes theoretisch denkbare Risiko aufzuführen, selbst wenn die Wahrscheinlichkeit seines Auftretens als äußerst gering einzustufen ist. Zur Erprobung der Sicherheit werden Arzneimittel vor ihrer Zulassung zudem umfangreich getestet und nur in Verbindung mit konkreten Dosierungsempfehlungen abgegeben.

Zugegeben, das klingt alles noch nicht so, als wenn es irgendwas mit Bodybuilding zu tun hätte. Es hat aber sehr viel damit zu tun. Denn bei den meisten der in den Kraftsportarten eingesetzten Dopingsubstanzen handelt es sich um Medikamente, die nicht für kerngesunde Sportler, sondern für schwer kranke und hilfsbedürftige Menschen bestimmt sind. Anabole Steroide beispielsweise finden Anwendung in der Therapie von Krebsleiden oder Kinderlähmung, Wachstumshormon soll das vorzeitige Ende des Längenwachstums von Zwergwüchsigen hinauszögern, und Insulin reguliert den Blutzuckerspiegel von Diabetikern. Die Betroffenen haben im Regelfall andere Sorgen als ihre Bestleistung im Bankdrücken oder ihren Armumfang. Was haben diese Medikamente im Sport zu suchen?

Nun, inzwischen weiß man zweifelsfrei, dass vor allem anabole Steroide und Wachstumshormon auch Wirkungen auslösen können, welche für Kraftsportler und Bodybuilder in höchstem Maße interessant sind: Sie erlauben mehr Kraft- und Muskelzuwachs, als genetisch „vorprogrammiert" ist, sie erhöhen die Belastungsverträglichkeit im Training, sie verkürzen die Erholungsdauer zwischen den Trainingseinheiten [3, 4, 6, 15].

Diese Effekte waren noch vor wenigen Jahren wissenschaftlich heftig umstritten. Das ist eigentlich recht verwunderlich. Denn wären die genannten Wirkungen nicht vorhanden, hätte man diese Medikamente schließlich nie im Sport eingesetzt. Kämen diese Substanzen im Sport allerdings nur in den medizinisch vorgesehenen therapeutischen Dosierungen zur Anwendung, dann könnte man die oben aufgeführten Wirkungen wahrscheinlich tatsächlich oft kaum nachweisen. Genau daran scheiterten viele wissenschaftliche Untersuchungen: Man verabreichte den Testpersonen Dosierungen, bei denen sich die „Risiken und Nebenwirkungen" in „kalkulierbaren Grenzen" bewegten – und stellte prompt keine Wirkung fest. [16] Was für hoch gebildete Wissenschaftler jedoch an die Grenze der Vorstellungskraft stößt, ist im Spitzenbodybuilding längst traurige Realität geworden – der Einsatz muskelaufbauender Medikamente „in Größenordnungen, wie man sie sonst nur aus der Veterinärmedizin kennt" (so formulierte es in den 1990er Jahren einmal ein kopfschüttelnder Mediziner vor laufender Fernsehkamera).

Übertreibung? Wohl kaum. Unter Wettkampfbodybuildern ist es zur Binsenweisheit geworden, dass es beim systematischen Doping längst nicht mehr ausreicht, wenn man einfach nur „etwas nimmt". Um sich gegenüber einer gleichfalls dopenden Konkurrenz einen echten Vorteil zu verschaffen, muss man schon „richtig hinlangen". Vor Jahren berichtete mir am Rande einer Meisterschaft einmal der Trainingspartner eines bekannten Profi-Bodybuilders, dass sein berühmter Sportkamerad „ein bis drei Gramm täglich" schluckt oder spritzt. Das ist nicht nur gefährlich für Leib und Leben. Die Beschaffung solcher Mengen geht auch richtig ins Geld. Immer mehr „Hardcore-Bodybuilder" werfen inzwischen das Handtuch, weil sie finanziell nicht mehr mithalten können. Mitte der 1990er Jahre antwortete mir ein zuvor recht erfolgreicher Athlet einmal auf meine Frage, warum er denn nicht mehr bei Meisterschaften antritt, er habe „keine Lust mehr, für eine Wettkampfvorbereitung zehntausend Mark auszugeben". Von einem späteren Deutschen Meister der Juniorenklasse weiß ich, dass er sein Auto verkaufte, um sich eine „Wettkampfvorbereitung" leisten zu können...

Bei derartigen Größenordnungen sieht es mit dem Kraft- und Muskelmassezuwachs freilich ganz anders aus als bei Verwendung der therapeutischen Dosierungen, die auf der Packungsbeilage stehen. Ein Powerlifter aus meinem Bekanntenkreis, der jahrelang „clean" war, bevor ihn der Ehrgeiz packte, „ganz vorn mitzumischen", meinte mir gegenüber einmal wörtlich: „Seitdem ich weiß, wie sehr das Zeug wirkt, habe ich jeden Respekt vor Höchstleistungen im Kraftsport verloren!" Nachvollziehbar. Denn in den vielen Jahren, in denen ich ihn als „sauberen Sportler" kannte, lag seine Bestleistung im Bankdrücken um die 150-160 Kilogramm. Seitdem er „mit Chemie" herangeht, hat sich das etwas verschoben: Inzwischen ist er bei einer persönlichen Rekordmarke um die 230 Kilogramm angelangt. Natürlich hat er dafür trainieren müssen – aber trainiert hat er auch vorher schon!

Was das Bodybuilding betrifft, so glaubte ich bis Anfang der 1990er Jahre noch allen Ernstes der damals noch inoffiziellen und inzwischen beinahe schon „offiziellen" Behauptung, Doping wäre für höchstens zehn Prozent der Muskelmasse moderner Spitzenbodybuilder verantwortlich, alles andere sei hartes Training und gesunde Ernährung. Oder besser gesagt: Ich wollte es glauben – um mir wenigstens bei Amateurmeisterschaften noch Chancen ausrechnen zu können. Mein Glaube geriet jedoch heftig ins Wanken, als ich mit Athleten ins Gespräch kam, die mir wie Giganten aus einer anderen Welt erschienen. Neben ihnen kam ich mir wie ein Schuljunge vor. Was jetzt kommt, klingt wie ein Witz: Sie konnten sich nicht vorstellen, dass ich meine Muskelmasse sauber aufgebaut hatte! Man muss sich das einmal auf der Zunge zergehen lassen: Diesen Riesen wollte nicht in den Kopf, dass selbst mein vergleichsweise bescheidenes Maß an Muskulatur auf rein natürlicher Basis entstanden sein soll! Wie sah es dann wohl mit ihrer eigenen Muskelpracht aus?

Soviel zu den „gewollten" Wirkungen des Hormondopings. Kommen wir nun zu dem, was auf dem Beipackzettel in der Rubrik „Risiken und Nebenwirkungen“ steht. Wenn Arzneimittel die im Sport erwünschten Wirkungen erst bei mehr oder weniger drastischer Überdosierung entfalten, dann kann man sich an fünf Fingern abzählen, dass sich auch das Risiko unerwünschter Begleiterscheinungen entsprechend vergrößert. Die medizinische und sportwissenschaftliche Literatur beschreibt eine ganze Palette von ernsten Gesundheitsschäden, die durch Dopingsubstanzen hervorgerufen werden können. Hierzu zählt die irreversible (nicht mehr rückgängig zu machende) Schädigung der körpereigenen Hormonproduktion, weil die Zufuhr körperfremder Hormone oder hormonverwandter Stoffe zu sogenannten Rückkopplungseffekten (Bio-Feedback) im Körper führt. Das bedeutet, dass der Körper seine eigene Produktion an Hormonen stark reduziert oder sogar ganz einstellt, weil die Hormonrezeptoren zwischen körpereigenen Hormonen und den von außen zugeführten Hormonen bzw. Hormonderivaten nicht unterscheiden können und somit ständig das Signal zur übergeordneten Hormondrüse im Gehirn (dem Hypothalamus) schicken, dass zuviel davon vorhanden ist.

Dies ist insbesondere beim Doping mit Testosteron und seinen zahlreichen Derivaten der Fall, aber auch bei der missbräuchlichen Anwendung von Schilddrüsenhormonen, die vor allem auf den Fettabbau abzielt und auch außerhalb des Bodybuildings weit verbreitet ist. Möglicherweise fängt der Organismus auch an, die zugeführten Überschüsse an Testosteron und seinen Derivaten in weibliche Hormone umzuwandeln. Das führt dann zur Ausbildung der gefürchteten und bei vielen gedopten Bodybuildern deutlich sichtbaren „bitch tits“ – von Medizinern als „Gynäkomastie“ bezeichnet. Gemeint sind unnatürlich hervortretende Brustwarzen, im Extremfall die Ausbildung regelrechter „Brüste“. Das Ganze ist nicht nur unästhetisch, sondern auch schmerzhaft und gefährlich, denn es droht Brustkrebs! Betroffene Bodybuilder lassen sich daher nicht selten operieren, und nicht ohne Grund findet man in manchen bekannten US-amerikanischen Bodybuilding-Magazinen Werbeanzeigen von Kliniken, welche derartige Operationen anbieten. Wenn es der Zufall will, steht direkt daneben auch die Offerte eines Arztes, der Hilfe bei Impotenz verspricht – eine weitere mögliche „Nebenwirkung“ des Hormondopings. Hinzu kommen Risiken wie die Entwicklung von Leberkrebs und sogenannter toxischer Hepatitis (durch Giftstoffe ausgelöste Leberentzündung), krankhafte Veränderungen der Prostata (Vorsteherdrüse) und des Herz-Kreislauf-Systems – und zu allem Übel steigt auch noch das Herzinfarkt-Risiko [4, 10, 11, 17, 18, 19].

Versorgt sich der Athlet noch dazu mit Wachstumshormon vom Schwarzmarkt – was auch im Amateurbereich nicht selten ist –, droht ihm unter Umständen die tödliche Creutzfeldt-Jakob-Krankheit (CJD), wenn er Präparate „erwischt", die aus den Hirnanhangsdrüsen menschlicher Leichen hergestellt wurden. Ganz abgesehen davon riskieren Anwender von Wachstumshormon die Entstehung von Diabetes, weil der Blutzuckerspiegel ständig überhöht ist. Hinzu gesellt sich möglicherweise „Akromegalie": Hände, Füße und bestimmte Knochen des Gesichtsschädels fangen plötzlich erneut an zu wachsen, weil sich einige normalerweise im Erwachsenenalter längst verschlossene Wachstumszonen an den Knochen, die sogenannten Epiphysenfugen, wieder öffnen [109].

Die berühmt-berüchtigte „Steroid-Akne" wirkt nach dieser Abhandlung schon geradezu harmlos. Dafür ist sie aber kaum zu übersehen: Es handelt sich um die Ausbildung von unübersehbaren, dicht gesäten und teils linsengroßen Pickeln insbesondere auf Rücken und Schultern, teilweise aber auch im Gesicht von gedopten Athleten beiderlei Geschlechts. Unter einer Schicht Bräunungscreme können sie im Scheinwerferlicht einer Bodybuilding-Wettkampfbühne als dicke dunkle Punkte so stark auffallen, dass man sie im Zuschauerraum noch in der fünften Reihe erkennt.

Bei gedopten Frauen kommt ein weiteres verräterisches Merkmal hinzu: die Stimme. Da sich unter dem Einfluss von Steroiden der Kehlkopf vergrößert, wachsen auch die Stimmbänder. Die Folge ist eine deutlich tiefere Tonlage beim Sprechen. Jeder erwachsene Mann kennt dieses Phänomen aus der Zeit, als sein Stimmbruch einsetzte. Da Frauen in der Pubertät weitaus weniger Testosteron bilden als Männer, fallen Stimmveränderungen bei ihnen normalerweise wesentlich geringer aus.

Vermännlichungserscheinungen von Frauen (der Wissenschaftler spricht von „Virilisierung") beschränken sich bei exzessivem Hormondoping jedoch nicht auf bleibende Vertiefungen der Stimme, sondern führen auch zur Ausbildung männlicher Gesichtszüge bis hin zur Entwicklung einer verstärkten Körper- und Gesichtsbehaarung. Hinzu kommen mögliche Veränderungen im Genitalbereich [6].

Hormondoping hat jedoch nicht nur körperliche, sondern auch psychische Nebenwirkungen. Partnerinnen von Anabolika-Anwendern wissen oftmals ein Lied davon zu singen, dass es bei ihren Männern während des Anwendungszeitraumes zu verstärkter Aggressivität und in der Phase des „Absetzens" zu Depressionen kommt [17]. Die Depressionen setzen meist dann ein, wenn nach Beendigung einer „Kur" nicht nur die künstlichen Hormone im Blut, sondern auch die Muskeln am Körper schwinden. Viele Bodybuilder halten diesen Zustand nicht lange aus – der Beginn der nächsten „Kur" ist vorprogrammiert. Dabei können die psychischen „Achterbahnfahrten" gedopter Athleten durchaus zur physischen Bedrohung für den ehemals liebenden Partner werden: Ausrastende Bodybuilder, die erst ihre Freundin verprügeln und anschließend halbe Wohnungseinrichtungen zerschlagen, sind keine Erfindung der Sensationspresse. Vor einigen Jahren berichtete mir eine Athletin, dass sie die Gründe für die „Amokläufe" ihres Bodybuilding treibenden Partners erst begriff, als sie in den Taschen seiner Kleidungsstücke verdächtige Pillen entdeckte. In den englischsprachigen Ländern hat sich für die unter Anabolikaeinfluss auftretenden Tobsuchtsanfälle schon ein eigener Begriff herausgebildet: „'roid-rage". Kein Wunder, dass es dort bereits Selbsthilfegruppen von Ehefrauen dopender Kraftsportler gibt [17] .

In der Trainingspraxis jedoch werden die möglichen Gesundheitsschäden durch Doping oft heruntergespielt. „Alles halb so schlimm!", lautet die Botschaft. Man „dürfe nur nicht übertreiben". Und nicht wenige dopende Athleten wähnen sich in Sicherheit, weil sie sich „ärztlich überwachen" lassen.

Ausgerechnet aus der Medizin holt sich die „Pro-Doping-Fraktion" des Kraftsportes immer wieder argumentative Schützenhilfe. Denn genau dort diskutiert man seit einiger Zeit die Überlegung, dass eine Zufuhr künstlicher Hormone unter gewissen Voraussetzungen nicht etwa gesundheitsgefährdend, sondern sogar sehr wünschenswert sein könnte. Das Schlagwort lautet „Anti-Aging", und gemeint ist der Einsatz von Wachstumshormon,

Testosteron und anderen Hormonen wie z.B. Androstendion und DHEA zur „Bekämpfung von Alterserscheinungen". Was im Leistungssport als Doping gilt, soll den Herren jenseits der 40 zu mehr Lebensqualität und Manneskraft verhelfen.

Nun zählen Bodybuilder nicht unbedingt zum Stammpublikum medizinischer Fachkongresse. Dennoch tauchen Reportagen über die offenbar so gesundheitsfördernden Wirkungen der genannten Hormone immer wieder in diversen Bodybuilding-Magazinen und Fitness-Zeitschriften auf. Der Grund liegt für mich auf der Hand: Hier soll offenbar relativiert, hier soll der Eindruck vermittelt werden, dass Medikamente, die in der Medizin Anwendung finden, im Sport so schädlich nicht sein können. Was kann, soll, darf man nun davon halten?

Bereits vor 500 Jahren lehrte der Arzt Paracelsus, dass Gift eine Frage der Dosis ist. Auch der mutigste Mediziner wird daher nicht im Traum daran denken, im Bereich des Anti-Aging jene astronomischen Dosierungen einzusetzen, die im „Hardcore-Bodybuilding" an der Tagesordnung sind. Ein gesunder junger Mann produziert am Tag etwa acht bis zehn Milligramm Testosteron in den Leydigschen Zwischenzellen seiner Hoden. Ein mutiger Endokrinologe würde einem 50-Jährigen, dessen Leydigsche Zwischenzellen nur noch 60 Prozent Leistung bringen, nun vielleicht noch zusätzliche zwei bis drei Milligramm Testosteron pro Tag verordnen – was im Vergleich zu den im Chemie-Bodybuilding üblichen Dosierungen geradezu lächerlich wenig ist. Doch selbst die vergleichsweise minimal bemessene Zufuhr männlicher Hormone im Rahmen einer „Hormonersatztherapie" findet in medizinischen Fachkreisen keinen ungeteilten Beifall. „Es ist gar keine Frage, dass da sehr viel äußerst Unappetitliches passiert", stellte der Endokrinologe Prof. Dr. Bruno Allolio von der Universität Würzburg am 10. Februar 2002 in einer Sendung des „Deutschlandfunk" fest und verwies auf die „klaren ökonomischen Interessen" der Ärzte beim „Versuch, da in großem Stil Hormone einzusetzen als Anti-Aging, ohne dass vernünftige Untersuchungen vorliegen". Wörtlich heißt es weiter: „Da entsteht ein äußerst unguter Markt. Ich weiß, dass es bestimmte Labors gibt, wo dann also gigantische Hormonmessungen durchgeführt werden, die zum größten Teil unsinnig und schwachsinnig sind und nicht erforderlich sind und wo dann also ganz spezifische Hormoncocktails zusammengestellt werden. Das ist sozusagen ‚magische Schulmedizin'. Da wird mit großem intellektuellem Überbau eine ungesicherte, sehr teure und potenziell riskante Medizin auf die Patienten losgelassen." [20]

Dieser nach Einschätzung von Prof. Allolio „äußerst ungute Markt" fährt inzwischen vor allem in den USA gewaltige Gewinne ein. „Etwa drei Prozent aller US-Amerikaner über 40 sollen im Jahr 2011 von ihrem Arzt ein Rezept für Testosteron erhalten haben, das sind rund zwei Millionen", berichtete der „Spiegel" im April 2016. [21] Eine Reportage des Journalisten Uwe Buse offenbart, dass auch in Bereichen der Medizin inzwischen offenbar ein „Meinungsmarkt" entstanden ist, auf dem jeder sich den Standpunkt heraussuchen kann, der ihm in den Kram passt – „wissenschaftlich unterfüttert" bekommt man es allemal. Buse berichtet, dass er in die USA reist, um sich Testosteron als Lifestyle-Medikament „für mehr Vitalität, mehr Attraktivität" unter ärztlicher Überwachung verabreichen zu lassen. Nachfolgend ein Auszug aus seinem Gespräch mit der US-amerikanischen Endokrinologin Julie McCallen, welche in Denver eine einschlägige Klinik leitet und für „Kunden aus Übersee" mit 750 Dollar pro Quartal sogar einen Sonderrabatt anbietet: „Wie steht es denn mit möglichen Nebenwirkungen, frage ich. Es kann zu Haarausfall kommen, sagt sie und blickt auf meine Fastglatze. ‚Aber das haben Sie ja schon hinter sich.' Der Hämatokritwert könnte steigen, das Blut zähflüssiger werden. Da müsse man nötigenfalls gegensteuern. Aha. Noch etwas? Gynäkomastie könnte auftreten. Der männliche Körper reagiert auf den höheren Testosteronwert manchmal mit einer gesteigerten Produktion von Östradiol, das mitverantwortlich ist für die Ausbildung der weiblichen Brust. Es sei möglich, dass meine Brustwarzen anschwellen, sie könnten auch Sekrete absondern. Auch diesen Wert müsse man, falls nötig, mit weiteren Medikamenten senken. Noch etwas. Nein eigentlich nicht, sagt Juli McCallen. Wie steht es mit Herzinfarkten, Schlaganfällen, Prostatakrebs? Alle Studien zu diesem Thema seien fehlerhaft. Wie steht es mit den Warnungen der FDA? Völlig überzogen und nicht gerechtfertigt." [21]

Eine offizielle Warnung der US Food and Drug Administration (FDA), einer der bedeutendsten Gesundheitsorganisationen der Welt, ist also „völlig überzogen und nicht gerechtfertigt" – so einfach kann man sich's machen im Meinungsmarkt des 21. Jahrhunderts.

Viele dopende Kraftsportler wähnen sich auch deshalb in Sicherheit, weil ernsthafte gesundheitliche Komplikationen – im Gegensatz zu psychischen Veränderungen – nur selten sofort, sondern meist erst nach jahrelanger Einnahme auftreten [17]. Man glaubt einfach nicht, dass etwas passiert. Geschieht das Unerwartete dann irgendwann doch, wird meistens die sportliche Laufbahn beendet, die Athleten verschwinden irgendwo in der Versenkung und kein Mensch aus der „Szene" interessiert sich noch für ihren Gesundheitszustand. Nach Jahren der Euphorie kommt nun die Zeit der Ernüchterung – und der Angst. Ein inzwischen in die Jahre gekommener Powerlifter sagte mir einmal, er habe „das Zeug nie gerne genommen". Nicht wenige nachdenklich gewordene Athleten entwickeln so im fortgeschrittenen Alter ein distanziertes Verhältnis zum Leistungssport. Und angesichts der Doppelzüngigkeit, mit der sich einige hochgedopte Bodybuilder in der Öffentlichkeit als „Saubermänner" präsentieren, fällt es vielen Insidern schwer, noch an eine wirkliche Alternative namens „Natural Bodybuilding" zu glauben. Aussagen im Sinne von: „Das kannst du alles vergessen, es geht doch nur noch um Stoff!" habe ich schon mehr als genug zu hören bekommen.

2.5 Die Problematik der aktuellen Dopingdiskussion

Im Frühjahr 1996 starb der 31-jährige Profi-Bodybuilder Andreas Münzer in einer Münchener Klinik an „multifunktionalem Organversagen". Wenige Tage zuvor hatte er sich noch an einer hochkarätigen Meisterschaft in den USA, den „Arnolds Classics", beteiligt. Andreas Münzer, der aus Österreich stammte und in München lebte, galt als der erfolgreichste deutschsprachige Athlet seit Schwarzenegger. Inzwischen steht zweifelsfrei fest, dass Münzers Tod auf eine langzeitige Vergiftung zurückzuführen ist, hervorgerufen durch die jahrelange Einnahme hochdosierter Dopingsubstanzen [23, 24].

Für das deutsche Bodybuilding war Münzers Tod eine Katastrophe. „Muskel-Wahn... bis er starb" lautete die Headline der BILD-Zeitung [22]. „Der Spiegel" brachte eine Titelstory unter der Überschrift „Tod eines Supermannes. Das künstliche Leben und Sterben des Bodybuilders Andreas M." [23]. Mehrere Fernsehkanäle strahlten Aufzeichnungen von Münzers Beerdigung aus. Und wie ein roter Faden zog sich immer wieder ein Thema durch alle Berichte: Doping!

Seitdem ist die Kette der Presseberichte und Fernsehreportagen über den Medikamentenmissbrauch im Bodybuilding nicht abgerissen. Bilder von schäbigen Lagerhallen mit turmhoch gestapelten Schwarzmarktpräparaten, Nahaufnahmen von Körpern, die durch die Folgen obskurer Tabletten- und Spritzenkuren regelrecht entstellt sind – das alles erreichte gedruckt oder gesendet selbst die entlegensten Dörfer. Leider wurde bei den meisten dieser Berichte völlig ausgeblendet, dass es neben gedopten auch ungedopte Bodybuilder gibt. Mit dem Ergebnis, dass sich die Auffassung „Bodybuilding = Doping" in immer mehr Köpfen festgesetzt hat. Inzwischen ist praktisch jeder, der sich als Bodybuilder bezeichnet, dem Generalverdacht ausgesetzt, unter dem Einfluss irgendwelcher Pharmaka zu stehen. Einige Athleten in meinem Bekanntenkreis – denen man ihren Sport zumindest in Bekleidung nicht sofort ansieht, weil sie mit Doping nichts am Hut haben – bezeichnen sich inzwischen als „Fitness-Sportler", nur um in ihrer Firma nicht ins Gerede zu kommen. Fitness-Studios, die um ihr Image besorgt sind, streichen das Wort „Bodybuilding" aus ihren Werbeprospekten und bieten stattdessen „Bodystyling", „Bodyshaping", „Bodysculpting" oder „Bodyforming" an.

Allerdings haben muskelbildende Pharmaka längst auch den Breiten- und Fitness-Sport erreicht, und seitdem sich das herumgesprochen hat, ist man selbst als „Fitness-Sportler" oder „Bodyshaper" vor Dopingverdächtigungen nicht mehr sicher. Bekannt geworden ist vor allem eine 1998 in norddeutschen Fitness-Studios durchgeführte Untersuchung des Lübecker Mediziners Dr. Carsten Boos. Sie zeigte, dass 21 Prozent der befragten Personen Anabolika einsetzten [25]. Im Deutschland des Jahres 2005 verwendeten schätzungsweise zwischen 100.000 und einer halben Million Menschen

Anabolika und sonstige Dopingsubstanzen zum Muskelaufbau [26, 105]. Offenbar mit steigender Tendenz. Eine „Spiegel"-Reportage vom April 2016 berichtet schon von anderthalb Millionen. [21]

Sicherlich ist das eine beängstigend hohe Zahl. Angesichts von über fünf Millionen Mitgliedern kommerzieller Fitness-Studios im Jahr 2001 wird jedoch ersichtlich, dass von einem „flächendeckenden Doping" keine Rede sein kann. Auch nicht im Bodybuilding. Wir werden noch ausführlich darauf zu sprechen kommen, dass die Anzahl der Natural-Bodybuilder – mit und ohne Wettkampforientierung – inzwischen steil im Wachsen begriffen ist. Da sich diese Entwicklung allerdings im Schatten zahlreicher Dopingskandale im Bodybuilding vollzieht, wird sie in der Öffentlichkeit bislang kaum wahrgenommen.

Eine geradezu verheerende Nebenwirkung hat diese Tatsache nach meinen Beobachtungen auf Jugendliche. Bei Teenagern und jungen Erwachsenen ist ein muskulöser Körper längst Statussymbol geworden. Dabei geht es jedoch in den seltensten Fällen um die extreme Entwicklung professioneller Hochleistungsbodybuilder, sondern mehr um das durchtrainierte Aussehen moderner Pop-Stars, wie man sie regelmäßig in Fernsehspots von MTV oder Viva sieht. Das Günstigste wäre jetzt, diesen jungen Menschen klarzumachen, dass man das von ihnen angestrebte moderate Ausmaß an Muskelmasse auch ohne Pharmaka entwickeln kann. Das jedoch passiert nicht. Im Gegenteil: Da junge Menschen überall mit der Gleichung „Muskeln = Doping" konfrontiert werden, gelangen sie nicht selten zu einem verhängnisvollen Umkehrschluss: „Kein Doping = keine Muskeln!" Sich Dopingsubstanzen auf dem Schwarzmarkt zu besorgen ist dann das geringste Problem. 1998 veröffentlichte eine US-amerikanische Forschergruppe die beunruhigenden Ergebnisse einer Umfrage unter 3.403 Schülern der zwölften Klasse in 46 Schulen. Ergebnis: 6,6 Prozent der befragten Jungen verfügten über Erfahrungen mit der Einnahme anaboler Steroide. Dabei hatten zwei Drittel dieser Jungen bereits mit 16 Jahren oder früher (!) Anabolika benutzt [17].

2.6 Doping – wie ist die Rechtslage?

Einige nüchterne juristische Fakten sollen dieses Kapitel abschließen.

Wer immer sich in Deutschland oder in der Schweiz von anderen Personen Arzneimittel zu Dopingzwecken beschafft, sollte wissen, dass er sich dabei mit Straftätern einlässt.

Nach § 6a AMG (Arzneimittelgesetz) ist es verboten, Arzneimittel zu Dopingzwecken im Sport in den Verkehr zu bringen, zu verschreiben oder bei anderen anzuwenden.

Am 15. Juni 1998 beschloss der Bundestag der Bundesrepublik Deutschland die Novellierung des Arzneimittelgesetzes. Seitdem gilt die Weitergabe von Dopingmitteln – entgeltlich ebenso wie unentgeltlich – an andere Personen definitiv als Straftat (Bundesgesetzblatt, 1998, Teil 1 Nr. 61.7.9. 1998).

Angedroht sind bis zu zehn Jahre Gefängnis! Auch in der Schweiz ist seit dem 1.1.2002 ein Gesetz in Kraft, um bei Dopingfällen das verantwortliche Umfeld von Sporttreibenden bestrafen zu können.

*

KAPITEL 3

WAS BRINGT NATURAL BODYBUILDING?

Egal wie viel und wie hart er trainiert – ein Natural-Athlet wird niemals soviel Muskelmasse aufbauen können wie ein exzessiv dopender Profi-Bodybuilder.

Aus meiner Sicht ist das kein Grund, enttäuscht zu sein. Im Gegenteil – man erspart sich viele Unannehmlichkeiten. Denn nicht nur Außenstehende, sondern zunehmend auch altgediente Insider gehen inzwischen zum körperlichen Erscheinungsbild moderner Bodybuilding-Champions auf Distanz. Vor 30 Jahren riefen Fotos von Bodybuildern wie Frank Zane oder Mohamed Makkawy noch allgemeine Bewunderung in meinem Freundeskreis hervor. Ich erinnere mich an eine Bahnfahrt von Leipzig nach Werdau um das Jahr 1979 nach einer „Bestenermittlung" in der „Körperkulturistik", wie man Bodybuilding in der DDR nannte. Mehr oder weniger illegal waren dort Schwarz-Weiß-Fotos „westlicher Bodybuilder" verkauft worden, und ich hatte eine Aufnahme im Postkartenformat von Serge Nubret und Mohamed Makkawy ergattert. Diese Männer sahen aus wie gemalt! Wespentaillen, allenfalls moderat ausgebildete Venenzeichnung, Definition, welche die Muskulatur konturiert statt zerfurcht, geschwungene, elegante Linien! Die gesamte Bahnfahrt über konnte ich den Blick nicht von diesem Foto abwenden, ich rahmte es mir ein und besitze es heute noch! Inzwischen jedoch weht ein anderer Wind: „So möchte ich nicht aussehen!" heißt es

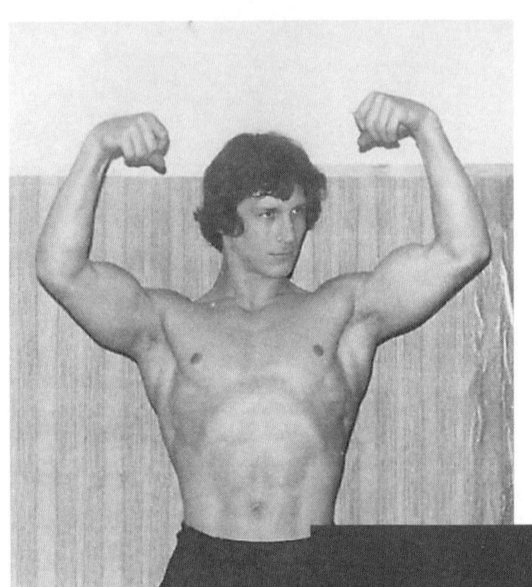

Abb. 1 Natural Bodybuilding ist ein Sport fürs Leben – mit viel Potenzial für Verbesserungen: Der Autor im Alter von 15 Jahren...

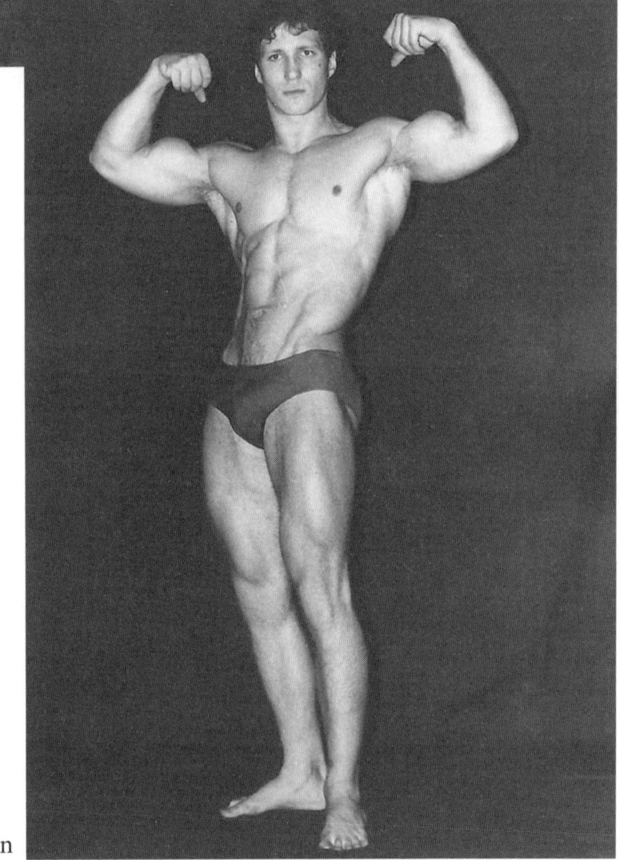

...mit 20 Jahren

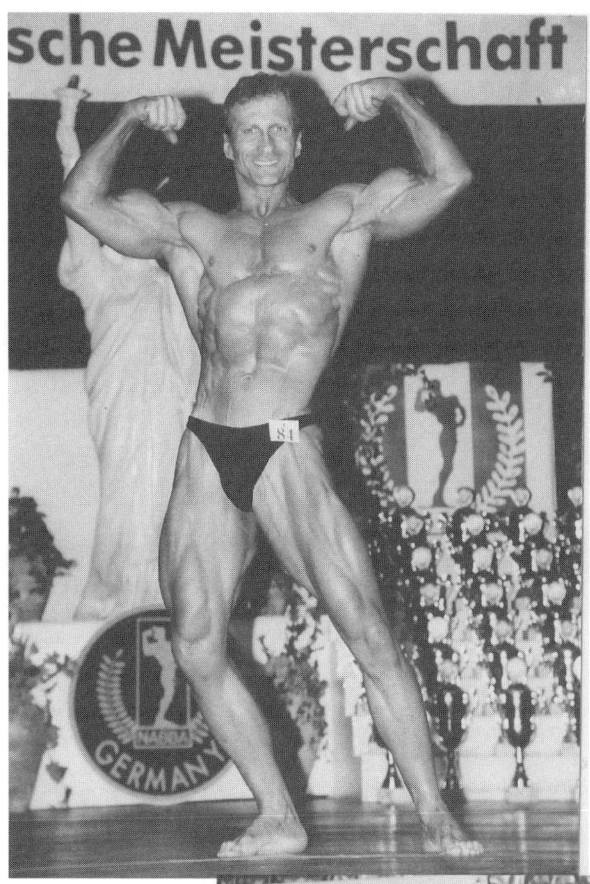

...Mitte 30

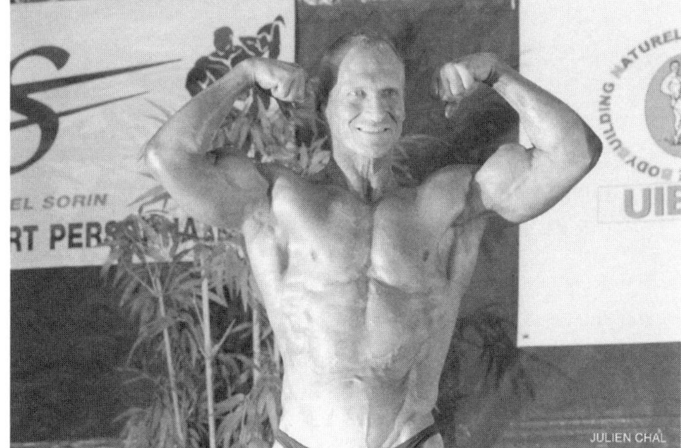

...mit 54 Jahren.

immer häufiger beim Blick in die wenigen Muskelmagazine, die überhaupt noch gekauft werden. Während früher diskutiert wurde, wie dieser oder jener Athlet wohl trainiert, spekuliert man heute darüber, wie lange Leber und Nieren von Profi X oder Y wohl noch mitmachen werden. Aus Idolen sind „Mutanten“ geworden.

Wie weit die Positionen in der Bodybuildingszene mittlerweile auseinander gehen, illustriert ein Blick in das Bodybuilding-Magazin „Sportrevue“, Ausgabe 12/2003.

Gleich auf den ersten Seiten erfolgt eine ausführliche, reich bebilderte und in sehr positiven Worten gehaltene Berichterstattung über die zurückliegende „Mister-Olympia-Wahl“ – die alljährliche bedeutendste Meisterschaft des Profi-Bodybuildings. Etwas weiter hinten, auf Seite 127, stößt man jedoch auf eine ganz andere Sicht der Dinge. In der Rubrik „Bodybuilding-Legenden“ wird der Mister-Universe von 1957, Reg Lewis, u.a. mit folgenden Worten zitiert: „Gerippte Gesäßmuskeln, aufgeblasene Venen, Monstermasse – all das sind Symptome für ein chemisches Bodybuilding, dem ich nichts abgewinnen kann. Fließende Linien, Ausgewogenheit und Ausstrahlung waren Ideale, die für uns damals selbstverständlich waren – inzwischen sind sie auf dem Müllhaufen der Geschichte gelandet [28]. Mit dieser Auffassung steht Reg Lewis keineswegs allein da. Leopold „Poldi“ Merc aus Berlin, Mister Universum von 1964 und auch im Alter von über 80 Jahren immer noch zweimal pro Woche aktiv am Eisen, sagte mir einst am Telefon, dass sich das moderne Bodybuilding gründlich „vergaloppiert“ habe.

Aber wie weit kann man es nun mit Natural Bodybuilding beim Muskelaufbau bringen? Natürlich weiß niemand ganz genau, wo die Obergrenze des Machbaren liegt. Doch es gibt Richtwerte. Eine Forschergruppe um Harrison G. Pope, Professor für Psychiatrie an der Harvard Medical School, USA, entwickelte hierfür eine mathematische Formel, den sogenannten Fettfreie-Masse-Index (FFMI). Man kann die entsprechende Berechnung jederzeit selbst durchführen, wenn man einen Taschenrechner und eine sogenannte Fettzange (Fachbegriff: „Fettcaliper“) für die Ermittlung des prozentualen Körperfettanteils zur Verfügung hat, siehe Tabelle 3.

Tab. 3 Berechnung des Fettfreie-Masse-Index nach Pope [17]

Die Formel lautet:

FFMI = FFKG : H^2 + 6,1 x (1,8 - H)

FFMI = Fettfreie-Masse-Index

FFKG = Fettfreies Körpergewicht in Kilogramm

H = Körpergröße in Metern

Zum besseren Verständnis ein Beispiel. Angenommen, ein Athlet ist 1,78 m groß und wiegt 85 kg. Sein Körperfettanteil beträgt fünf Prozent. Ermitteln wir zunächst das Fettfreie Körpergewicht (FFKG): Fünf Prozent von 85 Kilogramm sind 4,25 Kilogramm. Die müssen nun von 85 Kilogramm subtrahiert werden.

85 kg - 4,25 kg = 80,75 kg

Das Fettfreie Körpergewicht beträgt also 80,75 Kilogramm. Dieses Fettfreie Körpergewicht (FFKG) ist zunächst durch das Quadrat der Körpergröße in Metern (1,78 x 1,78 = 3,1684) zu dividieren (die Einheiten können wir jetzt weglassen; es darf auf drei Stellen nach dem Komma gerundet werden):

80,75 : 3,1684 = 25,486

Zu dem Wert von 25,486 ist nunmehr das Produkt aus 6,1 mal (1,8 minus 1,78) zu addieren:

25,486 + 6,1 x (0,02) = 25,486 + 0,122 = 25,608

Der Fettfreie-Masse-Index (FFMI) beträgt in diesem Fall 25,608

Das Fettfreie Körpergewicht (FFKG) entspricht der Differenz zwischen Körpergewicht und prozentualem Körperfettanteil [17]. Diesen kann man auf unterschiedliche Weise ermitteln. Von der Verwendung einer sogenannten Fettwaage rate ich in Zusammenhang mit dieser Berechnung ab, da die angezeigten Werte meist zu ungenau sind. Besser geeignet sind Fettcaliper. Sie werden häufig im Anzeigenteil von Bodybuilding-Magazinen angeboten, sind aber oft auch in Sanitätshäusern erhältlich.

Professor Pope und seine Mitarbeiter geben an, die Werte zahlloser Steroidbenutzer bestimmt zu haben, deren FFMI weit über 26 bis in den Bereich über 30 angesiedelt gewesen ist. Selbst die besten Natural-Bodybuilder werden jedoch kaum über einen FFMI von 26 hinaus kommen (einen niedrigen Körperfettanteil vorausgesetzt – ansonsten kann der FFMI durchaus höher ausfallen). Zum Vergleich: Steve Reeves, der Mister America von 1947 und Mister Universum von 1950, brachte es in seinen besten Zeiten auf einen FFMI von 25,7.

Steve Reeves gilt vielen Experten bis heute als bester Bodybuilder aller Zeiten. Das zeigt uns, dass Natural Bodybuilding in punkto Muskelaufbau keineswegs eine perspektivlose Sache ist.

Man hat Prof. Popes in Deutschland unter dem Titel „Der Adonis-Komplex" erschienenes Buch verschiedentlich dazu missbrauchen wollen, Bodybuilding generell als eine Art „psychische Erkrankung" umzudeuten und allen Bodybuildern krankhafte, selbstzerstörerische „Muskelsucht" (wissenschaftlich: „Muskeldysmorphie") zu unterstellen. Dazu Prof. Pope wörtlich:

„Ist Bodybuilding an sich pathologisch? Stimmt etwas nicht mit Leuten, die sechsmal die Woche im Kraftraum trainieren? Die Antwort lautet nein. Krafttraining als solches ist offensichtlich gesund und nützlich. Muskeldysmorphie tritt auf, wenn aus dieser normalen gesunden Aktivität eine ungesunde Fixierung wird oder wenn sie Qualen hervorruft oder das soziale und berufliche Leben beeinträchtigt." [17]

Für mich persönlich steht nach mittlerweile über 40 Jahren Krafttraining und Bodybuilding ohnehin zweifelsfrei fest, dass man auch ohne Doping in beträchtlichem Umfang Kraft und Muskelmasse aufbauen kann. Ich habe derartige Substanzen nie benutzt. Dennoch liegt meine beste Wettkampfleis-

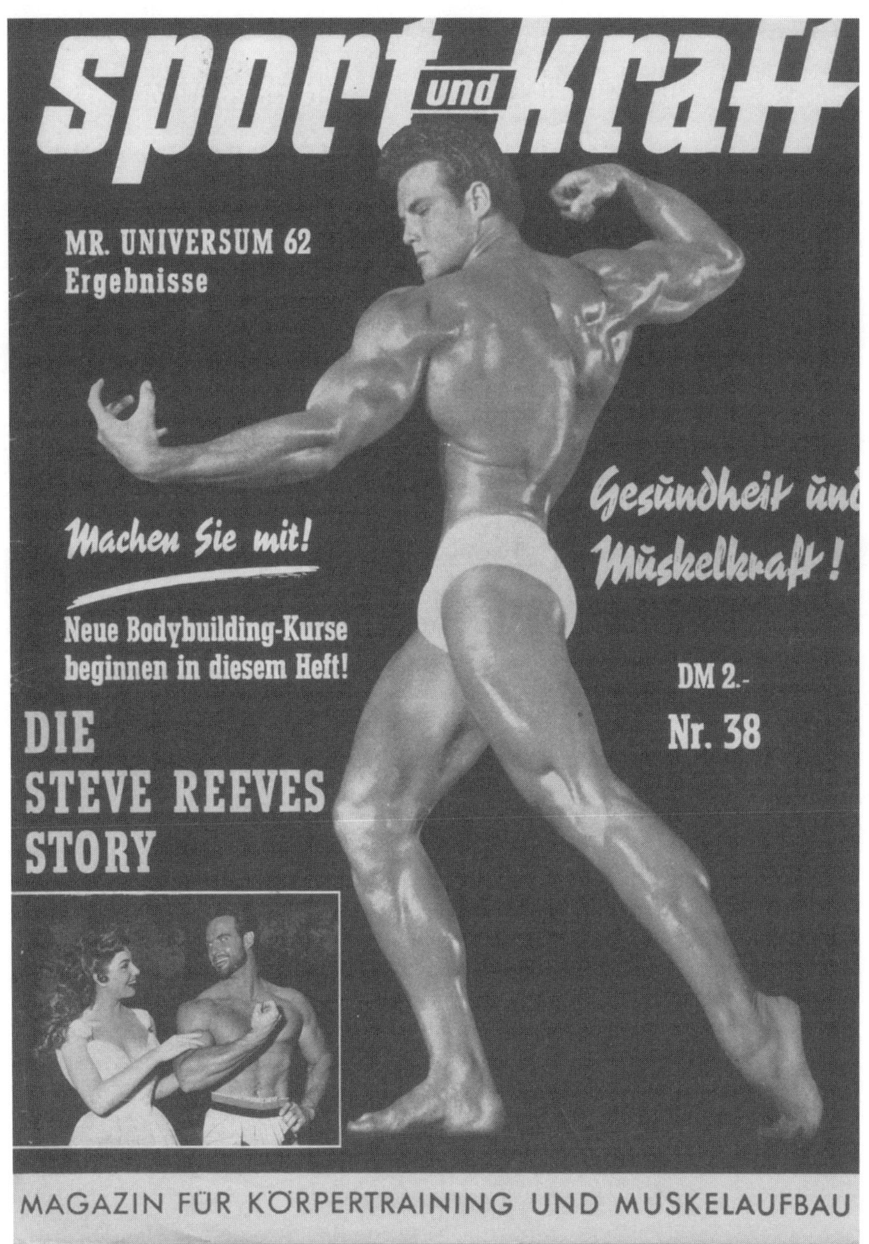

Abb. 2 Steve Reeves war einer der berühmtesten Bodybuilder seiner Zeit. Hier auf dem Titel des eingestellten deutschen Bodybuilding-Magazins „Sport und Kraft".

tung im Bankdrücken bei 175 Kilogramm. Im Training habe ich Mitte der 1980er Jahre sogar einmal 197,5 kg bewältigt, und im Kniebeugen schaffte ich Mitte der 1990er Jahre einmal neun Wiederholungen mit 180 kg. Da für mich Bankdrücken und Kniebeugen immer nur Übungen zum Muskelaufbau und nie Selbstzweck waren, zweifle ich nicht daran, dass genetisch gesegnete, fokussiert trainierende Natural-Athleten noch weitaus bessere Leistungen bewerkstelligen können.

Mag sein, dass gedopte Athleten mehr Kraft und Muskelmasse haben (so lange sie unter dem Einfluss dieser Substanzen stehen, mitunter auch noch einige Jahre danach). Ich möchte dennoch nicht mit ihnen tauschen. Denn hat man sich erst einmal mit dem Gedanken angefreundet, dass Doping im Bodybuilding nicht eine notwendige Konsequenz, sondern ein Irrweg ist, dann eröffnet das den Blick für ganz neue Perspektiven.

Im Unterschied zum Chemie-Bodybuilding ist Natural Bodybuilding nicht gesundheitsschädlich – solange man es vernünftig betreibt, wir kommen noch darauf! Da Gesundheit eine zwingende Voraussetzung der Sportausübung ist, hat ein Natural-Bodybuilder gute Chancen, seinen Sport das ganze Leben lang betreiben zu können und von ihm immens zu profitieren. Die meisten „Stoff-Benutzer“ dagegen verschwinden nach einigen Jahren sang- und klanglos von der Bildfläche. Sieht man sie dann irgendwann zufällig wieder, kann man sich angesichts ihres „geschrumpften Körpers“ oft gar nicht vorstellen, dass sie je etwas mit Bodybuilding zu tun hatten. Das hat allerdings nicht immer nur gesundheitliche, sondern oft auch ökonomische Gründe. Damit sind wir beim nächsten Punkt: Während der exzessive Konsum aller möglicher Dopingmittel unglaubliche Löcher in die Brieftasche reißen kann, ist Natural Bodybuilding eine recht preisgünstige Angelegenheit. Das Teuerste am Natural Bodybuilding sind für mich immer die Reisekosten, wenn ich an einer Meisterschaft teilnehme. Der Rest, insbesondere die angeblich so teure Ernährung, ist „geschenkt“. Würde ich überhaupt keinen Sport betreiben, sondern leben wie „Otto Normalverbraucher“ – meine Existenz würde mich keineswegs weniger Geld kosten.

Da die Belastungsverträglichkeit eines Natural-Bodybuilders nicht durch Medikamente künstlich erhöht ist, sondern allein auf seiner natürlichen

Erholungsfähigkeit fußt, kann er gar nicht so oft und so lange trainieren wie die Damen und Herren aus der Chemie-Fraktion. Ein Natural-Bodybuilder, der sein Training und seine Ernährung zweckmäßig organisiert, kann im Grunde genommen ein völlig „normales" Leben führen. Nicht nur ich praktiziere das seit Jahrzehnten. Wie das geht, dazu mehr in den folgenden Kapiteln.

*

KAPITEL 4

DAS TRAINING IM NATURAL BODYBUILDING

4.1 Warum jeder einen anderen Trainingsplan braucht

Wahrscheinlich sind die biochemischen Abläufe im menschlichen Körper im Wesentlichen identisch. Genau sagen kann das jedoch niemand, denn diese Abläufe sind viel zu komplex, um bis ins letzte Detail hinein erforscht zu sein. Inzwischen vermutet (!) man beispielsweise, dass der menschliche Genpool nur um die 22.000 Gene umfasst, während in der Zeit meines Biologiestudiums in den 1980er Jahren noch von rund 50.000 menschlichen Genen die Rede war. Einige dieser Gene spielen auch beim Muskelwachstum eine entscheidende Rolle, denn um zu hypertrophieren, also an Masse zuzulegen, muss ein Skelettmuskel Protein einbauen. Der Aufbau von Protein im Zellstoffwechsel vollzieht sich an den sogenannten Ribosomen. Dort werden die über die Nahrung angelieferten Eiweißbausteine, die Aminosäuren, in der richtigen Reihenfolge aneinandergereiht. Die Information über diese Reihenfolge erhalten die Ribosomen vom Zellkern in Form einer Art Botenmolekül, das man als Ribonukleinsäure, genauer gesagt Messenger-RNS, bezeichnet. Entscheidend ist nun, dass der Zellkern und die in seinen Chromosomen liegenden Gene das Signal vermittelt bekommen, den gesamten für die Proteinsynthese erforderlichen Prozess überhaupt erst einmal zu starten. Wissenschaftler sprechen von einem „Triggersignal" – wir kommen gleich darauf zurück.

Genau an dieser Stelle setzen all die zahlreichen Theorien des Muskelwachstums an. Mitunter verblüffen sie durch ihre simplen Grundaussagen, die von der Kompliziertheit der eben genannten – und auch nur sehr grob dargelegten – Vorgänge absolut nichts erahnen lassen. Man müsse „einfach nur Mikrotraumen" setzen, verkünden da einige „Internet-Gurus", und liefern das passende, mit einem markigen Namen ausgestattete Trainingsrezept gleich hinterher. Ist es wirklich so einfach? Sind einige Sportstudiobesitzer klüger als Wissenschaftler, die Zugang zu biochemischer Grundlagenforschung haben? Werfen wir einen Blick dorthin, wo die deutsche Sportwissenschaft ihre Forschungsergebnisse kundtut, in die Zeitschrift „Leistungssport" vom März 2010. Dort heißt es wörtlich:

„Bisher ist der durch Krafttraining vermittelte Reiz für die Muskelhypertrophie noch unklar. Mehrere Faktoren werden diskutiert. Als Adaptationsreize des Krafttrainings werden die Muskeldehnung, die Muskelzellschwellung, die hohe Muskelspannung sowie die Muskelzerstörung angenommen. Wahrscheinlich sind die Zellschwellung (Zellschwellungstheorie von Häussinger et al., 1993), und/oder die hohen Muskelanspannungen die/das entscheidende(n) Triggersignal(e). Sensor und Auslöser bei hohen Muskelanspannungen soll die freigesetzte Titinkinase aus dem Riesenmuskelprotein Titin sein. Titin stabilisiert das Myosin nach erfolgter Kontraktion und führt einen gedehnten oder kontrahierten Muskel wieder in seinen Ausgangszustand zurück. Die nach hoher Muskelanspannung freigesetzte Titinkinase steuert die Transkription von Genen für die Muskelhypertrophie (Grater et al., 2005)." [113]

Ganz so simpel sind die Vorgänge wohl doch nicht. Dennoch verzeichnen Bodybuilder schon seit über 100 Jahren Fortschritte beim Muskelaufbau, auch ganz ohne biochemische Kenntnisse. Denn eine andere Form der wissenschaftlichen Annäherung an die oftmals undurchsichtige Wirklichkeit ist die systematische Beobachtung, und darin waren Bodybuilder schon immer recht gut. Sie beobachteten recht schnell, dass für das optimale Muskelwachstum stets ein Kompromiss zwischen Mindestspannung und Mindestdauer der Spannungseinwirkung notwendig ist. Eine einzige Wiederholung mit einem maximalen Gewicht liefert zwar eine ausreichende Muskelspannung, aber die Dauer der Reizeinwirkung ist zu kurz. Andererseits ist bei einem Satz mit 100 Liegestützen die Dauer der Reizeinwirkung ausreichend, aber die Reizhöhe zu gering für einen optimalen Hypertrophiereiz. Spätestens seit den 1960er Jahren ist wissenschaftlich geklärt, dass für eine optimale Hypertrophieentwicklung Widerstände erforderlich sind, die etwa sechs bis zwölf Wiederholungen erlauben [114, 115, 116]. Sportwissenschaftler sprechen von der Reiz-Spannungs-Theorie. So weit, so gut. Doch nun setzen schon die Unterschiede ein.

Denn sieht man einmal von solchen Ausnahmen wie z.B. eineiigen Zwillingen ab, dann ist kein Mensch wie der andere. Wenn man sich im Fitness-Studio umsieht, stellt man schnell fest, dass fast jeder eine andere Schuhgröße und Haarfarbe hat. Körpergröße, Armlänge, Beckenbreite, Gelenkumfänge und nicht zuletzt das Alter – Unterschiede, wohin das Auge schaut. Manche haben von Natur aus ein „breites Kreuz“ und brauchen eine Hantel offenbar nur anzusehen, um ihre Bizepse wachsen zu lassen, während andere eher schmal gebaut sind und für jedes Gramm Muskelmasse richtig rackern müssen. Einige profitieren eher von 6-8 Wiederholungen pro Satz, andere verweisen auf gute Erfahrungen mit 10-12 Wiederholungen.

Wenn die Evolutionstheorie stimmt, dann muss das wohl auch so sein. Denn der Mensch ist Teil der Natur, und in der Natur gilt nach Auffassung von Charles Darwin das Prinzip der „natürlichen Auslese“. Das bedeutet, in jeder Generation werden genetisch verschiedene „Varianten“ erzeugt, und die natürliche Auslese sorgt dafür, dass sich nur die Varianten durchsetzen, die zufällig am besten an die gerade herrschenden Umweltbedingungen angepasst sind. Am brutalsten wirkten diese unbarmherzigen Zusammenhänge stets bei der Neukombination von Anlagen für das Immunsystem, anderenfalls hätte die Menschheit die zahlreichen Seuchen der Vergangenheit bis ins 20. Jahrhundert hinein kaum überstanden. Nun hat sich der Mensch aus der „natürlichen Auslese“ bis zu einem gewissen Maße herauslösen können – Gott und der modernen Medizin sei Dank! Dennoch unterliegt auch er den Konsequenzen der in jeder menschlichen Generation erneut auftretenden genetischen Vielfalt.

Würden wir beispielsweise einer beliebigen Gruppe von Athleten von heute auf morgen ein Trainingsprogramm verordnen, das überwiegend aus sogenannten „schweren Grundübungen" besteht – Langhantelbankdrücken, Kniebeugen, Nackendrücken, Kreuzheben – dann erhielten wir sehr schnell eine Vorstellung davon, wie das Prinzip der „natürlichen Auslese" funktioniert. Einige würden sich prächtig entwickeln – die nämlich, welche aufgrund ihrer ererbten Konstitution zufällig die richtigen körperlichen und psychischen Voraussetzung für genau dieses Programm mitbringen, die wenig Stress im Job und im Privatleben haben, über gerade Beinachsen verfügen, robuste Gelenkknorpel und stabile Schultern mit großem Abstand zwischen Oberarmkopf und Schulterdach (Akromion) aufweisen, sodass das unter Kraftsportlern gefürchtete Impingement-Syndrom ausbleibt, bei dem sich die Sehne des sogenannten Obergrätenmuskels (M. supraspinatus) entzündet, die dort entlang läuft. Eine zweite Gruppe würde vielleicht keine großartigen Fortschritte machen, aber zumindest durchhalten. Und eine dritte Gruppe müsste nach einiger Zeit wegen Verletzungen, Sportschäden oder Übertrainingserscheinungen aussteigen.

Das heißt nicht unbedingt, dass sich die Mitglieder der zweiten und dritten Gruppe eine andere Sportart suchen müssen. Bei den meisten von ihnen würde es wahrscheinlich genügen, wenn sie sich einfach nur ein anderes Trainingsprogramm zusammenstellen.

Für die Erkenntnis, dass unterschiedliche Athleten auch unterschiedliche Trainingspläne benötigen, um optimale Fortschritte zu erzielen, habe ich lange gebraucht. Als Anfänger hatte ich weder eine große Literaturauswahl noch erfahrene Trainer zur Verfügung. Also begann ich, auf Meisterschaften herumzufragen, wie die anwesenden Athleten trainieren. Nach jedem Wettkampf, den ich besuchte, wurde erst einmal der erweiterte Fundus an Trainingstipps ausgewertet. Die Erkenntnis: Abgesehen von einigen grundlegenden Übereinstimmungen trainiert offenbar jeder anders. Erst Jahre später las ich dann von der Existenz verschiedener Körperbautypen.

Dass sich Menschen aufgrund unterschiedlicher körperbaulicher Merkmale in verschiedene Gruppen einteilen lassen können, ist keine neue Idee. Der deutsche Psychiater Prof. Dr. Ernst Kretschmer veröffentlichte bereits im Jahr 1921 eine Arbeit, in der er auf der Grundlage eigener Erhebungen drei Körperbautypen unterschied: Den „muskelarmen, schlankwüchsigen, zartgliedrigen oder schwächlichen Typ, wissenschaftlich als ‚leptosom' oder ‚asthenisch' bezeichnet", den „grob muskulösen, ‚athletisch-muskulären' Typ" und den „breit-rundwüchsigen, zur Wohlbeleibtheit neigenden Typ, den die Wissenschaft ‚pyknisch' nennt" [29].

In der Sportwissenschaft hat dagegen die Einteilung des amerikanischen Psychologen und Mediziners William H. Sheldon (1899-1977) Verbreitung gefunden, der Kretschmers Einteilung weiterentwickelte. Nach Sheldon ist zwischen ektomorphen („schlanken"), mesomorphen („mittleren") und endomorphen („rundlichen") Konstitutionstypen zu unterscheiden [101]. Oftmals werden im Bodybuilding Empfehlungen ausgesprochen, wonach leptosome bzw. ektomorphe Athleten mit geringem Trainingsumfang, aber hoher Intensität trainieren sollten, während pyknischen bzw. endomorphen Athleten ein häufigeres Training mit hohen Wiederholungszahlen angeraten wird [100].

Neben der Existenz dieser unterschiedlichen Körperbautypen gibt es jedoch noch weitere Gründe, die Anlass genug sind, die Idee von einem für alle gleichermaßen optimalen Training als Unsinn abzuhaken. Viele Menschen weisen ererbte und erworbene körperbauliche Besonderheiten auf, die nichts mit ihrem Konstitutionstyp zu tun haben. Zu nennen sind nicht nur unterschiedliche Anteile an roten und weißen Muskelfasern, sondern auch solche anatomischen Aspekte wie unterschiedliche Gelenkstellungen, Beinachsen, die bereits erwähnten baulichen Besonderheiten des Schultergelenks, aber auch beispielsweise Gelenkschäden nach einem Verkehrsunfall oder aufgrund intensiven Leistungssports in anderen Sportarten. Ich treffe permanent Leute, die früher Handballer, Fußballer oder Kampfsportler waren – und zunehmend ehemalige „Crossfitter" –, die jetzt Probleme mit Schulter-, Knie- oder Ellenbogengelenken haben. Nicht selten resultieren solche Schäden auch aus einer langen Laufbahn als Gewichtheber oder Kraftsportler. Mit geradezu schonungsloser Offenheit schreibt der langjährige Gewichtheber Hans Ehlenz in der deutschen Zeitschrift „Athletik" vom Dezember 2015, dass „in einem Alter von über 35 Jahren, auf Grund der

Alters- und Verschleißerscheinungen, ein längeres Verbleiben im Spitzensport in der Regel nur noch kurzfristig möglich ist." [112] Dass richtig konzipiertes Bodybuilding hervorragend geeignet ist, mit solchen Problemen umzugehen oder – noch besser – sie gar nicht erst aufkommen zu lassen, wird nachfolgend noch ausführlich besprochen.

Darüber hinaus kann schwere körperliche Arbeit die Knie-, Hüft-, Schulter- und Ellbogengelenke deutlich mehr beanspruchen als z.B. eine Tätigkeit am Schreibtisch. Nicht zuletzt verlängert sie auch die Regenerationszeit nach dem Training. Als ich während der „Wendezeit" im deutschen Osten einmal für 18 Monate meinen Beruf als Lehrer gegen einen Vollzeitjob als Möbelträger tauschte, habe ich meinen Trainingsplan ganz schnell umgestellt, sonst wäre ich zusammengebrochen oder „Sportinvalide" geworden...

Auch Sportler werden älter. Damit reduziert sich gewöhnlich die Belastungsverträglichkeit – insbesondere die des Gelenkknorpels, was sich in der verringerten Verträglichkeit bestimmter Übungen und Trainingsmethoden niederschlägt, während der Bedarf an Erholungszeiten steigt.

Unabhängig vom Lebensalter gibt es auch noch ein sogenanntes „Trainingsalter". Viele in der Vergangenheit durchgeführte wissenschaftliche Versuche im Bereich des Krafttrainings lassen sich nur begrenzt verwerten, weil die Versuchspersonen überhaupt keine Erfahrung mit Krafttraining hatten. Wer bereits länger trainiert, hat zumindest im mittleren Lebensalter gewöhnlich nicht nur mehr Kraft und Muskelmasse als ein Kraftsport-Neuling, er wird auch geübter mit den Hanteln und Maschinen umgehen, da sich seine intra- und intermuskuläre Koordination verbessert. Auch seine Sehnen, Bänder und Gelenke sind schon an das Krafttraining angepasst („adaptiert"). Auf der anderen Seite hat sich ein Athlet mit höherem Trainingsalter jedoch auch schon viel näher an seine genetisch vorgegebene Leistungsgrenze herangearbeitet (der Sportwissenschaftler spricht von einer „verringerten Anpassungsreserve"). Ein Training, mit dem sich ein Anfänger noch regelmäßig verbessern kann, bringt ihm kaum noch Zuwächse.

„Der Wille kann Berge versetzen!" Wohl wahr. Denn nicht zuletzt ist auch die Motivation von Mensch zu Mensch unterschiedlich. Ein Athlet, der sich auf eine Meisterschaft vorbereitet, hat oft soviel von dem Stresshormon

Adrenalin im Blut, dass er Belastungen, die andere Leute völlig überfordern würden, gar nicht mehr mitbekommt...

Wie bereits erwähnt, fördert das „Hormondoping“ nicht nur das Muskelwachstum, sondern erhöht darüber hinaus auch die Belastbarkeit im Training bei gleichzeitiger Verkürzung der anschließenden Regenerationszeit. Deshalb kann ein Natural-Bodybuilder niemals so trainieren wie ein Chemie-Athlet. Ein Natural-Bodybuilder, der aus einem „Muskel-Magazin“ den Trainingsplan eines gedopten Profis übernimmt, muss sich daher nicht wundern, wenn er wenige Wochen später vor Erschöpfung fast zusammenbricht oder sonstige Anzeichen von Überforderung zeigt. In der Sportwissenschaft bezeichnet man derartige Symptome als Übertrainingserscheinungen (vgl. 4.8 Vermeidung von Verletzungen, Sportschäden und Übertraining).

Wenn man wie ich seit über 40 Jahren trainiert, begreift man irgendwann, dass ein erfolgreiches Training auch von Rahmenbedingungen abhängig ist, die über Übungen, Sätze, Wiederholungen und die Ernährung hinausgehen. Ich bin inzwischen davon überzeugt, dass ein erfolgreiches Stressmanagement im Alltag einen zentralen Faktor des Regenerationsprozesses und damit des Erfolges im Bodybuilding insgesamt darstellt. Da die Gegebenheiten des Alltages aber von Mensch zu Mensch überaus unterschiedlich sind, sollte dem auch durch entsprechend individuell gestaltete Trainingspläne Rechnung getragen werden. So habe ich beispielsweise vor 30 Jahren, als ich in einem verlassenen Dorf in einem winzigen Kraftraum mit begrenztem Gerätefundus trainierte, mitunter eine stundenlange halsbrecherische Motorradfahrt auf verschneiten Landstraßen riskiert, nur um in der eiskalten Turnhalle einer 25 Kilometer entfernten Stadt an einem Schulturnhallen-Barren Dips mit Gewicht trainieren zu können. Hätte ich heute die Wahl erneut, würde ich die Übung durch enge Liegestütze oder Dips zwischen zwei Bänken ersetzen und die gewonnene Zeit auf dem Sofa verbringen. Permanenter Stress ist dem Muskelaufbau mit Sicherheit wesentlich abträglicher als der Austausch einer effektiven Übung durch eine vielleicht nicht ganz so effektive. Kompromisse bei der Übungsauswahl, ein stressfreies Training zuhause mit bescheidenen Mitteln statt ein zeitraubendes in einem luxuriösen, aber entfernt liegendem Studio, die Verlagerung

Tab. 4 „Direkt" trainierte Muskeln und Muskelgruppen

• Brustmuskulatur	• Trizepse
• Rückenmuskulatur	• Bauchmuskulatur
• Schultermuskulatur	• Oberschenkelmuskulatur
• Bizepse	• Waden

von Trainingseinheiten innerhalb der Arbeitswoche, um ruhiger und entspannter zu trainieren – als Teenager und Bodybuilding-Anfänger vor 40 Jahren habe ich all das als faule Kompromisse an eine Umwelt abgelehnt, die ich als feindlich empfand und von der ich möglichst autark (unabhängig) sein wollte. Heute hingegen sehe ich darin vernünftige Lösungen, die mich meinem Ziel näher bringen in einer Welt, aus der ich mich genauso wenig wie alle anderen Menschen einfach so herauslösen kann, sondern mit der ich so gut wie möglich klarkommen muss.

4.2 Welche Muskelgruppen werden trainiert?

Die menschliche Skelettmuskulatur besteht aus über 600 Muskeln. Viele von ihnen werden durch andere Muskeln überdeckt. Auch die verdeckten Muskeln sind jedoch für einen Bodybuilder von enormer Wichtigkeit. So stabilisiert beispielsweise die sogenannte „autochthone Rückenmuskulatur" unmittelbar die Wirbelsäule. Ihre Abschwächung durch körperliche Inaktivität ist maßgeblich für die inzwischen zur Volkskrankheit gewordenen Rückenschmerzen verantwortlich. Bodybuilder benötigen eine besonders kräftige autochthone Rückenmuskulatur, um z.B. die Belastungen bei Ruderübungen unbeschadet zu überstehen. Glücklicherweise wird diese Muskelgruppe aber bei vielen Krafttrainingsübungen „nebenbei" gekräftigt.

Überhaupt weisen die meisten im Bodybuilding gebräuchlichen Trainingspläne nur eine begrenzte Anzahl von „direkt" trainierten Muskeln bzw. Muskelgruppen aus, wie in Tabelle 4 aufgeführt.

Diese Einteilung ist durchaus praxistauglich – wenn man weiß, was sich dahinter verbirgt. So wird beim Training der „Brustmuskulatur" praktisch immer nur der Große Brustmuskel (M. pectoralis major) trainiert, der Kleine Brustmuskel (M. pectoralis minor) hat eine ganz andere Funktion.

Das Training der „Rückenmuskulatur" ist demgegenüber eine recht komplexe Angelegenheit, denn zu ihr zählen der Breite Rückenmuskel (M. latissimus dorsi, besser bekannt als „Latissimus" oder kurz „Lat"), der gemeinsam mit dem Großen Rundmuskel (M. teres major) den erhobenen Arm an den Rumpf heranzieht, der „Kapuzenmuskel" (M. trapezius) , welcher die Schulterblätter bewegt, und die weit gefächerte Gruppe der verschiedenen Rückenstreckmuskeln, die den Rumpf im Bereich der Lendenwirbelsäule stabilisieren bzw. aufrichten.

Der Schultermuskel (M. deltoideus) besteht aus dem vorderen, mittleren und hinteren Schultermuskelkopf.

Der aus zwei Muskelköpfen bestehende Bizeps (M. biceps brachii) ist keineswegs der einzige Muskel, welcher den Arm im Ellenbogengelenk beugt. Unterstützt wird er bei dieser Tätigkeit vom sogenannten Brachialis (M. brachialis) – dem eigentlichen „Armbeuger" – sowie vom Oberarmspeichenmuskel (M. brachioradialis).

Auch die Bauchmuskulatur ist sehr komplex aufgebaut. Ihre Funktion wird oft falsch verstanden. Ihre Aufgabe besteht eben nicht darin, die Oberschenkel an den Rumpf anzunähern, wie das beispielsweise beim klassischen „Beinheben" an der Sprossenwand erforderlich ist, sondern im Annähern des Beckens an den Brustkorb bzw. umgekehrt. Bauchpressen („Crunches") ist daher eine ideale Bauchübung.

Zur Oberschenkelmuskulatur zählt zunächst der auf der Vorderseite gelegene Vierköpfige Unterschenkelstrecker (M. quadriceps, „Quadrizeps"), der aber nicht nur den Unterschenkel streckt, sondern mit einem seiner vier Köpfe auch die Hüfte beugt – z.B. beim eben erwähnten Beinheben an der Sprossenwand. Auch beim Sit-up kann man gut spüren, wie dieser Muskel-

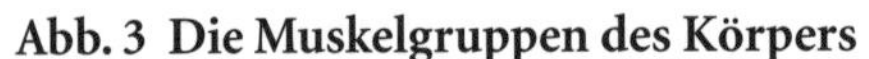

Abb. 3 Die Muskelgruppen des Körpers

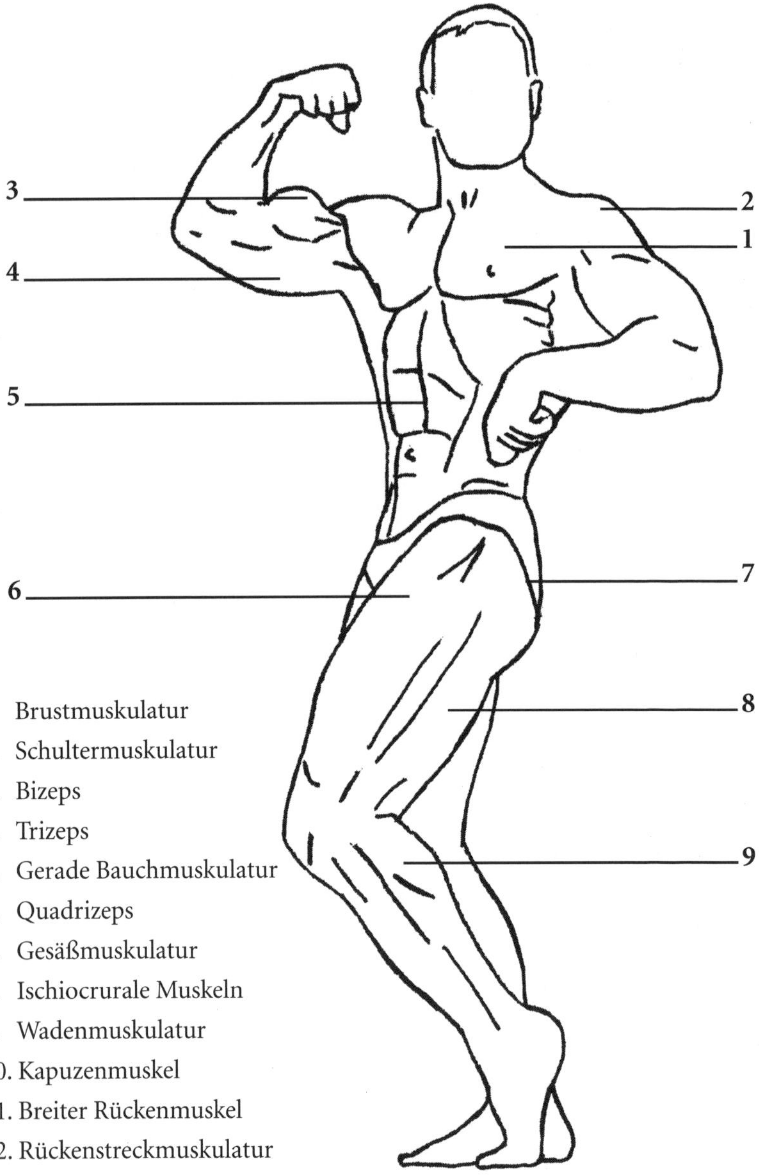

1. Brustmuskulatur
2. Schultermuskulatur
3. Bizeps
4. Trizeps
5. Gerade Bauchmuskulatur
6. Quadrizeps
7. Gesäßmuskulatur
8. Ischiocrurale Muskeln
9. Wadenmuskulatur
10. Kapuzenmuskel
11. Breiter Rückenmuskel
12. Rückenstreckmuskulatur

Abb. 3 Fortsetzung

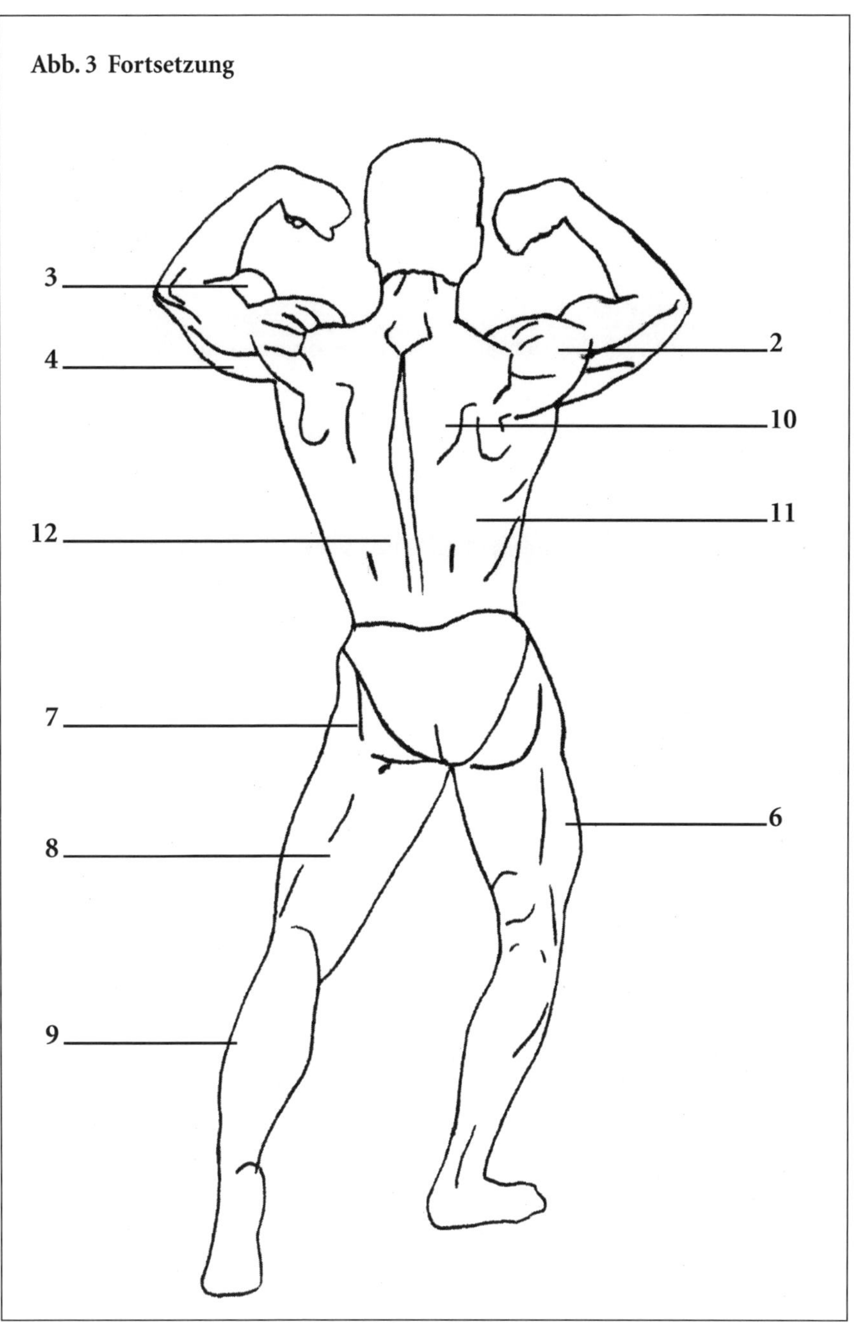

kopf (der „Gerade Schenkelmuskel", M. rectus femoris) sich anspannt. Auf der Rückseite des Oberschenkels liegen die Gegenspieler des Quadrizeps, die sogenannten „Ischiocruralen Muskeln", die so heißen, weil sie vom Sitzbein des Beckens (dem „Os ischii") zum Unterschenkel („Crurum") ziehen (Ausnahme: kurzer Kopf des Beinbizeps – entspringt am Oberschenkel). Der bekannteste von diesen Muskeln ist der Beinbizeps (M. biceps femoris), den man mit Beinbeugen im Liegen hervorragend trainieren kann. Weil diese Muskeln aber nicht nur das Bein im Kniegelenk beugen, sondern auch den vorgebeugten Rumpf aufrichten, kann man sie auch durch „Kreuzheben mit durchgedrückten Knien" trainieren. Dabei wird auch der Große Gesäßmuskel (M. gluteus maximus) erheblich beansprucht, den man zumindest in den meisten Trainingsplänen von Männern nirgends findet. Außerdem befindet sich am Oberschenkel noch die Gruppe der Adduktoren, welche das abgespreizte Bein zur Mitte hin zieht. Die meisten Fitness-Studios, die ihre weiblichen Mitglieder nicht verprellen wollen, haben für das Training dieser Muskelgruppe spezielle Maschinen, ebenso wie für die an der Außenseite der Hüfte gelegenen Gegenspieler, die Abduktoren (hauptsächlich Mittlerer und Kleiner Gesäßmuskel, M. gluteus medius und M. gluteus minimus), welche das Bein abspreizen.

Die „Wade" wird im Wesentlichen vom Zwillingswadenmuskel (M. gastrocnemius) geformt, der gemeinsam mit dem Schollenmuskel (M. soleus) über die Achillessehne an das Fersenbein des Fußes zieht. Er ist für den „Zehenstand" verantwortlich, wirkt aber auch beim Beinbeugen im Kniegelenk mit. Die Entwicklung der Waden entscheidet bei Bodybuildingmeisterschaften nicht selten über Sieg oder Niederlage, wenn die Jury bei fast leistungsgleichen Athleten nach kleinen Schwächen sucht.

Am Unterschenkel finden sich jedoch noch zahlreiche weitere Muskeln, welche für das Anheben der Fußspitze, seitliche Fußbewegungen oder Bewegungen der Zehen verantwortlich sind. Diese werden im Training ebenfalls meist „indirekt" belastet, z.B. der Vordere Schienbeinmuskel (M. tibialis anterior), wenn man bei Sit-ups die Füße unter der Fußrolle fixiert.

Auch die Muskeln des Unterarms und die Halsmuskeln werden meist indirekt beansprucht. Die wenigsten Trainingspläne weisen daher spezielle

Übungen für diese Muskelgruppen aus. Ein sehr gutes Buch, um diese Muskeln und Muskelgruppen am Beispiel geeigneter Krafttrainingsübungen „in Aktion“ zu sehen, ist der „Muskel-Guide“ von Frédéric Delavier [104].

Alle diese Muskeln und Muskelgruppen möglichst umfassend und effektiv zu trainieren ist das Hauptanliegen der Übungsauswahl im Bodybuilding. Diesem heftig diskutierten Thema widmet sich das folgende Kapitel.

4.3 Streitfrage 1 – Freie Gewichte oder Maschinen?

Die Debatte darüber, welche Übungen am effektivsten für den Aufbau von Muskelmasse sind, ist offenbar so alt wie das Bodybuilding. Im Vordergrund stehen dabei zwei Fragen: Was ist effektiver – das Training mit „freien Gewichten“ oder das Training an Maschinen? Wählt man vorrangig sogenannte „Grundübungen“ oder eher „Isolationsübungen“?

Prinzipiell lässt sich dazu zunächst feststellen, dass es einem Skelettmuskel ziemlich „egal“ sein dürfte, ob der Widerstand, der auf ihn einwirkt, einem freibeweglichen oder einem durch eine „Maschine“ geführten Gewicht, einer Stahlfeder, der Last des eigenen Körpers oder irgendeiner anderen Quelle entspringt. Entscheidend ist der bereits dargelegte Grundsatz: Eine bestimmte Mindestspannung muss über einen bestimmten Mindestzeitraum hinweg auf die Zielmuskulatur einwirken! Im Sinne dieser Zielsetzung hat sich Hanteltraining allerdings schon seit Jahrzehnten bewährt, weshalb im Bodybuilding das Training mit Lang- und Kurzhanteln nach wie vor absolut dominierend ist. Mitunter wird diese alte, romantische Liebe zu rustikalem Eisen auf böswillige Weise instrumentalisiert. Es gibt Fitness-Studios, die aus bestimmten Gründen keine Bodybuilder unter ihren Mitgliedern haben wollen. Um aber kein unfreundliches Schild mit der Aufschrift „Wir wollen hier keine Bodybuilder!“ am Eingang aufhängen zu müssen, räumen sie einfach alle Lang- und Kurzhanteln weg, die schwerer als zehn Kilogramm sind. Das funktioniert. Bereits nach kurzer Zeit werden sich in diesem Studio kaum noch Bodybuilder aufhalten.

Wahrscheinlich werden aber auch andere Studiomitglieder, die sportwissenschaftlich auf dem Laufenden sind und ihr Training ernst nehmen, ihren

Vertrag bald kündigen. Denn das Training mit Lang- und Kurzhanteln bietet vor allem den Vorteil, dass es eine ungeheure Vielfalt der Übungsauswahl ermöglicht, eine Vielfalt, die auch durch die größte Auswahl an Trainingsmaschinen und Kabelzuggeräten nicht zu ersetzen ist. Die Anwendung einer Vielzahl verschiedener Übungen macht das Training jedoch effektiver und abwechslungsreicher, oder genauer gesagt: effektiver durch Abwechslungsreichtum!

Dass Hanteln bis heute das „Basiswerkzeug" des Bodybuildings darstellen, hat aber auch traditionelle Gründe. Zu Anfang des 20. Jahrhunderts, als Bodybuilding langsam in Schwung kam, gab es nämlich kaum Alternativen. Zwar wurden recht bald schon erste einfache Zuggeräte und Maschinen erfunden, aber schon allein, weil solche Geräte vergleichsweise materialaufwändig und teuer sind, waren die meisten Bodybuilder von Anfang an hauptsächlich auf Übungen angewiesen, die mit Hanteln durchgeführt werden können. Übungen mit dem Expander, Partnerübungen oder dergleichen spielten nur am Rande eine Rolle. Jahrzehntelang gab es nichts, was der Freihantel ihre Rolle als Königin aller Krafttrainingsgeräte streitig machen konnte.

Das änderte sich erst, als der US-Amerikaner Arthur Jones Anfang der 1970er Jahre mit den von ihm erfundenen „Nautilus-Maschinen" die Bodybuildingwelt in Aufruhr versetzte. Jones vertrat die Auffassung, dass ein optimaler Muskelaufbau nur durch Übungen zu erreichen ist, bei denen die Muskulatur über den gesamten möglichen Bewegungsspielraum unter Spannung steht. Das jedoch sei bei den meisten Freihantelübungen nicht der Fall. Beim Training an den von ihm konstruierten Nautilus-Maschinen hingegen werde die Muskulatur über den gesamten Bewegungsspielraum überschwellig belastet. Möglich sei dies durch die von Jones entwickelten „Drehmomentscheiben", die wie eine urzeitliche Nautilus-Schnecke aussehen (daher die Bezeichnung „Nautilus-Maschinen"). Nahezu jede Nautilus-Maschine ist bis heute mit einer derartigen, spezifisch geformten Drehmomentscheibe ausgerüstet, welche über eine Kette den Widerstand in jeder Phase der Bewegung steuert [30].

Als ich um das Jahr 1980 am Rande des „Sandow-Turniers“ im tschechischen Marienbad erstmals von westdeutschen Studiobesitzern hörte, dass es jetzt Maschinen gäbe, mit denen man scheinbar viel effektiver trainieren könne als mit den herkömmlichen Hanteln, war ich den Tränen nahe. Ich war ja schon froh, dass ich in meinem ostdeutschen Provinz-Kraftsportverein überhaupt Hanteln hatte! „Jetzt kannst du einpacken!“, dachte ich bei mir. Denn natürlich war ich als Teenager von dem Ehrgeiz getrieben, es im Bodybuilding ganz nach vorn zu schaffen. Auf der Heimfahrt jedoch ging mir durch den Kopf, wer noch alles einpacken könnte, falls sich die Nautilus-Maschinen tatsächlich als haushoch überlegen herausstellen sollten. Schon die freundlichen Sportstudiobetreiber aus Bayern waren über die Vorstellung, dass Hanteln vielleicht schon bald zum „alten Eisen“ gehören, genauso wenig erbaut gewesen wie ich – weil sie sich die Anschaffung eines Geräteparks der Firma „Nautilus“ gar nicht leisten konnten! Was hätten da erst die vergleichsweise „armen“ Bodybuilding-Clubs in der Tschechoslowakei sagen sollen? Und dabei waren die tschechoslowakischen Athleten damals im Bodybuilding an der Weltspitze!

Um es kurz zu machen: Aus einer revolutionären Umwälzung des Bodybuildings durch Nautilus-Maschinen wurde nichts. Zwar hat die Firma Nautilus auf der ganzen Welt Tausende Maschinen verkauft, aber im Bodybuilding wird nach wie vor hauptsächlich mit Hanteln trainiert. Die Gründe dafür sind vielfältig. Ganz sicherlich spielen die immensen Anschaffungskosten eine wesentliche Rolle. Für das Geld, das eine einzige Nautilus-Maschine (für eine einzige Muskelgruppe!) kostet, kann man sich bequem eine komplette Freihantelausrüstung zulegen, mit der sich über hundert Übungen für den ganzen Körper ausführen lassen!

Hanteltraining ist wohl einer der besten Beweise für die Richtigkeit der altbekannten Devise: Gutes muss nicht teuer sein! Es existiert nämlich noch keine einzige wissenschaftliche Studie, die überzeugend nachweisen konnte, dass ein Training mit Nautilus-Maschinen effektiver ist als ein Training mit Freihanteln [31]. Natürlich hat Jones recht, wenn er behauptet, dass der Widerstand bei Übungen mit freien Gewichten starken Schwankungen unterliegt. Jedem vernünftig trainierenden Kraftsportler ist bestimmt schon aufgefallen, dass z.B. beim Langhantel-Armbeugen der Widerstand langsam anwächst und in der 90-Grad-Position der Arme am höchsten ist. Wenn mich das aber stört, dann führe ich eben Bizepscurls an der Scottbank durch! Bei dieser Übung hat man von der Anfangs- bis in die Endposition der Bewegung einen überschwelligen (d.h. oberhalb der Reizschwelle gelegenen) Widerstand, auch wenn dieser Widerstand vielleicht nicht so „konstant überschwellig" ist wie bei einer Nautilus-Maschine. In gleicher Weise lassen sich auch viele andere Freihantelübungen variieren. Überschwelliger Widerstand in allen Bewegungsphasen ist also nicht unbedingt an das Training mit Nautilus-Maschinen gebunden. Doch selbst die „klassischen" Freihantel-übungen mit ihrem im Bewegungsverlauf ja stark schwankenden, also keineswegs in jedem Winkel überschwelligen Widerstand, waren in der Vergangenheit offensichtlich hervorragend geeignet, um reichlich Muskelmasse zu entwickeln.

Heißt das also, dass Trainingsmaschinen überflüssig sind? Keineswegs. Mitunter kann Training an Maschinen einfach eine willkommene Abwechslung sein. In bestimmten Situationen können Trainingsmaschinen sogar sehr wertvoll sein, und zwar aufgrund ihrer Eigenschaft, eine Bewegung zu führen und somit Bewegungsfehler zu verhindern. Ich denke z.B. an Abende im Studio, an denen man nach einem harten Arbeitstag „zu geschafft" ist, um sich noch auf die exakte Bewegungsausführung mit freien Gewichten konzentrieren zu können. Bei akuter Zeitnot bieten Maschinen die Möglichkeit, auf das Supersatz-Prinzip zurückzugreifen, ohne dass die Ausführungsqualität der Übungen im Zustand fortgeschrittener Ermüdung leidet. Auch bei Verletzungen an Händen oder Füßen, beim Vorliegen von Gelenkschäden oder im Versehrtensport stellt der gezielte Einsatz von Maschinen oft eine hervorragende Alternative zum Freihanteltraining dar.

Wichtig ist bei Maschinen jedoch, dass sie biomechanisch einwandfrei gebaut und gut gepflegt sind. Es gibt Maschinen-Übungen, die wie regelrechte „Gelenkkiller" wirken. Beispielsweise wird beim typischen „Maschinen-Butterfly" der Oberarm im Schultergelenk in eine äußerst unnatürliche Position gezwängt. Kein Wunder, wenn das irgendwann zu Schulterproblemen führt. Das Training an einer Butterfly-Maschine kann jedoch sehr

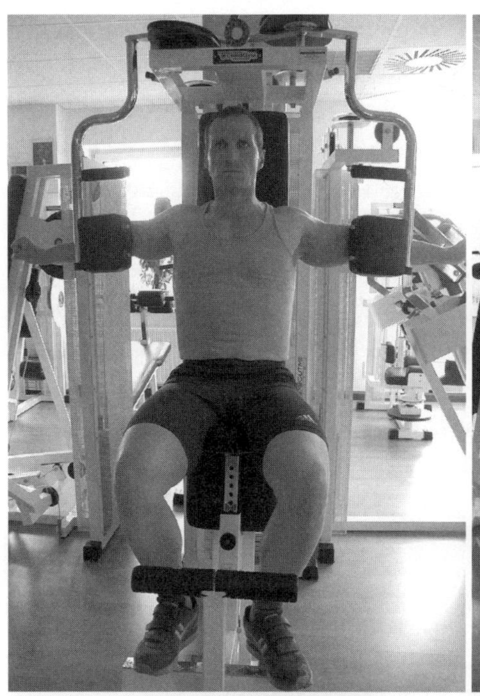

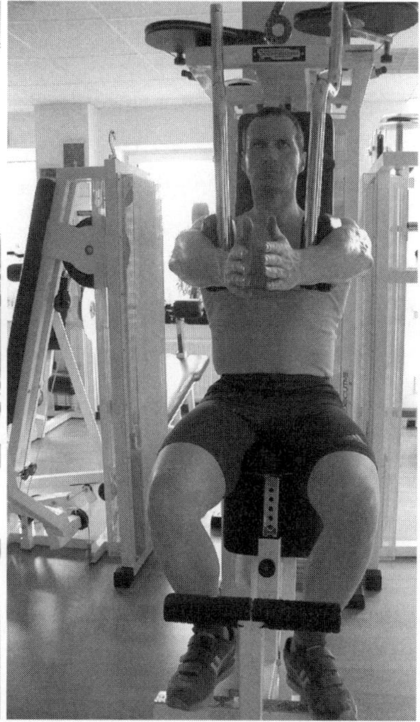

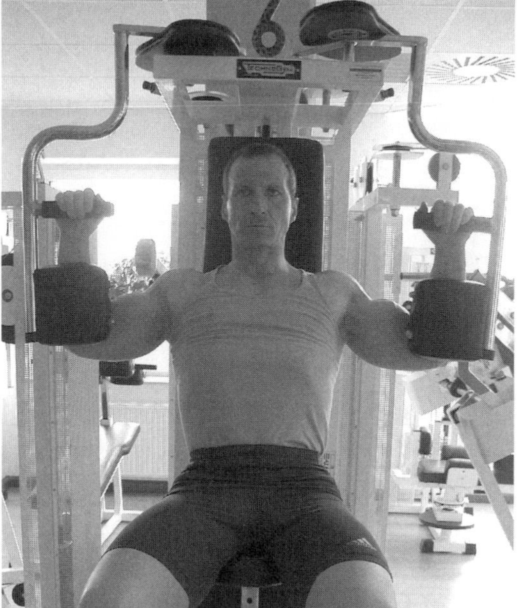

Abb. 4
Oben: Die korrekte Armhaltung an der Butterfly-Maschine.

Unten: Falsch – der Oberarm ist im Schultergelenk in eine äußerst unnatürliche Position gezwängt.

fruchtbringend und gefahrlos sein, wenn man vermeidet, die Unterarme senkrecht auf die dafür vorgesehenen Polster aufzulegen (wie das meist auch noch auf der Abbildung an der Maschine empfohlen wird). Stattdessen positioniert man die Arme wie bei Butterfly mit Kurzhanteln und lässt die Armpolster in der Ellbogenbeuge aufliegen (siehe Abb. 4 auf der vorangegangenen Seite). Bei dieser Ausführung mit mehr oder weniger gestreckten Armen bleiben die Schultergelenke in einer natürlichen Position, die lange Bizepssehne wird nicht aus der Rinne zwischen den beiden Oberarmhöckern herausgezogen, das Risiko für Schulterbeschwerden sinkt deutlich. Neuere Butterfly-Maschinen berücksichtigen diesen Zusammenhang übrigens, indem sie mit Griffen für die Hände statt senkrechten Polstern für die Unterarme ausgestattet sind.

Was ich früher sehr gemocht habe, aber inzwischen generell meide, ist das Training an einer Hackenschmidt-Maschine. Viele Athleten klagen nach regelmäßiger Nutzung dieses Gerätes über Knieschmerzen. Das ist wenig verwunderlich, da die Hackenschmidt-Maschine zu einem spitzen Kniewinkel geradezu „verleitet“, aber genau in dieser Position – beim Erreichen des „Umkehrpunktes“ der Bewegung – ein enormer Druck von der Kniescheibe auf den unter ihr gelegenen Gelenkknorpel des Oberschenkelknochens ausgeht. Ist die Maschine zudem auch noch etwas „schwergängig“, dann gesellt sich zum Überwinden der Massenträgheit des Gewichtsschlittens auch noch der Reibungswiderstand – das kann früher oder später selbst die robustesten Knie überfordern. Hier droht die „Chondropathia patellae“, die gefürchtete Abnutzung des Knorpels auf der Rückseite der Kniescheibe!

Generell empfiehlt es sich, hin und wieder die Rollen und Führungsstangen der Maschinen, die man im Training nutzt, in Augenschein zu nehmen. Insbesondere dann, wenn man das Gefühl hat, dass die Bewegung „stockend“ verläuft, kann das daran liegen, dass die Führungsstangen des Gewichtsstockes nicht geschmiert oder verbogen sind. Sind sie verbogen, müssen sie ausgewechselt werden. Fehlt nur ein bisschen Öl oder Fett, sollte das eigentlich kein Problem sein. Wenn ich mich recht erinnere, habe ich als zahlendes Mitglied sogar schon selbst mit einigen Tropfen Fahrradöl Hand angelegt, weil das Studiopersonal immer soviel an der Bar zu tun hatte...

Eine besondere Stellung in der Ausstattung von Krafträumen nehmen Kabelzuggeräte ein. Kabelzuggeräte unterscheiden sich von klassischen Trainingsmaschinen dadurch, dass sie die Bewegung nicht führen. Kabelzuggeräte (von Insidern meist einfach Kabelzüge genannt) können zwar, wissenschaftlich ausgedrückt, die Kraftrichtung oder – durch das „Flaschenzugprinzip" – den Betrag der einwirkenden Kraft ändern, aber man kann beim Training an einem Kabelzug immer noch frei entscheiden, ob man das Kabel nun ein bisschen mehr in diese oder in jene Richtung zieht. Allerdings ist man dabei nicht so frei beweglich wie beim Training mit einer Hantel, weil das Kabel immer „von einer Rolle weggezogen wird" und auch dorthin zurückgeführt wird.

Kabelzüge können ein Training außerordentlich bereichern. Wer keine Klimmzüge schafft oder dabei Gelenkprobleme hat, kann auf Latziehen ausweichen. Auch „Rudern sitzend" am Kabelzug ist nach meinem Dafürhalten eine tolle Übung, weil sie neben dem Latissimus und dem Trapezmuskel („Kapuzenmuskel") auch noch die Rückenstrecker und sogar die Gesäßmuskeln beansprucht. Im Grunde genommen kann man mit „Rudern sitzend" den gesamten Rücken trainieren – mit nur einer Übung!

Einige Bemerkungen zur „losen Rolle": Einen Kabelzug, der auf dem „Prinzip der losen Rolle" basiert, erkennt man daran, dass ein Ende des Kabels irgendwo an der Maschine befestigt ist. Verfolgt man den Lauf des Kabels von diesem Punkt aus mit den Augen, entdeckt man eine Schlaufe, in der eine Rolle liegt. An dieser Rolle ist der Gewichtsstock aufgehängt. Von da aus führt das Kabel weiter über eine am Rahmen befestigte zweite („feste") Rolle. Kabelzüge, die nach dem „Prinzip der losen Rolle" arbeiten, können eine Bewegung sehr „weich" erscheinen lassen, was an den Umkehrpunkten der Bewegung die Gelenke schont. Man spürt das beispielsweise beim Trizepsdrücken am Kabelzug sehr gut, aber auch beim einarmigen Seitheben. Kein Wunder also, dass Kabelzuggeräte mit losen Rollen seit vielen Jahren in der medizinischen Rehabilitation eingesetzt werden und daher auch für Bodybuilder mit Schulter- oder Ellbogenproblemen eine sinnvolle Option darstellen.

4.4 Streitfrage 2 – Grundübungen oder Isolationsübungen?

Neben der Frage „Maschinen oder Hanteln?“ sorgt vor allem die Frage „Grundübungen“ oder „Isolationsübungen“ immer wieder für Diskussionsstoff.

Als „Grundübungen“ bezeichnet man im Bodybuilding gewöhnlich Übungen, welche mit der Langhantel ausgeführt werden und die Muskeln bzw. Muskelgruppen mehrerer Gelenke einbeziehen. Je nachdem, welches Buch oder Magazin man in die Hände bekommt, taucht auch die eine oder andere Maschinen-, Kurzhantel- oder Kabelzugübung als „Grundübung“ auf – es gibt im Bodybuilding nun einmal keine „letztgültige Instanz“, deren Festlegungen allgemeinverbindlich sind. Eine unumstößliche Position in der Liste der „Grundübungen“ nehmen jedoch die in Tabelle 5 aufgeführten Übungen ein.

Als „Isolationsübungen“ werden dagegen alle Übungen bezeichnet, die nur ein Gelenk und damit nur eine begrenzte Anzahl von Muskelgruppen einbeziehen. So gelten z.B. Armseitheben stehend für die Schultern und Beinstrecken an der Maschine für die Oberschenkel als typische „Isolationsübungen“.

Neben reinen „Isolationsübungen“ und den mit der Langhantel ausgeführten „Grundübungen“ gibt es jedoch noch zahllose weitere Übungen. Auch diese Übungen beziehen mehrere Gelenke ein, doch statt einer Langhantel verwendet man dabei Kurzhanteln, Maschinen, Kabelzüge oder – z.B. bei engen Liegestützen und Klimmzügen – auch das eigene Körpergewicht zur Widerstandserzeugung. Mitunter werden diese Übungen gemeinsam mit den „Grundübungen“ auch als „Verbundübungen“ bezeichnet.

Wenn es jedoch so viele Übungen gibt, die in das Schema von „Grundübungen“ und „Isolationsübungen“ gar nicht hineinpassen, was soll dann eigentlich diese Einteilung? Um das zu verstehen, muss man in die „Blütezeit“ des Bodybuildings, die 1970er und 1980er Jahre, zurückschauen, als Joe Weider und einige andere Herausgeber jeden Monat mehrere Bodybuilding-Magazine mit Inhalt füllen mussten und irgendwann die Regel aufstellten, dass man mit „Grundübungen Masse aufbaut“ und mit „Isolationsübungen Muskeln ausformt“.

Tab. 5 „Grundübungen im Bodybuilding"

- Kniebeugen mit der Langhantel auf den Schultern
- Bankdrücken mit der Langhantel
- Nackendrücken mit der Langhantel
- Kreuzheben mit der Langhantel
- Rudern vorgebeugt mit der Langhantel

Allerdings wird man nirgends eine wissenschaftlich fundierte Erläuterung dafür finden, wie das mit dem „Ausformen" eigentlich funktionieren soll. Kein Wunder – dafür gibt es nämlich keine Erklärung.

Ein Muskel kann nur wachsen, schrumpfen oder so bleiben, wie er ist. Die These, seine Form durch spezielle Übungen oder Methoden verändern zu können – also z.B. durch bestimmte Bizepsübungen die gewünschte „Kanonenkugelform" zu erzielen – gehört ins große Reich der Bodybuilding-Legenden: Sie wurde eben irgendwann von irgendwem in die Welt gesetzt und dann immer weitererzählt, bis keiner mehr wusste, wo sie herkommt. Falls ein Athlet während der Wettkampfvorbereitung eine Vielzahl von Isolationsübungen einsetzt und seine Muskeln einige Zeit später deutlicher hervortreten als in der vorangegangenen „Aufbauphase", dann liegt das mit Sicherheit nicht an der vermeintlich „ausformenden" Wirkung von Isolationsübungen, sondern schlichtweg daran, dass man aufgrund der Vielzahl der eingesetzten Übungen einen viel größeren Energieverbrauch pro Trainingseinheit erzielt. In Verbindung mit einer gezielten Diät lässt dies das Unterhautfettgewebe über den Muskeln schnell verschwinden (oft jedoch auch die Muskeln selbst – dazu später mehr). Ich staune nach einer längeren Wettkampfvorbereitung auch immer wieder, welche Form meine Muskeln haben können, weil sie dann so ganz anders aussehen als nach der Schokoladenhochsaison zu Weihnachten! Das kann aber unmöglich etwas mit einer „Veränderung der Muskelform" durch Isolationsübungen zu tun haben – weil ich nämlich vor einem Wettkampf haargenau dieselben Übungen durchführe wie in der Aufbauphase. Alles andere ist Diät und ein höherer Energieverbrauch durch häufigeres Krafttraining und eventuell zusätzliche aerobe Trainingseinheiten.

Sowohl „Grundübungen" als auch „Isolationsübungen" können also letztlich nur eines: den Muskel wachsen lassen. Mit der einen Übung gelingt dies besser, mit der anderen schlechter. Die sogenannten Grundübungen mit der Langhantel genießen jedoch den Ruf, besonders schnell die Muskeln sprießen zu lassen.

Mag sein. Allerdings hätte ich meine letzte Meisterschaft wahrscheinlich ungefähr mit Mitte 30 bestritten und danach das Training aufgegeben, wenn ich nicht irgendwann zu der Einsicht gelangt wäre, dass der Aufbau von Muskelmasse auch ganz gut ohne die klassischen „Grundübungen" funktioniert. Wohlgemerkt: Ich bestreite nicht, dass gerade Langhantelbankdrücken und die „klassischen Kniebeugen mit der Langhantel auf den Schultern" sehr effektiv für den Muskelaufbau sind! Insbesondere wenn man sie mit Gewichten ausführt, welche die typischen acht bis zwölf Wiederholungen zulassen, können sie in wenigen Jahren ordentlich Muskelzuwachs bringen. Das ist allerdings nur die eine Seite der Medaille. Die andere Seite ist die gesundheitliche Verträglichkeit. Wenn man nämlich ungünstige körperbauliche Voraussetzungen mitbringt und zudem vielleicht noch körperlich schwer arbeitet, dann können „Grundübungen" durchaus auch ihre Tücken haben.

In meinem Fall bedeuteten acht bis zwölf Wiederholungen pro Satz beispielsweise, dass ich im Alter von ungefähr 24 Jahren beim Kniebeugen 160 Kilogramm und beim Bankdrücken 140 Kilogramm für acht bis zehn Wiederholungen pro Satz aufstecken konnte. Das galt in meinem sportlichen Umfeld als durchaus respektable Leistung. Und ich hoffte, mich noch zu steigern, um vielleicht doch eines schönen Tages ganz vorn an der DDR-Spitze mitmischen zu können, auch wenn ich als Natural-Bodybuilder dort wahrscheinlich die Ausnahme gewesen wäre.

Irgendwann während meiner Studentenzeit jedoch gingen die Probleme los. Erst konnte ich in der Vorlesung nur noch außen sitzen, um die Beine strecken zu können, weil in gebeugter Position die Knie ständig schmerzten. Das wurde besser, als ich anfing, Beinstrecken vor statt nach den Kniebeugen durchzuführen. Bedingt durch die vorangehende Erschöpfung beim Beinstrecken brauchte ich beim Kniebeugen jetzt nicht mehr ganz so viel aufzuladen, was meinen Knien offenbar gut bekam – jedenfalls eine Weile. Aber noch schlimmer kam es bei meiner Lieblingsübung, dem Langhantel-Bankdrücken. Als ich Anfang 30 war, machte mein rechter Ellbogen nicht mehr mit. Die Schmerzen nahmen ständig zu, und dann kam schließlich der Punkt, an dem überhaupt nichts mehr ging. Ich konnte noch nicht mal mehr eine Teekanne über den Tisch reichen, ohne die Zähne zusammenbeißen zu müssen! Mein Hausarzt empfahl mir, den Sport ganz bleiben zu lassen. Also suchte ich mir einen anderen Arzt. Ich versuchte es mit Akupunktur und Naturheilmitteln und dachte schon daran, mich einer Operation zu unterziehen. Drei Monate lang trainierte ich nur noch Bauch und Waden, in der irrigen Hoffnung, Ellbogen und Kniegelenke durch diese vollkommene Schonung auskurieren zu können. Es brachte überhaupt nichts, im Gegenteil. Aber so weitermachen wie bisher kam offensichtlich auch nicht in Frage, immerhin hatte mich genau das ja dahin gebracht, wo ich jetzt war. Aus dem Mut der Verzweiflung heraus – ein Leben ohne Bodybuilding war für mich unvorstellbar! – entschloss ich mich zu einem unkonventionellen Schritt: dem völligen Verzicht auf Langhantel-Training.

Monatelang trainierte ich in einem kleinen, aber mit Gym-80-Geräten ausgestatteten Studio nur an Maschinen, danach tastete ich mich langsam an Kurzhanteln heran. Es funktionierte! Alles im grünen Bereich, dachte ich mir, vielleicht geht's ja auch wieder mit Langhanteln. Innerhalb weniger Tage traten die Schmerzen in Ellbogen und Knien wieder auf. Also begriff ich meine Lektion endgültig. Inzwischen, d.h. im Alter von mittlerweile 54 Jahren und zum Zeitpunkt der Niederschrift dieser Zeilen mal wieder in Vorbereitung auf eine Europameisterschaft, trainiere ich fast nur noch mit Kurzhanteln, Maschinen, SZ-Stangen und Kabelzügen. Sitzplätze im Kino oder in einem Hörsaal, randvoll gefüllte Teekannen – alles kein Problem mehr, meinen Gelenken geht es heute besser als zu meiner Studentenzeit vor 30 Jahren! Welchen Grund sollte ich haben, Langhantel-Bankdrücken und Kniebeugen zu vermissen?

Meine persönlichen Erfahrungen sind kein Einzelfall. Wie ich inzwischen auch aus meiner eigenen wissenschaftlichen Arbeit weiß, sind es gerade die klassischen „Grundübungen“ Kniebeugen, Bankdrücken und Nackendrücken mit der Langhantel, die bei vielen Bodybuildern und Kraftsportlern nach jahrelangem Muskelaufbautraining häufig Schmerzen verursachen. Beim Bankdrücken mit der Langhantel und beim Nackendrücken kommt es vielfach zu Schulterproblemen, bedingt durch eine spezielle Gelenkposition der Schulter, bei der die sogenannte Supraspinatus-Sehne zwischen Oberarmkopf und Schulterdach (Akromion) eingeklemmt wird und sich chronisch entzündet. Buchstäblich erschwerend wirkt, dass man beim Bankdrücken und beim Nackendrücken mit der Langhantel auch noch relativ viel Gewicht auflegen kann. Führt man dagegen dieselben Übungen mit Kurzhanteln aus, wird die verwendbare Last gleich wesentlich kleiner und somit gelenkverträglicher, da sich der Bewegungsradius erhöht und gleichzeitig die Anforderungen an die Koordination steigen. Hinzu kommt ein insgesamt „natürlicher“ Verlauf der Bewegung, was die Gesunderhaltung der Gelenkstrukturen zusätzlich begünstigt.

Dass Bankdrücken mit Kurzhanteln bei fortgeschrittenen Athleten genauso effektiv ist wie die Ausführung mit einer Langhantel, haben inzwischen auch wissenschaftliche Untersuchungen gezeigt. Hierbei wendete man sogenannte EMG-Messungen an (EMG steht für „Elektromyographie“ – damit kann man messen, wie intensiv ein Muskel bei einer bestimmten Übung kontrahiert). Diese Messungen haben beispielsweise auch ergeben, dass die mittlere Schultermuskulatur beim Armseitheben heftiger kontrahiert als beim Nackendrücken [32, 33]. Mit anderen Worten: Die „Isolationsübung“ Armseitheben trainiert die Schultermuskulatur besser als die „Grundübung“ Nackendrücken! So spannend kann Bodybuilding sein, wenn man es wissenschaftlich angeht!

Am heftigsten aber sind nach wie vor die Diskussionen um die Kniebeuge. „Die Königin der Übungen“, also die „klassische Kniebeuge“ mit der

Langhantel auf den Schultern, bedeutet manchen mir bekannten Athleten so viel, dass sie ihre schmerzenden Knie lieber vor dem Training mit Rotlicht und hinterher mit Eis behandeln, als auf Kniebeugen zu verzichten. Ich habe einen Bodybuilder gekannt, der das Training komplett aufgab, als er begriff, dass er keine Kniebeugen mehr verträgt! Beintraining ohne Kniebeugen ist für viele Bodybuilder regelrecht unvorstellbar!

Das sehe ich inzwischen völlig anders. Dabei bin ich keineswegs der einzige Bodybuilder, der Kniebeugen meidet. Ich kenne eine ganze Reihe guter und sehr guter Athleten, die inzwischen ebenfalls ganz auf Kniebeugen verzichten oder sie nur noch selten bzw. nur noch mit vergleichsweise geringen Gewichten durchführen. Bei der Mehrzahl von ihnen waren Schmerzen im Bereich der Lendenwirbelsäule ausschlaggebend, aber auch Knieprobleme treten häufiger auf als man denkt. Meist beschränkt man sich dann beim Training der vorderen Oberschenkel auf Beinpressen und Beinstrecken. Ich persönlich schätze vor allem Beinstrecken, weil ich den Eindruck habe, dass meine Quadrizepse erst richtig wachsen, seitdem ich diese Übung ausführe. Aus wissenschaftlicher Sicht ist das gar nicht so verwunderlich. Der international renommierte Krafttrainingsexperte Prof. Dr. Tesch vom Karolinska Institut Stockholm in Schweden hat mit Hilfe des sogenannten MRI-Verfahrens festgestellt, dass Beinstrecken (mit geraden Füßen) alle vier Muskelköpfe des Quadrizeps voll belastet, während die klassische Kniebeuge mit der Langhantel auf den Schultern einen dieser vier Muskelköpfe (den Geraden Schenkelmuskel) nur mittelmäßig trainiert [34].

Dass gerade die klassische Hantelkniebeuge so häufig Beschwerden auslöst, hängt mit mehreren Faktoren zusammen. Beim Kniebeugen kommen große und komplexe Muskelgruppen zum Einsatz: hauptsächlich die Quadrizeps, die Ischiocruralen an der Oberschenkelrückseite, die Gesäßmuskeln und die Rückenstrecker. Diese kräftigen Muskelgruppen werden beim Kniebeugen zudem nicht permanent belastet, sondern haben in der stehenden Ausgangsposition zwischen zwei Einzelwiederholungen jeweils eine kurze Erholungspause. All dies erlaubt nicht nur die Verwendung relativ hoher Trainingsgewichte, sondern fordert sie geradezu heraus. Will ein kräftiger Athlet beim Kniebeugen mit reizwirksamen Widerständen trainieren, wird er um Hantellasten, die mindestens seinem eigenen Körpergewicht entsprechen, kaum herumkommen. Je tiefer der Athlet mit diesem Gewicht in die Hocke geht, desto größer wird die Belastung auf Lendenwirbelsäule und Kniegelenke. Bei der Ausführung sogenannter „Tiefkniebeugen" mit spitzem Kniewinkel ist die Belastung des Knorpels an der Rückseite der Kniescheibe besonders groß, da die Kniescheibe in die Sehne integriert ist, welche die Zugkraft des Quadrizeps auf den Unterschenkel überträgt. In der sportwissenschaftlichen Literatur finden sich daher zahlreiche Warnungen vor Tiefkniebeugen [35, 36]. Zwar kann sich auch der Kniescheibenknorpel wohl in gewissem Umfang an die Belastungen beim Kniebeugen anpassen [37, 38]. Auch wird in der Fachliteratur ein sogenannter „Umwickelungseffekt der Kniesehne" beschrieben, d.h. in einem spitzen Kniewinkel reduziert sich die Belastung auf die Kniescheibe offenbar wieder etwas [32, 39]. Dennoch leiden nicht wenige Athleten nach jahrelangem Tiefkniebeugen unter „Chondropathia patellae", einer Abnutzung des Kniescheibenknorpels, welche die Knie schon bei relativ geringfügigen Belastungen schmerzen lässt. Versucht man, Kniebelastungen durch spitze Kniewinkel zu vermeiden, indem man nur noch sogenannte halbe Kniebeugen ausführt, erhöht sich die Belastung der Lendenwirbelsäule erheblich, da man dann enorm hohe Zusatzlasten für ein reizwirksames Training benötigt. Ich habe schon vor zehn Jahren von Athleten gehört, die halbe Kniebeugen in Sätzen (!) mit 280 Kilogramm durchführten.

Im Gegensatz dazu bleiben die Quadrizeps beim Beinstrecken von der ersten bis zur letzten Wiederholung ohne Pause voll unter Spannung, es sei denn, man trainiert an einer schlecht konstruierten Maschine oder pausiert zwischen den Wiederholungen. Bedingt durch die sitzende Position mit aufgelegten Oberschenkeln kann man sich sehr gut auf eine saubere Ausführung jeder einzelnen Wiederholung konzentrieren und somit verschleißträchtige Bewegungsfehler vermeiden. Auch die Lendenwirbelsäule wird weitaus weniger belastet als beim Kniebeugen. Allerdings sollte man darauf achten, dass der Drehpunkt des Beinhebels mit dem Drehpunkt im Kniegelenk weitgehend übereinstimmt (eine volle Übereinstimmung kann es nicht geben, da das Kniegelenk kein „Scharniergelenk", sondern ein sogenanntes

„Roll-Gleit-Gelenk“ ist), und dass man nicht in einen spitzen Kniewinkel verfällt [8, 40].

Zu den häufigsten Behauptungen der generellen Befürworter des Kniebeugens und anderer „schwerer“ Grundübungen gehört die Aussage, man müsse sich nur richtig aufwärmen und die Übung „technisch fehlerfrei ausführen“, dann könne auch nichts passieren. Im Umkehrschluss heißt das dann: Wer sich beim Kniebeugen Rücken- oder Knieschmerzen zuzieht, der beweist damit, dass er die Übung fehlerhaft ausgeführt oder sich nicht richtig aufgewärmt hat.

Ich kenne Bodybuilder, die jahrelang genau so argumentiert haben und sich dabei offenbar sehr überlegen fühlten. Bis es sie eines Tages selbst erwischte. Aber bleiben wir einmal bei der Hypothese der eigenen Schuld an den Problemen durch persönliches Versagen. Anders formuliert: Angenommen, es wäre tatsächlich so, dass selbst versierte Kraftsportler – die im Training sonst alles richtig machen! – ausgerechnet beim Kniebeugen technische Fehler begehen, welche Schlussfolgerung ließe das zu? Offensichtlich die Schlussfolgerung, dass selbst versierte Athleten beim Kniebeugen Gefahr laufen, etwas falsch zu machen! Wie riskant ist die Sache dann wohl erst für unerfahrene Anfänger?

Ein letztes Argument gegen „schwere Kniebeugen“ ist die damit verbundene psychische Belastung. Jahrelang bin ich morgens erwacht, und der erste Gedanke, der mir durch den Kopf schoss, war: Heute ist Kniebeugen-Tag! Jeder erfahrene Kraftsportler weiß, dass man an dem Tag, an dem Kniebeugen angesagt sind, erst dann wieder ruhig und gelöst ist, wenn man sie hinter sich hat.

Kein Wunder, denn es erfordert nicht viel Phantasie, sich vorzustellen, was passieren kann, wenn man mit 150 Kilogramm oder mehr im Genick einmal „unten bleibt“ oder auf „halber Strecke“ eine plötzliche Verletzung erleidet. Permanente psychische Belastungen jedoch sind Gift für unser Immunsystem. Wer seinen Lebensunterhalt mit Arbeit verdient, ist tagtäglich mehr als genug allem möglichen Stress ausgesetzt. 1994-2004 ist der Anteil der psychischen und psychosomatischen Erkrankungen unter den Ursachen für Arbeitsunfähigkeit von 4,4 auf 6,9 Prozent gestiegen. Auch die

Tab. 6 Gelenkschonende und effektive Übungen im Bodybuilding

Brust

- Flachbankdrücken mit Kurzhanteln
- 30°-Schrägbankdrücken mit Kurzhanteln (besonders wirkungsvoll bei negativ geneigter Bank)
- Fliegende Bewegung auf der Flach- oder Schrägbank
- Kabelziehen über Kreuz
- Dips zwischen zwei Bänken

Rücken

- Rudern sitzend am Kabelzug
- enges Latziehen im Untergriff
- enges Latziehen mit Parallelgriff
- Kurzhantel-Überzüge mit gestreckten Armen
- Klimmzüge am Parallelgriff

Schultern

- Armseitheben mit Kurzhanteln
- Armseitheben einarmig, seitlich auf einer Schrägbank sitzend
- Armseitheben am Kabelzug
- Armseitheben vorgebeugt mit Kurzhanteln
- Armseitheben vorgebeugt einarmig am Kabelzug
- Frontheben

Armbeuger

- Armbeugen mit Kurzhanteln sitzend auf der Schrägbank
- Armbeugen mit SZ-Stange, bzw. Langhantel und Armblaster
- Scottcurl mit Kurzhantel
- Scottcurl mit SZ-Stange

Trizeps

- Dips zwischen zwei Bänken
- liegendes Trizepsdrücken einarmig (Kurzhantel zur gegenüberliegenden Schulter führen)
- Trizepsdrücken am Kabelzug mit Seilgriff
- Liegestütze mit engem Griff

Bauch

- Bauchpressen
- Beinheben hängend mit gestreckten Beinen
- Situps am Schrägbrett mit angewinkelten Beinen

Vordere Oberschenkel

- Beinpressen (trainiert auch die Gesäßmuskeln)
- Beinstrecken

Tab. 6 Fortsetzung

Hintere Oberschenkel	Waden
• Beinbeugen liegend	• Wadenheben einbeinig
• einbeiniges Beinbeugen stehend	• Wadenheben stehend an der Maschine
• Kreuzheben mit durchgedrückten Knien	• Wadenheben sitzend

Anzahl der hierdurch bedingten Frühverrentungen wächst permanent [82]. Ist es wirklich nötig, sich selbst noch zusätzlichen Stress aufzuerlegen, wenn es auch anders geht?

Traditionalisten interessiert vielleicht, dass sich auch Vince Gironda (1918-1997), einer der berühmtesten Trainer der Bodybuilding-Geschichte, konsequent gegen Kniebeugen aussprach. In seinem Studio in Hollywood gab es gar keine Kniebeugenständer. Gironda begründete seine Abneigung gegen diese Übung u.a. damit, dass Kniebeugen die Hüften verbreitern [40].

Es sei abschließend bemerkt, dass schwere Grundübungen wie Kniebeugen, Nackendrücken und Langhantel-Bankdrücken keineswegs immer zu gesundheitlichen Beschwerden führen müssen. Bei einem Athleten treten Probleme früher auf, beim nächsten später, beim übernächsten gar nicht. Es gibt Athleten, die noch im Rentenalter schwere Kniebeugen verkraften. Menschen sind nun einmal verschieden – aufgrund unterschiedlicher Körperbautypen, wegen abweichender Lebensumstände usw. Wenn man aber bemerkt, dass sich Komplikationen abzeichnen, dann hat es wenig Zweck, sie zu ignorieren, nach dem Motto: Es muss gehen – bei den Anderen geht's doch auch! Schmerz ist immer ein Alarmsignal! Die Botschaft des Schmerzes lautet: Achtung, es läuft etwas schief! Natürlich empfiehlt es sich beim

Auftreten von Gelenkschmerzen zunächst immer, zu überprüfen, ob man die Übungen technisch sauber ausführt und sich vor dem Training richtig aufwärmt. Stellt man aber in dieser Hinsicht keine Mängel fest, dann macht es durchaus Sinn, Grundübungen durch geeignete Alternativen auszutauschen. In Tabelle 6 ist eine Reihe von Übungen aufgeführt, die ich aufgrund persönlicher Erfahrungen, eigener wissenschaftlicher Arbeit und in Auswertung der sportwissenschaftlichen Literatur als gesundheitlich gut verträglich und gleichzeitig effektiv für den Muskelaufbau einstufe.

Ob bei einer Übung Gelenkprobleme auftreten, hängt jedoch auch davon ab, wie „schwer" man trainiert. Es gibt Athleten, die problemlos Kniebeugen ausführen können, solange sie dabei im Bereich von 20-30 Wiederholungen pro Satz bleiben und niedrige Gewichte auflegen. Andere Athleten wählen statt hoher Wiederholungszahlen eine betont langsame Ausführungsgeschwindigkeit. Das Ergebnis ist dasselbe: Man ist genötigt, die Gewichtsbelastung relativ niedrig zu halten und schont seine Gelenke.

Wie gefährlich das Training mit freien Gewichten ist, hängt jedoch nicht nur davon ab, wie viel Gewicht man auflegt. Von wesentlicher Bedeutung ist auch, ob man nach dem Prinzip des Volumentrainings trainiert oder ein Anhänger des sogenannten Hochintensitätstrainings ist. Damit sind wir bei einer der wohl größten Streitfragen des Bodybuildings angekommen.

4.5 Streitfrage 3 – Volumentraining oder Hochintensitätstraining?

„Volumentraining" und „Hochintensitätstraining" bzw. „Heavy-Duty-Training" sind Trainingssysteme, die sich aus dem Ganzkörpertraining der 40er und 50er Jahre des 20. Jahrhunderts entwickelt haben. Da über Für und Wider dieser Systeme heftig und nicht immer sachlich diskutiert wird, lohnt es sich, etwas tiefgründiger auf sie einzugehen.

4.5.1 Volumentraining

Bis in die 1950er Jahre war es üblich, alle Hauptmuskelgruppen hintereinander in einer Trainingseinheit zu trainieren. Das dauerte natürlich seine Zeit

– unter zwei Stunden ging im Regelfall gar nichts. Um sich davon zu erholen, nahm man sich am nächsten Tag komplett frei. Steve Reeves (1926-2000) beispielsweise, der Mister Universum von 1950 und spätere Filmschauspieler, trainierte so. Ganzkörpertraining montags, mittwochs und freitags – kein Training an den Tagen dazwischen und am Wochenende. Pro Muskelgruppe absolvierte er gewöhnlich insgesamt neun Sätze. Da er kaum Bauchtraining durchführte, reduzierte sich die Gesamtzahl der Sätze pro Trainingseinheit etwas, doch um die 60 Sätze an einem einzigen Trainingstag kamen schon zusammen [41]. Mein väterlicher Freund Poldi Merc, als Klassensieger der NABBA-Mister-Universum-Wahl 1964 und einer der ersten Bodybuilding-Studio-Betreiber Deutschlands sicherlich bestens mit den Trainingssystemen dieser Zeit vertraut, berichtete mir in einem unserer zahlreichen Telefonate, dass es auch im Deutschland der 1960er Jahre unter den damals noch überwiegend natural trainierenden Bodybuildern üblich war, dreimal pro Woche ein Ganzkörpertraining zu absolvieren [120].

Poldi Merc war bis in die späten 1960er Jahre eines der Idole des deutschen Bodybuildings, und in Steve Reeves sehen viele Fans dieses Sportes bis heute den bestgebauten Bodybuilder aller Zeiten. Das Ganzkörpersystem scheint also prinzipiell zu funktionieren. Dennoch hatte es eine unverkennbare Schwäche: Die Trainingseinheiten waren einfach zu lang! Muskelgruppen, die erst gegen Ende des Trainings „dran waren“, konnten so nicht mehr mit der nötigen Energie trainiert werden. An eine weitere Steigerung der Satzzahlen im Interesse der Leistungsentwicklung war gar nicht zu denken, und ein Training bis zur Schmerzgrenze nach dem später sehr populären Motto „No pain – no gain!“ (frei übersetzt: „Wenn's nicht weh tut, dann wächst auch nichts!“) kam erst recht nicht in Frage. Selbst einem Ausnahmeathleten wie Reeves wäre es wohl auch sehr schwer gefallen, sich in jedem von insgesamt 60 Sätzen pro Trainingseinheit bis an die Schmerzgrenze heranzuarbeiten und das Ganze 48 Stunden später in erholtem Zustand zu wiederholen! Man beendete einen Satz, wenn sich die Technik ermüdungsbedingt verschlechterte – fertig.

Mitte der 50er Jahre kamen dann einige findige Köpfe auf die Idee, in jeder Trainingseinheit nur noch einige Muskelgruppen zu trainieren statt wie bisher den ganzen Körper. Um aber keine Muskelgruppe zu vernachlässigen, wurde die Anzahl der Trainingseinheiten erhöht. Man trainierte nicht mehr nur an drei Tagen pro Woche, sondern an vier, fünf oder sechs Tagen. Das konnte dann beispielsweise so aussehen wie in Tabelle 7 dargestellt.

Da die Trainingseinheiten so kürzer gehalten werden konnten, war es möglich, mehr Energie auf das Training jeder einzelnen Muskelgruppe zu verwenden. So weit, so gut – die Sache hatte nur einen Haken: Die Anzahl der Ruhetage hatte sich verringert – von vier pro Woche beim Ganzkörpersystem auf einen Tag pro Woche beim Sechs-Tage-Splitsystem. Hinzu kam, dass die Satzzahlen schon bald regelrecht explodierten. Anfang der 1970er Jahre gehörte es für Weltklasse-Bodybuilder zum guten Ton, 20 bis 30 Sätze pro Muskelgruppe (!) durchzuführen. Da konnte schon das Training von nur drei Muskelgruppen hintereinander zum mehrstündigen Trainingsmarathon ausarten. Also wurde das Doppelsplit-System eingeführt: Man trainierte ein bis zwei Muskelgruppen vormittags und abends dann ein bis zwei andere. Auf diese Weise kamen pro Woche dann schon einmal zwölf Trainingseinheiten zu je anderthalb bis zwei Stunden zusammen! Der Höhepunkt des Volumentrainings – so genannt wegen des hohen Trainingsvolumens – war erreicht, und damit wohl auch der Höhepunkt der Scheidungsrate unter Bodybuildern. Deren Ehefrauen bezeichnete man zunehmend als „gym widows“ (Studio-Witwen), weil sie ihre nur noch am Arbeitsplatz und im Studio schuftenden Männer zuhause kaum noch zu Gesicht bekamen.

An dieser Stelle fragt man sich natürlich, wie so etwas durchzuhalten war. Benötigten die Athleten plötzlich keine Ruhetage mehr? Woher hatten die auf einmal soviel Energie? Jetzt könnte man einwenden: „Ja, Moment – sie haben doch jeden Tag andere Muskelgruppen trainiert. An den Tagen, an denen die einen Muskelgruppen trainiert wurden, hatten die anderen Pause und konnten sich erholen.“

Klingt logisch, trifft aber nicht den Kern. Dabei ist es nur das kleinere Problem, dass es nie ganz gelingen wird, in jeder Trainingseinheit nur solche Übungen anzuwenden, welche die sich gerade „erholenden“ Muskeln völlig aussparen. Das Hauptproblem ist: Unser Körper besteht nicht nur aus Muskeln!

Tab. 7 Einfaches Split-Training

- **Montag und Donnerstag:** Brust, Schultern, Trizeps
- **Dienstag und Freitag:** Rücken und Bizeps
- **Mittwoch und Sonnabend:** Beine und Bauch
- **Sonntag:** frei

Wann immer wir trainieren, belasten wir nicht nur unsere Muskeln, sondern auch unseren Organismus insgesamt: das Herz-Kreislauf-System, was für die Durchblutung sorgt, das Nervensystem, welches unseren Körper über den Sympathikus auf Aktivität programmiert, und nicht zuletzt den Stoffwechsel. Innerhalb des Stoffwechsels, der für unsere Energiebereitstellung beim Training eine Rolle spielt, nimmt die Leber eine zentrale Position ein. Denn dort wird das Glykogen gespeichert, unser wichtigster Energielieferant beim Muskelaufbautraining. Zwar speichert auch unsere Muskulatur Glykogen, aber nicht die Mengen, die nötig sind, um ein mehrstündiges Training durchzustehen. Der Glykogenspeicher der Leber wird demzufolge bei jeder Muskelaufbau-Trainingseinheit mehr oder weniger geleert, unabhängig davon, welche Muskelgruppen trainiert werden. Doch um diesen Speicher anschließend wieder aufzufüllen, benötigt unser Organismus unter normalen Umständen mindestens 46-48 Stunden [33]. Wenn man also beispielsweise am Montag zwei Stunden lang Rücken und Bizeps trainiert (in den 1970er Jahren durchaus üblich), dann müsste man am Dienstag eigentlich eine Pause einlegen und könnte z.B. die Beine frühestens am Mittwoch trainieren, damit sich das Leberglykogen wieder vollständig regenerieren kann.

Allein die Entwicklung des Split-Systems bietet also keine hinreichende Erklärung dafür, wieso in den 1960er und 1970er Jahren plötzlich die Trainingsumfänge explodierten. Ausschlaggebend für die sprunghaft gewachsene Belastbarkeit der Athleten dürfte viel mehr vor allem eine pharmazeutische Neuentwicklung gewesen sein: 1958 erblickte mit „Dianabol“ (Methandrostenolon) das erste synthetische anabole Steroid das (Labor-) Licht der Welt, hergestellt von der Pharmafirma Ciba [109]! Und wie war das doch noch mal mit der Steigerung der Erholungsfähigkeit durch anabole Steroide...? Das ist keine böswillige Verleumdung, das kann man nachlesen. So heißt es im Dezember 2002 in einem Artikel der deutschen „Sportrevue“ in Bezug auf Bill Pearl, einen Weltklassebodybuilder der 1950er Jahre:

„Man braucht nur seinen Körper Anfang der 50er Jahre damit zu vergleichen, wie er Ende der 50er und zu Beginn der 60er Jahre aussah. Das Plus an Trainingsvolumen, das durch die Drogen plötzlich verkraftbar wurde, resultierte in erstaunlichen Massezuwächsen.“ [121] Bill Pearl räumt selbst ein, zu Beginn der 1950er Jahre mit anabolen Steroiden experimentiert und u.a. innerhalb von drei Monaten sein Körpergewicht von 225 auf 250 amerikanische Pfund gesteigert zu haben [122].

Da musste die Konkurrenz freilich mitziehen, wenn sie nicht untergehen wollte. „Das große Bodybuilding-Buch“, erschienen 1986 und verfasst vom wohl prominentesten Verfechter des Volumentrainings, Arnold Schwarzenegger, stellt auf Seite 698 mit geradezu verblüffender Offenheit fest, dass die meisten Bodybuilder Steroide nehmen oder sie genommen haben [42].

Welche praktischen Konsequenzen ergeben sich nun aus all dem für Natural-Bodybuilder? Ein dopingfreier Athlet, der versucht, ein typisches Volumentraining der 1970er Jahre mit pro Woche sechs Trainingseinheiten zu jeweils drei bis vier Stunden durchzuhalten, wird ziemlich schnell Schiffbruch erleiden. Um es ganz klar zu sagen: Solche Programme funktionieren nur bei massivem Doping!

Obwohl ich Athleten kenne, die dies zumindest gelegentlich tun, muss man als Natural-Bodybuilder nicht unbedingt nach einem vor Beginn des Steroid-Zeitalters üblichen Ganzkörpersystem trainieren. Ich behaupte sogar aufgrund eigener Erfahrungen, dass man als hochmotivierter junger Natural-Bodybuilder durchaus zeitweilig ein Sechs-Tage-Split-Programm anwenden kann – wenn man die Trainingsumfänge niedrig hält und viel Zeit für Ruhe und Erholung hat. Das bedeutet höchstens zehn statt zwanzig

Sätze pro Muskelgruppe, höchstens eine statt vier Stunden Training pro Tag, und pro Woche ein bis zwei statt drei Trainingseinheiten für jede Muskelgruppe. Montag, Mittwoch, Freitag Oberkörper- und Dienstag, Donnerstag, Sonnabend Unterkörpertraining bei etwa zehn Sätzen pro Muskelgruppe, verteilt auf drei bis vier verschiedene Übungen zu je zwei bis drei Sätzen – so trainierte Poldi Merc in den 1960er Jahren als Natural-Bodybuilder, aber nur in den letzten zwei Monaten vor einem Wettkampf! [120] Und Vorsicht bei der Anwendung von Intensitätstechniken (diese Techniken werden im nachfolgenden Text noch erläutert)! Freilich werden bei einem solchen Programm auch die Glykogenspeicher der Leber angegriffen. Viel Ruhe und kurze Trainingseinheiten gewährleisten jedoch, dass die Glykogenspeicher nicht völlig aufgezehrt werden (ein Auto fährt ja auch noch mit halbleerem Tank, er darf nur nicht ganz leer werden). Bereits eine zusätzliche Belastung beispielsweise durch körperliche Arbeit im Beruf dürfte es somit für einen Natural-Athleten sehr schwierig werden lassen, auf Dauer einen Sechs-Tage-Split durchzuhalten.

Besser als ein Sechs-Tage-Split-Programm eignet sich für Natural-Bodybuilder ein Split-Training, bei dem „nur“ an drei bis vier Tagen pro Woche trainiert wird. Nachfolgend sind einige Varianten geeigneter Split-Programme aufgelistet, bei denen mit Vorermüdung gearbeitet wird (mehr dazu später). Dabei wird der Zielmuskel zunächst mit leichteren Übungen erschöpft und bei der nachfolgenden Hauptübung müssen nur geringere Gewichte eingesetzt werden. Der Trainingseffekt ist in meinen Augen ebenso gut, als wenn man mit höheren Gewichten arbeitet (schließlich wird der Muskel ja erschöpfend belastet). Doch es hat den Vorteil, die Gelenke zu schonen und die Regeneration zu erleichtern, da hohe Gewichte das zentrale Nervensystem stärker belasten. Tabelle 8 auf der folgenden Seite zeigt ein Vier-Tage-Split-Programm.

Hierbei werden in keiner Trainingseinheit mehr als 30 Sätze durchgeführt. Bei einer Pause von etwa einer Minute zwischen den Sätzen dürfte jede Trainingseinheit innerhalb von 60 bis 90 Minuten zu schaffen sein.

Dieses Programm bietet den Vorteil, dass es das Wochenende frei hält. Sein Nachteil besteht darin, dass immer an zwei Tagen hintereinander trainiert werden muss. Das wirkt sich möglicherweise ungünstig auf die Regenerationsfähigkeit aus. Athleten, denen (wie mir) das systematische Training wichtiger ist als ein freies Wochenende, könnten das oben dargestellte Trainingsprogramm jetzt so aufteilen, wie in Tabelle 9 gezeigt.

Tab. 8 4-Tage-Splittraining für Natural Bodybuilder

Montag und Donnerstag

Brust	• Kabelziehen über Kreuz	3 x 8-12
	• Bankdrücken mit Kurzhanteln	4 x 8-12
Schultern	• Armseitheben stehend	3 x 8-12
	• Armseitheben vorgebeugt	3 x 8-12
	• Kurzhanteldrücken sitzend	3 x 8-12
Trizepse	• Trizepsdrücken am Kabelzug	2 x 8-12
	• Dips zwischen zwei Bänken	2 x 8-12
Bauch	• Bauchpressen	4 x 20-30
	• Beinheben hängend	3 x 12-15

Dienstag und Freitag

Oberschenkel	• Beinstrecken	4 x 10-15
	• Beinpressen	3 x 10-15
	• Beinbeugen	4 x 10-15
Rücken	• Klimmzüge eng mit Parallelgriff	4 x 10-15
	• Rudern sitzend am Kabelzug	3 x 8-12
Armbeuger	• Konzentrationscurl mit Kurzhantel	2 x 8-12
	• Armbeugen stehend mit SZ-Stange	2 x 8-12
Waden	• Wadenheben sitzend	3 x 15-20
	• Wadenheben stehend	4 x 15-20

Mittwoch, Samstag und Sonntag: trainingsfrei

Bei diesem Trainingsprogramm folgt auf jeden Trainingstag ein Ruhetag, dennoch wird jede Muskelgruppe einmal in 96 Stunden trainiert. So etwas wirkt sich nicht nur günstig auf die körperliche, sondern vor allem auch auf die psychische Regeneration aus [43]. Allerdings macht es dieses Programm

Tab. 9 4-Tage-Splittraining an alternierenden Tagen

Dieses Programm besteht aus den Übungen, die in Tab. 8 gelistet sind. Nur die Verteilung der Trainingstage wird geändert:

1. Woche

Montag	• Brust, Schultern, Trizepse, Bauch
Dienstag	trainingsfrei
Mittwoch	• Beine, Rücken, Armbeuger
Donnerstag	trainingsfrei
Freitag	• Brust, Schultern, Trizepse, Bauch
Sonnabend	trainingsfrei
Sonntag	• Beine, Rücken, Armbeuger

2. Woche

Montag	trainingsfrei
Dienstag	• Brust, Schultern, Trizepse, Bauch
Mittwoch	trainingsfrei
Donnerstag	• Beine, Rücken, Armbeuger
Freitag	trainingsfrei
Sonnabend	• Brust, Schultern, Trizepse, Bauch
Sonntag	trainingsfrei

Tab. 10 Ober-/Unterkörper-Splittraining

Oberkörper-Programm

Brust	• Fliegende mit Kurzhanteln	3 x 8-12
	• Kurzhantelbankdrücken	4 x 8-12
Rücken	• Latziehen im Untergriff	4 x 8-12
	• Rudern sitzend am Kabelzug	3 x 8-12
Schultern	• Armseitheben vorgebeugt	3 x 8-12
	• Armseitheben stehend	4 x 8-12
Armbeuger	• Konzentrationscurl mit Kurzhantel	3 x 8-12
	• Kurzhantelcurl sitzend auf Schrägbank	2 x 8-12
Trizepse	• einarmiges Kurzhantel-Trizepsdrücken	2 x 8-12
	• Dips zwischen zwei Bänken	3 x 8-15

Beine-Bauch-Programm

Oberschenkel	• Beinbeugen	5 x 10-15
	• Beinstrecken	3 x 12-20
	• Beinpressen	3 x 12-20
Waden	• Wadenheben stehend	4 x 15-20
	• Wadenheben sitzend	3 x 15-20
Bauch	• Bauchpressen	4 x 20-30
	• Beinheben hängend	4 x 10-15

1. Woche		**2. Woche**	
Montag	• Oberkörper	Montag	–
Dienstag	–	Dienstag	• Oberkörper
Mittwoch	• Beine, Bauch	Mittwoch	–
Donnerstag	–	Donnerstag	• Beine, Bauch
Freitag	• Oberkörper	Freitag	–
Samstag	–	Samstag	• Oberkörper
Sonntag	• Beine, Bauch	Sonntag	–

Zyklus beginnt neu ab 3. Woche

erforderlich, dass man Mitglied eines Studios ist, welches jeden Tag geöffnet hat. Man kann es freilich auch so handhaben wie ich – man legt sich die notwendigen Trainingsgeräte zu und trainiert gegebenenfalls zu Hause.

Die oben vorgestellte Aufteilung der Muskelgruppen auf die einzelnen Trainingstage ist nicht die einzig mögliche Variante. Es ist beispielsweise auch möglich, das Training des gesamten Oberkörpers einschließlich der Arme in eine einzige Trainingseinheit zu packen und sich in der anderen Trainingseinheit nur den Beinen und dem Bauch zu widmen, wie in Tabelle 10 gelistet. Mit dieser Einteilung habe ich sehr gute Erfahrungen gemacht, da ich auf diese Weise meine empfindlichen Ellbogen nach jeder Belastung volle 96 Stunden schonen kann. Aber auch die zahlreichen Bodybuilder mit empfindlichen Schultern dürften von einem solchen Programm profitieren, bei dem der Oberkörper nach einer Trainingseinheit volle vier Tage Gelegenheit zur Regeneration bekommt. Wichtig ist jedoch, dass man bei Schulter- und Ellbogen-Problemen am Unterkörper-Tag auf Übungen verzichtet, bei denen Schulter- und Ellbogen-Gelenke massiv einbezogen werden, insbesondere (ja, leider!) Kreuzheben.

Stellt man fest, dass 96 Stunden Pause zwischen zwei Trainingseinheiten für die gleiche Muskelgruppe nicht ausreichend sind, kann man ein Trainingsprogramm anwenden, bei dem jede Muskelgruppe nur einmal pro Woche trainiert wird. Viele ältere Natural-Bodybuilder, die schon jahrelang aktiv sind und ihren Körper inzwischen genau einschätzen können, trainieren so.

In Zeiten starker beruflicher Belastung kann man dieses Programm auch etwas modifizieren, indem man beispielsweise am Mittwoch, am Freitagabend und am Sonntagmorgen trainiert. So muss man in der Wochenmitte nur einmal Zeit und Gelegenheit zum Training finden (im Kapitel „Training unter erschwerten Bedingungen“ finden sich hierzu noch weitere Hinweise).

Im Grunde genommen sind alle hier für Natural-Bodybuilder vorgestellten Trainingspläne Varianten des Volumentrainings. Wo aber bleibt das Hochintensitätstraining?

4.5.2 Hochintensitätstraining und Heavy-Duty-Training

Im Jahr 1970, mitten in der Blütezeit des Volumentrainings mit bis zu 30 Trainingsstunden pro Woche, verkündete der US-amerikanische Unternehmer Arthur Jones plötzlich eine völlig andere Trainingsphilosophie. Sie lautete: „Train less but work harder!" („Trainiere weniger aber härter!"). Dahinter verbarg sich die Idee, pro Übung nur noch einen einzigen Satz durchzuführen. Innerhalb dieses Satzes sollte die trainierte Muskulatur jedoch bis zur völligen Erschöpfung „ausbelastet" werden. Jones ging davon aus, dass schon ein einziger derartig ausbelastender Satz einen optimalen Wachstumsreiz setzt und jeder weitere nur die Gefahr der Überbelastung heraufbeschwört. Um zu gewährleisten, dass jeder einzelne Satz wirklich eine maximale Ausschöpfung der trainierten Muskulatur bewirkt, waren Hanteln nach Arthur Jones Auffassung nicht gut genug. Den optimalen Widerstand in jedem Gelenkwinkel sollten stattdessen die von Jones entwickelten „Nautilus-Maschinen" bieten. Seinen Werbefeldzug für diese Maschinen startete der exzentrische frühere Großwildjäger und Tierfilmer Jones im Jahr 1970, als er seine Maschinen während der Mister-America-Wahl in Culver City/Kalifornien vorstellte [44, 45].

An dieser Stelle macht es sich erforderlich, das Phänomen „Ausbelastung" etwas ausführlicher zu erläutern. Als ich an meiner trainingswissenschaftlichen Dissertation arbeitete, fiel mir schnell auf, dass es vier grundlegende Varianten der Ausbelastung in einem Satz gibt, die in Tabelle 11 gelistet sind.

Jones lud zahlreiche bekannte Bodybuilder der damaligen Zeit ein, unter seiner Anleitung in seinem Firmensitz in Florida/USA zu trainieren und sich von den Vorzügen seines Systems zu überzeugen. Doch obwohl „Nautilus" innerhalb weniger Jahre zum weltweit führenden Hersteller von Krafttrainingsmaschinen aufstieg und bereits 1983 über 3500 US-amerikanische Studios mit „Nautilus-Maschinen" ausgerüstet waren – seine Methode fand im Hochleistungsbodybuilding keine rechte Anerkennung. Das änderte sich erst, als ein junger US-amerikanischer Bodybuilder namens Mike Mentzer die Methode von Jones aufgriff. Mentzer war 1978 in Acapulco Amateurweltmeister des Bodybuildingverbandes IFBB geworden und anschließend

Tab. 11 Die vier Varianten der Ausbelastung in einem Satz

1. *Nicht ausbelastende Sätze.* Man führt weniger Wiederholungen aus, als man könnte, also beispielsweise nur acht, obwohl man mit etwas mehr Anstrengung durchaus zehn schaffen würde. So trainieren viele eher mäßig ambitionierte Fitnesssportler oder Patienten in der medizinischen Rehabilitation. Für Untrainierte hat selbst diese Form des Krafttrainings durchaus Effekte.
2. *Subjektiv ausbelastende Sätze.* Man beendet einen Satz, wenn man das Gefühl hat, dass man bei der nächsten Wiederholung wahrscheinlich scheitert. So trainieren viele ältere Bodybuilder, nicht zuletzt der Verfasser dieser Zeilen, weil diese Methode sehr sicher ist. Sie setzt allerdings Erfahrung voraus.
3. *Objektiv ausbelastende Sätze.* Man beendet einen Satz dann, wenn man bei der letzten Wiederholung sozusagen „auf halber Strecke" scheitert, d.h. die letzte Wiederholung aufgrund lokaler Erschöpfung der Arbeitsmuskulatur nicht abschließen kann.
4. *Anwendung von „Intensitätstechniken"* im Anschluss an einen objektiv ausbelastenden Satz.

zu den Profis gewechselt. Weltweite Popularität erlangte er jedoch nicht durch seine Platzierungen bei Meisterschaften, sondern durch ein von ihm entwickeltes Trainingssystem, welches auf den Ideen des „Ein-Satz-Trainings" von Arthur Jones basierte. Mentzer nannte seine neue Methode „Heavy-Duty-System".

Mentzers „Heavy-Duty" (auf deutsch etwa „Schwere Pflicht") war im Gegensatz zum „Ein-Satz-Training" von Arthur Jones nicht mehr unbedingt an die Verwendung von Nautilus-Maschinen gebunden. Arthur Jones, der gewinnorientierte Unternehmer, dürfte darüber nicht unbedingt glücklich gewesen sein. Jones hatte sein Hochintensitätstraining faktisch als Bedienungsanleitung für die „Nautilus-Maschinen“ entwickelt, die er verkaufen wollte. Wozu sollte man jetzt noch Geld für diese Maschinen ausgeben, wenn man den gleichen Effekt auch mit den wesentlich billigeren Hanteln haben konnte? Die entscheidende Frage war jedoch, ob Mike Mentzer tatsächlich Recht hatte mit seiner selbstbewusst vorgetragenen Behauptung, es sei möglich, mit seinem System ebensoviel (wenn nicht noch mehr) Muskelaufbau erzielen zu können wie mit dem traditionellen Volumentraining, jedoch bei wesentlich geringerem Zeitaufwand. Mentzer wies in seinen zahlreichen Publikationen immer wieder darauf hin, dass diese freigesetzte Zeit vor allem der Erholung zugute käme – ein Aspekt, der sich angesichts der ausufernden Trainingszeiten des Volumentrainings geradezu aufdrängte [46]. Ernsthaftes Bodybuilding galt inzwischen als absoluter „Zeitfresser“; manche Athleten trainierten bis zu acht Stunden pro Tag.

Es ist nicht ganz leicht, die Grundzüge des Heavy-Duty-Trainings auf einen Nenner zu bringen, da Mentzer seine Methode ständig veränderte und gegen Ende der 1990er Jahre zeitweilig sogar empfahl, jede Muskelgruppe nur noch einmal alle zwei Wochen zu trainieren. Zumindest anfänglich riet Mentzer zur Anwendung eines Split-Systems (im Gegensatz zu Jones, der immer auf das Ganzkörpersystem setzte). Dabei sollten pro Woche höchstens drei bis vier Trainingseinheiten absolviert werden. In jeder Trainingseinheit wurden etwa drei bis vier Muskelgruppen bearbeitet. Das Training einer Muskelgruppe setzte sich aus ein bis drei Übungen zusammen, wobei pro Übung nur ein einziger Satz ausgeführt wurde, dieser aber bis zur völligen („brutalen“) Erschöpfung der trainierten Muskulatur. Um diese „völlige Erschöpfung“ zu ermöglichen, sollten sogenannte „Intensitätsmethoden“ bzw. „Intensitätstechniken“ eingesetzt werden. Die wichtigsten dieser Techniken (in der Sportliteratur oft auch „Bodybuildingmethoden“ genannt) sind die folgenden...

Wiederholungen mit Partnerhilfe („forced reps“): Wenn die Kraft nach fünf bis sechs Wiederholungen nicht mehr für eine weitere Wiederholung reicht, hilft ein Trainingspartner gerade soviel, dass noch zwei bis drei weitere Wiederholungen „erzwungen“ werden können.

Negative Wiederholungen („negative reps"): Sobald man am Ende beispielsweise eines Satzes Bankdrücken nicht mehr in der Lage ist, die Hantel aus eigener Kraft nach oben zu drücken, befördern ein bis zwei Trainingspartner sie wieder in die Ausgangslage. Dann lässt man die Hantel mit soviel Widerstand wie möglich auf die Brust herunter. Die Phase des Herunterlassens der Hantel bezeichnet man als „negative Phase" der Wiederholung (daher die Bezeichnung „Negative Wiederholungen"), die Phase des „Hochdrückens", in der sich die Muskulatur gegen Widerstand verkürzt („kontrahiert"), als „positive Phase" der Wiederholung.

Supersätze („super-sets"): Hierbei führt man zwei Sätze von verschiedenen Übungen unmittelbar hintereinander aus. Manche Interpretationen des Begriffs Supersatz gehen davon aus, dass es sich dabei prinzipiell um Übungen für dieselbe Muskelgruppe handeln müsse, andere gehen davon aus, dass auch zwei nacheinander ausgeführte Sätze von Übungen für antagonistische Muskelgruppen – z.B. ein Satz Armbeugen, gefolgt von einem Satz Trizepsdrücken – Supersätze darstellen.

Bei Supersätzen, die im Rahmen des „Heavy-Duty-Trainings" angewandt werden, handelt es sich gewöhnlich um Übungen für ein- und dieselbe Muskelgruppe. So folgt beispielsweise unmittelbar nach einem Satz Beinpressen ein Satz Beinstrecken.

Vorermüdung („pre-exhaustion"): Die Vorermüdung – auch als Vorausermüdung oder Vorauserschöpfung bezeichnet – stellt eine besondere Anwendungsform des Prinzips der Supersätze dar.

Wie bei den bereits beschriebenen Supersätzen werden auch hier zwei Sätze verschiedener Übungen für ein- und dieselbe Muskelgruppe unmittelbar hintereinander ausgeführt. Die Besonderheit des Vorermüdungsprinzips besteht darin, dass die erste Übung eine Isolationsübung ist, während die zweite eine Verbundübung darstellt. Ein typisches Beispiel für Vorermüdung ist die Übungskombination Maschinen-Butterfly mit Bankdrücken. Im Bodybuilding dient Bankdrücken, soweit es nicht mit betont engem Griff durchgeführt wird, gewöhnlich der Brustmuskelentwicklung. Allerdings ist es beim Bankdrücken durchaus möglich, dass die Trizepse als eher kleine Muskeln schneller ermüden als die meist wesentlich kräftigere Zielmuskulatur, die Brustmuskeln. Durch den vorangestellten Satz Butterfly soll die Brustmuskulatur so vorermüdet werden, dass sie beim unmittelbar anschließenden Satz Bankdrücken früher versagt als die Trizepse. Analog wird dieses Prinzip beispielsweise bei den Supersatz-Kombinationen Beinstrecken/Beinpressen, Kurzhantel-Überzüge/Latziehen oder Beinbeugen/Kreuzheben mit durchgedrückten Knien angewandt.

Halbe Wiederholungen („burns"): Wer schon einmal eine Hantel in der Hand hatte, weiß, dass es bei jeder Wiederholung leichtere und schwerere Bewegungsphasen gibt. Beim Armbeugen mit der Langhantel beispielsweise fühlt sich die Hantel beim Erreichen des 90-Grad-Winkels am schwersten an (weil dann ein „maximales Drehmoment" erreicht ist). In der Ausgangsstellung jedoch kann die Hantel leicht wenige Zentimeter gehoben werden. „Halbe Wiederholungen" auszuführen bedeutet, dass man zunächst einen Satz ausführt, bis man keine vollständige Wiederholung mehr schafft. Dann beendet man den Satz jedoch noch nicht, sondern führt noch einige Teilbewegungen in den „leichteren" Bewegungswinkeln durch. Da auf diese Weise die Dauer des Satzes verlängert wird und sich durch den somit verlängerten Sauerstoffmangel in der Zielmuskulatur immer mehr Laktat ansammelt, stellt sich besonders bei halben Wiederholungen das immer stärkere Gefühl eines „Brennens" ein (burn = brennen). Dieses vor allem von Kraftsport-Neulingen oft als unangenehmer Schmerz wahrgenommene, aber von ambitionierten Bodybuildern überaus geschätzte brennende Gefühl bildet die Grundlage des altbekannten Bodybuilding-Grundsatzes: No pain – no gain (kein Schmerz – kein Zuwachs). Es gibt neben halben Wiederholungen allerdings noch zahlreiche weitere Varianten, dieses als Hypertrophiereiz diskutierte Brennen zu erreichen. Eine dieser weiteren Varianten ist das keineswegs ungefährliche Abfälschen.

Abfälschen („cheats"): „Abfälschen" bedeutet, dass man bewusst „unsauber" trainiert, wenn man den Trainingswiderstand wegen Erschöpfung nicht mehr technisch einwandfrei überwinden kann. Man befördert beispielsweise beim Armbeugen die Hantel mit Schwung nach oben oder lehnt sich mit dem Oberkörper nach hinten, um die Hantel über den „kritischen Punkt" in der 90-Grad-Position der Arme zu bringen. Beim Bankdrücken geht man in die „Brückenposition“, statt den Rücken flach auf der Bank zu lassen, beim Latziehen leitet man die Abwärtsbewegung der Zugstange mit einer schwungvollen Bewegung des Oberkörpers nach hinten ein usw. Viele Anfänger im Studio fälschen fast immer ab, weil sie zu schwere Gewichte wählen und gleichzeitig aber die saubere Übungstechnik noch gar nicht beherrschen. Fortgeschrittene hingegen streben durch Abfälschen an, das Ende eines Satzes nach einer Reihe korrekter Wiederholungen noch etwas hinauszuzögern und somit die Anspannungsdauer der Arbeitsmuskulatur zu verlängern. Da allerdings gerade beim Abfälschen keine vollständige Kontrolle des Bewegungsablaufes mehr möglich ist, birgt diese Technik selbst für Fortgeschrittene ein erhebliches Verletzungs- und Verschleißpotenzial.

Charakteristisch für das Heavy-Duty-Training ist, dass diese Intensitätstechniken oft auch noch in verschiedener Weise miteinander kombiniert werden. So wird beispielsweise beim Training der Bizepse eine Langhantel mit einem Gewicht für etwa sechs Wiederholungen gewählt. Kann die Hantel aus eigener Kraft nicht mehr gehoben werden, hilft ein Trainingspartner gerade soviel, dass noch zwei bis drei weitere Wiederholungen möglich werden („Wiederholungen mit Partnerhilfe“). Anschließend bringt nur noch der Trainingspartner das Gewicht in die Ausgangsposition und der Trainierende versucht, die Hantel so langsam wie möglich nach unten sinken zu lassen („Negativ-Wiederholungen“). Eine andere Möglichkeit, bei der man auf einen Trainingspartner verzichten kann, wäre es, die Hantel nach der sechsten Wiederholung für zwei bis drei weitere Wiederholungen mit Schwung wieder nach oben zu befördern („Abfälschen“) und dann zwei- bis dreimal so kontrolliert wie möglich abzusenken („Negativ-Wiederholungen“).

Inzwischen wird – auch in der Trainingswissenschaft – sowohl für das von Arthur Jones entwickelte „Nautilus-Training“ mit einem in der Regel bis zur objektiven Ausbelastung durchgeführten Satz pro Übung ebenso wie für alle Varianten des „Heavy-Duty-Trainings“ der Ausdruck „Hochintensitätstraining“ benutzt. Dieser Begriff ist so populär, dass es sogar schon eine eigene Abkürzung für ihn gibt, nämlich „HIT“.

Nun gut, das lässt sich noch einigermaßen überschauen. Ein wesentlich ernsthafteres Problem, das die Auswertung vieler wissenschaftlicher Studien erschwert, ist jedoch die unterschiedliche Auslegung des Begriffes „Ein-Satz-Training“. Geschrieben wird im Regelfall „Einsatz-Training“, wobei sich mir die Haare sträuben, da ich u.a. Rettungssanitäter unterrichte, die bei dem Begriff „Einsatz-Training“ sicher an alles Mögliche denken, nur nicht an Sport.

Für einige Sportwissenschaftler bedeutet „Ein-Satz-Training“, dass man pro Übung nur einen einzigen Satz durchführt [47]. Andere hingegen verstehen unter „Ein-Satz-Training“ die Durchführung eines einzigen Satzes nicht nur pro Übung, sondern auch pro Muskelgruppe, d.h. eine Muskelgruppe wird mit nur einer einzigen Übung trainiert, und von dieser Übung führt man auch nur einen einzigen Satz aus [48].

Die Frage, die sich daraus ergibt, lautet: Wo ordnet man das „Heavy-Duty-Training“ ein? Bei „Heavy-Duty“ wird zwar pro Übung nur ein Satz durchgeführt, aber gewöhnlich wird jede Muskelgruppe mit mehreren Übungen trainiert. Man kommt demzufolge also auf mehrere Sätze pro Muskelgruppe. Gilt „Heavy-Duty“ nun als „Ein-Satz-Training“ oder nicht? Tja, Streitfrage...

Es hat wenig Zweck, über eine solche Frage zu streiten. So lange es in der Sportwissenschaft noch keine allgemein anerkannte Definition für den Begriff „Ein-Satz-Training“ gibt, bleibt als einzige Möglichkeit zur Vermeidung von Missverständnissen nur der Weg, der Verwendung dieses Begriffes stets eine Erklärung hinzuzufügen, was man unter „Ein-Satz-Training“ versteht.

Worüber man jedoch streiten kann, das ist die immer wieder zu hörende Behauptung, es sei wissenschaftlich bewiesen, dass das Hochintensitätstraining die bessere Methode zum Muskelaufbau ist! Wissenschaftlich bewiesen ist hier nämlich herzlich wenig!

Im Mai 1998 löste ein Zeitschriftenartikel des Schweizer Kraftsport-Pioniers Werner Kieser eine heftige Kontroverse unter deutschen Sportwissenschaftlern aus. Kieser, ehemaliger Boxtrainer und inzwischen erfolgreicher Unternehmer in der Fitnessbranche, hatte in der viel beachteten Fachzeitschrift „Leistungssport“ unter der Überschrift „Wieviele Sätze beim Krafttraining?“ die These vertreten, dass sich mit einem einzigen Satz dieselbe Wirkung erzielen lässt wie mit mehreren Sätzen. Werner Kieser berief sich auf einige Studien amerikanischer Trainingswissenschaftler und appellierte im einführenden Text an die „Streitkultur“ der Experten [49].

Das war auch bitter nötig. Denn was folgte, war eine regelrechte Lawine von Rede und Gegenrede, begleitet von teilweise recht heftigen Formulierungen. Da ging es auch gleich mal um die „Unterstellung mangelnder Seriosität“ bestimmter Forschergruppen wegen einer „Verbindung zwischen Forschung und Wirtschaft“, und ein Leserbrief „verlieh“ gar den Ausführungen hoch angesehener deutscher Sportwissenschaftler so ganz nebenbei das Prädikat „pseudowissenschaftlich“ [50, 51].

Die Debatte war jedoch nicht nur turbulent, sondern auch spannend. Denn da der Begriff „Ein-Satz-Training“ wie oben bereits beschrieben von nicht wenigen Trainingswissenschaftlern mit „Heavy-Duty-Training“ bzw. „Hochintensitätstraining“ gleichgesetzt wird, kreiste die Diskussion schon bald genau um die immer wieder diskutierte Frage: Was ist effektiver – „Hochintensitätstraining“ oder „Volumentraining“?

Den interessantesten Beitrag lieferte nach meinem Dafürhalten der Rostocker Sportwissenschaftler und Bundestrainer im Segeln, Dr. Malte Philipp. Er hatte mit großem Zeitaufwand einen beträchtlichen Teil der vorliegenden sportwissenschaftlichen Studien zur Effektivität von „Einsatz-Methodenkonzepten“ gegenüber der traditionellen „Mehrsatz-Methode“ ausgewertet. Ich möchte der Übersichtlichkeit wegen an dieser Stelle auf alle möglichen Einzelheiten seines Beitrages verzichten, welche hauptsächlich methodische Probleme der verglichenen Studien betrafen, und nur vorausschicken, dass Dr. Philipp in seinem Artikel die „richtige Anwendung der Einsatz-Methode“ faktisch mit Hochintensitätstraining gleichsetzte. Zu welchem Ergebnis gelangte er? Zu diesem: „Unter streng wissenschaftlichen Kriterien betrachtet, ergibt sich also keine Evidenz [Evidenz = Beweis] für eine Überlegenheit von Einsatz- oder Mehrsatz-Methoden.“ [51]

Mit dieser Auffassung steht Dr. Philipp keineswegs allein auf weiter Flur. Auch im Standardwerk der deutschen Sportmedizin, dem 710 Seiten starken

Lehrbuch „Sportmedizin“ von Univ.-Prof. Dr. Wildor Hollmann und Univ.-Prof. Dr. Theodor Hettinger, findet sich in der Ausgabe des Jahres 2000 die nüchterne Feststellung: „Die Fragen der maximalen Hypertrophie der Skelettmuskulatur durch Krafttraining sind im Sinne des Bodybuildings noch ungenügend geklärt.“ [109]

Wenn also für die Überlegenheit dieser oder jener Methode kein Beweis vorliegt – heißt das dann, dass eine so gut ist wie die andere? Noch einmal Dr. Philipp (im oben erwähnten Artikel): „...Wenn die jeweiligen Methoden als gleichwertig zu betrachten sind, gibt es ein Argument, das den Vorzug der Einsatz-Methode auch und gerade im Leistungssport unterstützt: der Zeitgewinn, der vor dem Hintergrund kaum noch zu steigernder Umfänge im Spitzensport in weitere Trainingsinhalte sinnvoll investiert werden kann (...).“ [51]

Das klingt gut, denn etwas mehr Freizeit können wir bestimmt alle gebrauchen. Hatte nicht schon Mentzer stets darauf hingewiesen, dass seine Methode viel Zeit für die Erholung freisetzt?

Auch wenn das jetzt vielleicht etwas überraschend kommt: Ich werde mich hüten, das „Heavy-Duty-System“ oder irgendeine andere Variante des Hochintensitätstrainings anzuwenden. Obwohl ich bestimmt keine Zeit zu verschenken habe! Was ich jedoch auch nicht zu verschenken habe, ist Gesundheit! Gesund aber ist das „Heavy-Duty-System“ garantiert nicht. Denn insbesondere die Anwendung von Negativ-Wiederholungen und abgefälschten Wiederholungen führt unweigerlich zu winzigen Bewegungsfehlern und möglicherweise auch einem verschlechterten Gelenkstoffwechsel, was sich früher oder später nachteilig auf die Gesundheit der Gelenke auswirkt [8, 32, 38, 52]. Mag sein, dass ein ehrgeiziger junger Bodybuilder noch nicht darüber nachdenkt, wie es ihm später mal geht, aber wenn man wie ich inzwischen über 50 Jahre alt ist, sieht man das anders. Wenn ich also die Wahl habe zwischen dem Hochintensitätstraining, das nur bei Anwendung von gelenkgefährdenden „Intensitätstechniken“ funktioniert, und dem guten alten Volumentraining, das ohne diese „Intensitätstechniken“ auskommt, aber genauso viel Muskelmasse aufbaut und nur etwas mehr Zeit in Anspruch nimmt – für welches System werde ich mich wohl entscheiden?

Hartnäckigen „Heavy-Duty-Anwendern" drohen übrigens nicht nur Gelenkschäden und, falls sie schon etwas älter sind, Herz-Kreislauf-Komplikationen durch die zwangsläufig heftige Pressatmung am Ende des Satzes, welche eine enorme Blutdruckerhöhung mit sich bringt. Was darüber hinaus auch droht, sind Übertrainingserscheinungen. Zu dieser überraschenden Feststellung gelangte eher zufällig als gewollt eine Forschergruppe um Prof. Dr. Steinhöfer von der Ruhr-Universität Bochum, als sie in einem mehrwöchigen Test Hochintensitätstraining und Volumentraining verglich: „Die Trainingsformen des High intensity training und des High volume training wurden über einen Untersuchungszeitraum von jeweils sieben Wochen miteinander verglichen. Ursprünglich waren acht Wochen vorgesehen, da jedoch die Mehrheit der Probanden [Versuchspersonen] im Verlauf des High intensity training von starken Ermüdungserscheinungen und Motivationsproblemen berichtete, wurde der Zeitraum auf sieben Wochen verkürzt." [53]

Nun wissen wir ja schon, wie man im modernen Hardcore-Bodybuilding Übertrainingserscheinungen verhindert – mit „Stoff"! Natural-Bodybuilder, die auf die Idee kommen, es statt mit „Sechs-Tage-pro-Woche-drei-Stunden-pro-Tag" einmal mit einem richtig harten Heavy-Duty-Programm zu versuchen, sollten sich also nicht wundern, wenn sie auch damit sehr schnell übertrainiert sind...

Schon wieder „üble Nachrede"? Nicht doch: „Jeder wisse, die Heavy-Duty-Methode funktioniere am besten mit vielen Steroiden" zitiert die „Süddeutsche Zeitung" am 02.08.2002 den US-amerikanischen Bodybuilding-Autor Jerry Brainum, der seit vielen Jahren für das Bodybuilding-Magazin „Ironman" schreibt und in diesem Sport wohl schon so einiges erlebt hat. Jerry Brainum erinnert sich auch daran, wie Mike Mentzer, der geistige Vater des Heavy-Duty-Systems, im Jahr 1994 erfolglos versuchte, mit Hilfe seiner Trainingsmethode in das Profi-Bodybuilding zurückzukehren: „Er sagte mir, er könne es nicht ohne anabole Substanzen." [54]

Kritische Stimmen zum Hochintensitätstraining gab es im Bodybuilding übrigens schon immer, auch von anerkannten Autoritäten. So bemerkte „Iron-Guru" Vince Gironda in seiner unnachahmlichen Art: „Training bis zu was für einer Art von Muskelversagen? Ich bleibe dabei, es geht nicht um das Training bis zum völligen Muskelversagen. Ich lehre und predige dieses Training bis zum „Versagen“, aber es ist nicht die Art von Versagen, über das diese Clowns reden. Das Versagen wobei?! Das Versagen, eine Übung korrekt auszuführen, in der Phase, wo man die Bewegung noch vollständig kontrolliert. Nicht, an eine Maschine festgebunden, drücken und drücken, bis absolut nichts mehr geht...“ [55]

Auch Bill Pearl, der zwischen 1953 und 1971 fünfmal den Titel „Mister Universum“ gewann und nach wie vor im Training steht, riet stets von einem Training bis zum Muskelversagen ab: „Die letzte Wiederholung sollte schwierig sein, aber nicht unmöglich oder unerreichbar.“ [56, 57]

Ganz ohne wissenschaftlich abgesicherte Studien, einfach aufgrund ihrer jahrzehntelangen Erfahrung als hervorragende Athleten und erfolgreiche Trainer, warnten Vince Gironda und Bill Pearl unabhängig voneinander vor dem Eintreten von Verletzungen und Übertrainingserscheinungen bei Anwendung des Hochintensitätstrainings. Muss man dem noch etwas hinzufügen?

Möglicherweise ja. Denn inzwischen, elf Jahre nach der Drucklegung der ersten Auflage dieses Buches, hat sich die Diskussion um das sogenannte Hochintensitätstraining aus der Randsportart Bodybuilding in den heiß umkämpften Fitnessmarkt verlagert. Während jedoch im Bodybuilding noch immer die gute alte protestantische Arbeitsethik vorherrscht – auf den Punkt gebracht: Von nix kommt nix –, ist man in der schnelllebigen, trendorientierten und auf mich immer etwas hysterisch wirkenden Fitnessbranche offenbar permanent auf der Suche nach Abkürzungen auf dem Weg zum Traumkörper, die Mühe und vor allem Zeit sparen. So heißt es beispielsweise in der Erstausgabe von „Leistungslust. Fachzeitschrift für Sport- und Fitnesstrainer“ vom April 2016 in einem Artikel aus der Feder von Prof. Dr. Dr. Jürgen Gießing: „Für Eilige. Beim sogenannten Hochintensitätstraining werden intensive Trainingsreize gesetzt. Dein Kunde führt den Satz dabei bis zum momentanen Muskelversagen durch, das heißt bis definitiv keine weitere Wiederholung mehr möglich ist. Sehr wichtig dabei sind eine korrekte Technik und eine langsame Bewegungsausführung. So können deine Kunden mit wenig Zeitaufwand gute Erfolge erzielen.“ [123]

Womit wir wieder bei den Wahrheiten wären, die man sich offenbar ganz nach Wunsch heraussuchen darf im breit gefächerten Angebot. Noch im Jahr 2006 räumte Prof. Gießing in einer ebenfalls bei Novagenics erschienenen Publikation wörtlich ein, „dass es kaum möglich ist, permanent hochintensiv zu trainieren, ohne ein Übertraining hervorzurufen. Außerdem weiß man aus mehreren Untersuchungen, dass es den Probanden schwer fiel, über einen längeren Zeitraum die Motivation und mentale Bereitschaft für ein derart ausbelastendes Training aufzubringen. Um von den Vorteilen von HIT optimal profitieren zu können, sollte man daher von vornherein Trainingsphasen einplanen, bei denen die Intensität reduziert und das Volumen leicht erhöht wird. [...] Die trainingswissenschaftliche Analyse des HIT im Vergleich zum Volumentraining hat deutlich gezeigt, dass es nicht um die Frage geht ‚welche Trainingsmethode ist besser – HIT oder Volumentraining?', sondern dass es vielmehr vorteilhaft ist, beide Trainingsmethoden sinnvoll aufeinander abzustimmen, um sich die Vorteile beider Methoden zunutze zu machen." [124]

Im „Leistungslust"-Artikel vom April 2016 heißt es dagegen nur noch pauschal: „Mit einem hochintensiven Training können deine Kunden [...] mit nur einem Satz pro Übung und nicht mehr als zehn Sätzen pro Trainingseinheit Fortschritte erzielen, die nachweislich einem üblichen Dreisatz-Training mindestens entsprechen oder dieses sogar übertreffen, wie in einer eigenen Studie gezeigt werden konnte." [123]

Diese Studie dauerte zehn Wochen und wurde mit 43 Männern und Frauen durchgeführt. Ob es sich um Anfänger oder Trainierte handelte, wird leider nicht berichtet. Anzunehmen ist jedoch, dass es sich um relativ untrainierte Probanden handelte, mehr oder weniger also Krafttrainings-Anfänger. Denn einerseits wird berichtet, dass zwei Probanden durch das HIT innerhalb von zehn Wochen über zwei Kilogramm Muskelmasse aufgebaut hätten, was bei trainierten Kraftsportlern in diesem Zeitraum ohne Anabolikaeinnahme kaum zu erwarten ist, egal wie man trainiert, und andererseits wird als eine der Testübungen Liegestütze genannt, was kaum für eine Beteiligung austrainierter Bodybuilder an der Testreihe spricht (es sei denn, man führt sie mit engem Griff für die Trizepse aus). Anzunehmen ist weiterhin, dass auf Intensitätstechniken weitgehend verzichtet wurde – schließlich wurden „korrekte Technik und langsame Bewegungsausführung" angemahnt, was insbesondere das stets mit unkorrekter Technik einher gehende Abfälschen ausschließt. Außerdem kann ich mir beim besten Willen keinen Anfänger vorstellen, der Intensitätstechniken absolviert, ohne dabei gesundheitlich Schaden zu nehmen oder schreiend davonzurennen...

Dass nun allerdings Anfänger, die über einige wenige Wochen eine solche „moderate" Variante des HIT-System praktizieren, dabei bessere Ergebnisse erzielen als mit einem im Bodybuilding üblichen Mehrsatz-Training, erscheint bei längerem Nachdenken kaum verwunderlich. Denn die erfolgreiche Anwendung eines moderaten Volumentrainings mit bis zu zehn Sätzen pro Muskelgruppe setzt vor allem etwas voraus, was die wenigsten Krafttrainings-Anfänger mitbringen: eine gute Regenerationsfähigkeit, sprich die Fähigkeit, in den eigenen Körper „hineinzufühlen" und entsprechend zu reagieren. Dabei geht es keineswegs nur um die Fähigkeit, die Wirkung des Trainings auf den eigenen Körper abzuschätzen. Das Training braucht noch nicht einmal viel Zeit in Anspruch zu nehmen – in meinem Fall sind es beispielsweise kaum mehr als sechs Stunden pro Woche, selbst vor Meisterschaften. Aber das Training ist nur die eine Seite der Medaille, die andere ist Regeneration, leistungsgerechte Ernährung, erfolgreiche Stressbewältigung – und all das inmitten eines Alltages, der auch für Bodybuilder nicht immer leicht ist, denn Profis sind die allerwenigsten. All das setzt jahrelange Übung voraus und die Bereitschaft, Prioritäten zu setzen. Gute Bodybuilder können das, anderenfalls wären sie keine guten Bodybuilder.

Für den durchschnittlichen Fitnesssportler hingegen ist das Training im Studio zumeist weitaus weniger bedeutsam, es findet nicht selten eher „nebenher" statt und wird wohl nur selten durch ein darauf abgestimmtes Lebensregime begleitet. Oft genug sind gewöhnliche Fitnesssportler schon mit dem ganz normalen Alltag überfordert. Wozu wohl bieten Fitnessstudios „Entspannungskurse" an? Für Fitnesssportler gilt daher wohl durchaus zu Recht, dass das Training möglichst wenig Zeit und Energie in Anspruch nehmen sollte. Die Popularität von Ein-Satz-Methodenkonzepten, wie sie von Prof. Gießing seit Jahren propagiert und von den Kieser-Studios praktiziert werden, ist somit im Fitnessbereich durchaus erklärlich. Es ist jedoch schlichtweg Unsinn, zu glauben, dass die Ergebnisse von Studien, die über einige wenige Wochen hinweg mit Durchschnitts-Fitness-Sportlern durchgeführt wurden, übertragbar sind auf ernsthafte Bodybuilder, die unter Umständen ein ganzes Leben lang trainieren und ihrem Sport einen völlig anderen Stellenwert einräumen.

Eine Mahnung zur Gelassenheit und zur Bereitschaft, eigenen Erfahrungen zu vertrauen, soll diesen Abschnitt abschließen. Wenn ich gelegentlich mit Freunden spreche, die wie ich schon über 40 Jahre Training hinter sich haben, diskutieren wir gewöhnlich kaum noch über neue Trainingsmethoden. Jeder von uns hat längst seinen Weg gefunden und seine Erfahrungen gesammelt. Als junger Bodybuilder war ich da wesentlich unsicherer. Man wird als Bodybuilder – und als Fitnesssportler noch viel mehr – permanent mit völlig neuen, absolut revolutionären Trainingsmethoden konfrontiert, die vorgeben, alles bislang Dagewesene in den Schatten zu stellen. Im Fitnesstraining löst ein Trend den anderen ab: „Tae bo“, „Nordic walking“ und Rüttelplatten („Whole body vibration“) sind allen Werbefeldzügen zum Trotz gerade ein bisschen aus der Mode gekommen, dafür boomt zur Zeit der Niederschrift dieser Zeilen die sogenannte „Elektrische Muskelstimulation“ (EMS), eine Methode aus dem Rehabilitationssport, mit der jetzt auch Menschen, die glücklicherweise gesund, aber leider eben faul und bequem sind, einen tollen, muskulösen Körper aus der Steckdose versprochen bekommen.

Mitunter habe ich den Verdacht, dass ein erheblicher Teil der Vorbehalte von sogenannten Intellektuellen gegen ein muskulöses Aussehen gar nicht unbedingt gegen die Muskeln selbst gerichtet sind, sondern vielmehr gegen das, was man auf sich nehmen muss, um sie zu bekommen: körperliche Anstrengung! Weil man die aber scheut wie der Teufel das Weihwasser, wettert man lieber gegen den Zeitgeist und dessen Oberflächlichkeit.

Im Fitnessbereich scheint die Vorliebe für die physische Oberfläche ganz besonders ausgeprägt zu sein: Eine wissenschaftliche Untersuchung im Auftrag des deutschen Sportstudioverbandes (DSSV) ergab vor einigen Jahren, dass um die 90 Prozent aller Fitnesstrainierenden vor allem fit aussehen, sprich ihren Körper formen wollen. [126] Gerade junge Menschen können oft gar nicht genau sagen, ob das, was sie da im Studio treiben, nun noch „Bodyshaping“ oder bereits Bodybuilding sein soll – kein Wunder, die Grenzen sind fließend und viele Bodybuilding-Verbände arbeiten mit der Einführung von „Fitness-Klassen“ nach Kräften daran, sie zu verwischen.

Dementsprechend kreisen die Debatten auch auf dem Fitness-Sektor natürlich immer wieder auch um die optimale, einzig wahre Methode für schnellstmöglichen Muskelaufbau. Und da ist inzwischen allerhand im Angebot: Das volumenorientierte „Weider-System“ und das bereits ausführlich beschriebene HIT. Dann gibt es das sogenannte HST („Hypertrophie-spezifisches Training“ welches faktisch das genaue Gegenteil von HIT, darstellt, d.h. man führt generell nicht ausbelastende Sätze durch, trainiert aber jede Muskelgruppe dreimal pro Woche strikt nach dem Mehrsatzprinzip. Beim sogenannten „Cluster-Training“ nimmt man sich eine bestimmte Wiederholungszahl pro Übung vor und absolviert solange nacheinander nicht ausbelastende Sätze, bis man diese Wiederholungszahl geschafft hat. Die Pausen zwischen den Sätzen hält man dabei so kurz wie möglich, die Sätze beendet man, sobald man eine deutliche Ermüdung spürt, aber eben noch vor dem Scheitern an der letzten Wiederholung. Eine solche Abfolge von kurzen, nicht ausbelastenden Sätzen einer Übung wird dann als „Cluster“ bezeichnet.

Richtet man sich nicht nur beim Ausbelastungsgrad, sondern auch bei der Trainingsfrequenz, Übungsauswahl usw. ganz nach seinem Körpergefühl, gelangt man zum „HFT“, auch bezeichnet als „autoreguliertes Hochfrequenztraining“, einer von dem Philosophen Dr. Christian Zippel entwickelten Methode, die in Buchform gleichfalls beim Novagenics-Verlag vorgestellt wurde [127].

Absolviert man solche „Cluster-Sätze“ durch eine Abfolge von Einzelwiederholungen mit sehr hohen Widerständen, die jeweils durch wenige Sekunden Pause unterbrochen werden, ist man bei „PITT-Force“ angelangt [128]. Ähnlich wie „PITT-Force“ könnte man auch „Dogg-Crapp“ als eine abgewandelte Variante des klassischen Hochintensitätstrainings – mit all seinen Vor- und Nachteilen – bezeichnen. Der Kerngedanke von „Dogg-

Crapp“, so benannt angeblich nach dem Spitznamen seines Schöpfers Dante Trudel, besteht darin, erst einen ausbelastenden Satz im typischen Hypertrophiebereich auszuführen, dann kurz zu unterbrechen und unmittelbar im Anschluss mehrere zwei bis drei Wiederholungen umfassenden „Teilsätze“ oder auch Singles anzuhängen [129]. Die Liste der „revolutionären Trainingsmethoden“ ließe sich fortsetzen. Obwohl sie bereits ziemlich lang ist, wie ein abschließendes Zitat zu diesem Thema belegen soll: „Die verschiedenen Systeme des Körpertrainings haben die seltsamsten Namen, und so mancher Trainer schwört, dass sein Programm ‚das einzig wahre und richtige sei', während sein Kollege nebenan jeder anderen Methode, außer seiner eigenen, den Erfolg abspricht. Selbstverständlich sind alle diese Ansichten vollkommener Unsinn“, heißt es in einem Artikel von Heft 17 der Bodybuilding-Zeitschrift „Sport und Kraft“. Geben Sie sich keine Mühe, diese Zeitschrift am Kiosk zu finden. Es gibt sie nicht mehr, der Artikel ist über 50 Jahre alt. [125]

4.6 Periodisierung

Bereits in der Bibel gilt der Sonntag als Ruhetag. Offensichtlich kann niemand ständig nur „powern“ – wir alle brauchen den kontinuierlichen Wechsel von Phasen der Anspannung und eher ruhigeren Zeitabschnitten. Die Jahreszeiten, die Mondphasen – alles in der Natur verläuft zyklisch, und auch die menschliche Natur ist auf den zyklischen Wechsel von Aktivität und Ruhe physiologisch vorprogrammiert durch das sogenannte Vegetative Nervensystem (VNS) mit seinen Komponenten Sympathikus und Parasympathikus. Der Sympathikus sorgt in Stresssituationen für eine verstärkte Durchblutung des Herzens, der Lunge und der Arbeitsmuskulatur, reduziert dafür aber die Durchblutung des Magen-Darm-Traktes, weil die fünf bis sechs Liter Blut im menschlichen Körper nicht für eine optimale Durchblutung aller Organsysteme reichen – dafür wäre die fünffache Menge erforderlich. Der Parasympathikus lässt daher bei Ruhe und Entspannung das Blut genau in die andere Richtung wandern – weshalb der Appetit beispielsweise erst nach Feierabend einsetzt, wenn der Organismus „herunterfährt“ und das Blut verstärkt in die Darmwände wandert, um dort Nährstoffmoleküle einzusammeln.

Ein zweiter Aspekt der „Periodisierung" in der lebenden Natur ist die Notwendigkeit, Dinge nacheinander und nicht gleichzeitig ablaufen zu lassen. Entwicklung ist in der Natur zumindest auf individueller Ebene häufig vor allem ein Prozess des Nacheinanders, weniger des Nebeneinanders. Ein menschlicher Embryo muss sich erst differenzieren, bevor er wachsen und sich so zum voll ausgereiften Fötus entwickeln kann.

Für die Entwicklung der sportlichen Leistungsfähigkeit gilt dies ebenso. Genau aus diesem Grund wird auch im Leistungssport „periodisiert". Das bedeutet, man teilt das Trainingsjahr (mitunter auch das Halbjahr) zunächst einmal in drei Abschnitte, nämlich in eine Vorbereitungs-, eine Wettkampf- und eine Übergangsperiode. Vorbereitungsperiode und Wettkampfperiode können dann nochmals in kleinere Abschnitte zerlegt werden. Diese einzelnen Abschnitte dauern jeweils nur ein paar Wochen und werden zumeist als „Mesozyklen" bezeichnet. Und letztlich wird auch die einzelne Trainingswoche noch durch ein gewisses Auf und Ab der Belastung geprägt, indem man das Training an den einzelnen Trainingstagen unterschiedlich gestaltet. Der Sportwissenschaftler spricht von einem „Mikrozyklus".

Auch ernsthafte Natural-Bodybuilder (und selbst viele Fitness-Sportler) werden, ob bewusst oder unbewusst, ihr Training periodisieren. Sehen wir uns das zunächst einmal am Beispiel der „Jahresperiodisierung" an.

4.6.1 Die Aufteilung des Trainingsjahres

Die Aufteilung eines Trainingsjahres oder Trainingshalbjahres in Vorbereitungs-, Wettkampf- und Übergangsperiode zielt darauf ab, zum richtigen Zeitpunkt in „Topform" zu sein. Dabei dient die Vorbereitungsperiode sozusagen der „Basisarbeit", während in der Wettkampfperiode der „Feinschliff" erfolgt. Ein Stabhochspringer wird beispielsweise das Training von Kraft und Schnellkraft vorwiegend in der Vorbereitungsperiode absolvieren und dann in den letzten Wochen vor dem Wettkampf, also in der Wettkampfperiode, vermehrt an seiner Technik arbeiten. Ein Gewichtheber wird in der Vorbereitungsphase mit Gewichten um die 80-90 Prozent seiner Maximalkraft trainieren – was u.a. Muskelmasse aufbaut – und in der Wettkampfperiode die Lasten bis auf 100 Prozent erhöhen, um durch die Verbesserung der sogenannten intra- und intermuskulären Koordination seine Leistung im Wettkampf zu steigern.

Die Leistung eines Wettkampfbodybuilders ist das optische Erscheinungsbild seines Körpers am Tag der Meisterschaft. Jeder Bodybuilder wird danach streben, zu diesem Zeitpunkt möglichst viel Muskelmasse und gleichzeitig möglichst wenig Unterhautfettgewebe aufzuweisen. Die gesamte Periodisierung des Trainingsjahres ist auf dieses Ziel ausgerichtet. Unterschiede zwischen Natural- und Nicht-Natural-Bodybuildern gibt es diesbezüglich lediglich in der Wahl der Methoden, die Zielsetzung ist dieselbe – persönliche Bestform.

Die Vorbereitungsphase dient im Bodybuilding dazu, durch ein geeignetes Training und die richtige Ernährung möglichst viel Muskelmasse zu entwickeln. Man nennt die Vorbereitungsperiode im Bodybuilding deshalb oft auch Aufbau- oder Massephase.

Leider wird ein Natural-Bodybuilder, der Muskelmasse aufbaut, immer gleichzeitig auch etwas Fettgewebe zulegen, da ein Muskelmassezuwachs nur dann zu erreichen ist, wenn sich der Organismus sozusagen energetisch im Plus befindet. Um sicherzustellen, dass dieser Energieüberschuss wirklich gegeben ist, bauen alle guten Bodybuilder in der Aufbauphase auch etwas Fettgewebe auf – Fettgewebezuwachs ist sozusagen der Preis für den Muskelmassezuwachs. Gleichzeitig Muskelmasse auf- und Fettgewebe abzubauen klingt gut, ist aber nur bei einem gewaltigen Testosteronüberschuss möglich. Diesen Überschuss haben nur Jungen in der Pubertät und Bodybuilder auf Anabolika. Und selbst Bodybuilder auf Anabolika setzen in der Aufbauphase mitunter erheblich Fettgewebe an. Dieses überschüssige Fettgewebe wieder „loszuwerden“ – das ist dann Hauptinhalt der Wettkampfperiode im Bodybuilding. Man nennt sie deshalb auch die „Definitionsphase“.

Die Übergangsphase ist schnell beschrieben. Es handelt sich um die Wochen nach einem Wettkampf bzw. einer Wettkampfserie. In dieser Zeit „pendelt der Athlet aus“, d.h. er erholt sich von den vorangegangenen Belastungen, indem er das Training einschränkt. Ich kenne Bodybuilder, die in dieser Zeit überhaupt nicht trainieren und alles essen, was ihnen zwischen die Finger gerät. Mir persönlich würde etwas fehlen, wenn ich länger als eine Woche keine Hanteln in den Händen hätte, aber die Menschen sind nun mal verschieden...

4.6.2 Mesozyklen

Mesozyklen sind Zeiträume von etwa zwei bis sechs Wochen [58]. Im Bodybuilding – und auch im systematisch betriebenen Fitnesstraining – besteht vielfach die Auffassung, dass nach Ablauf von einigen Wochen eine Umstellung des Trainingsplans erfolgen sollte, da sich der Organismus sonst an die Belastung „gewöhnt" und nicht mehr mit den gewünschten Anpassungserscheinungen reagiert. Diese Umstellung kann mehr oder weniger gravierend ausfallen. In einigen Konzepten wird empfohlen, auf etwa vier bis zwölf Wochen Hypertrophietraining weitere vier bis zwölf Wochen Maximalkrafttraining und auf diese dann vier bis zwölf Wochen Kraftausdauertraining folgen zu lassen. Danach beginnt das Ganze von vorn.

Im Hypertrophietraining liegt die Wiederholungszahl pro Satz bei etwa acht bis fünfzehn, beim Maximalkrafttraining sinkt sie auf acht bis fünf, teilweise sogar noch tiefer, und beim Kraftausdauertraining steigt sie auf etwa 15-30 an [59, 60]. Oftmals wird auch empfohlen, die Trainingsübungen zu variieren.

Solche Konzepte werden in der Praxis teilweise mit Akribie umgesetzt. Erfahrene Wettkampfbodybuilder handhaben ihre Anwendung jedoch sehr individuell. Zum Beispiel werde ich garantiert kein klassisches Maximalkrafttraining mehr in mein Training einbauen. Trainingsgewichte, die nur eine bis fünf Wiederholungen pro Satz erlauben – sich also im Maximalbereich bewegen – sind mir einfach zu gefährlich. Bis vor einigen Jahren legte ich in der Zeit zwischen Weihnachten und Silvester immer noch eine Woche ein, in der ich mich in typischen „Grundübungen" bis zur Maximallast hocharbeitete, doch inzwischen empfinde ich selbst das als Raubbau an meinen Gelenken. Aber ich bin ja auch schon etwas älter. Jungen Athleten, die naturgemäß immer einmal ihre Maximalkraft ausreizen wollen, empfehle ich die Anwendung des Pyramidenprinzips. Man beginnt mit Trainingsgewichten, die etwa zwölf Wiederholungen zulassen, und steigert sich von Satz zu Satz bis zu einem Gewicht, das nur noch eine Wiederholung erlaubt. Wenn man dann noch Zeit und Lust hat, kann man anschließend die Gewichte wieder senken und die Wiederholungszahlen erhöhen, bis man wieder beim Ausgangsgewicht angelangt ist.

Eine gute Idee für alle Athleten, gleich welchen Alters, ist das zeitweilige Training mit Wiederholungszahlen im Kraftausdauerbereich. Aufgrund der dabei verwendeten relativ niedrigen Zusatzlasten bietet sich ein solches Training vor allem nach Abschluss einer Übergangsperiode an, in der womöglich überhaupt kein Krafttraining betrieben wurde. Gelenke und Sehnen können so auf die kommenden Belastungen vorbereitet werden, und die vermehrte Bildung von kleinsten Blutgefäßen (Kapillaren) im Muskel sorgt dafür, dass beim anschließenden Training im Hypertrophiebereich der Nachschub an Nährstoffen sichergestellt ist. Auch in der Aufbauphase, bei ausreichender Energieversorgung, kann ein gelegentliches Training im Kraftausdauerbereich für Abwechslung sorgen und über eine verstärkte Kapillarisierung der Muskulatur die Voraussetzung für weiteres Muskelwachstum schaffen.

Dagegen bezweifle ich, dass ein Training im Kraftausdauerbereich, also mit hohen Wiederholungszahlen und vergleichsweise reduzierten Gewichten, für Natural-Bodybuilder in der Wettkampfperiode sinnvoll ist. Die Gründe dafür werden noch ausführlich erläutert.

Praktisch alle Bodybuilder und Fitness-Kraftsportler trainieren in Mikrozyklen, auch wenn sie das Wort vielleicht noch nie gehört haben. Der Zweck der gewöhnlich etwa eine Woche umfassenden Mikrozyklen besteht hauptsächlich darin, einen wellenförmigen Verlauf von Belastung und Erholung zu gewährleisten und „Monotonieeffekte“ zu verhindern.

Bereits durch den regelmäßigen Einschub von Ruhetagen sowohl in ein Split- als auch in ein Ganzkörperprogramm entsteht ein wellenförmiger Verlauf von Belastung und Erholung. Bei Split-Programmen kommt noch hinzu, dass jeder Trainingskomplex etwas andere Anforderungen stellt (so werden z.B. Tage, an denen die Beine durch Kniebeugen oder Beinpressen trainiert werden, oft als besonders belastend empfunden). Da auf die sinnvolle Gestaltung von Split-Programmen bereits eingegangen wurde, soll an dieser Stelle der Aspekt „Vermeidung von Monotonieeffekten“ in den Vordergrund gerückt werden.

Und der ist nicht zu unterschätzen. Ein „Monotonieeffekt“, sprich das Gefühl, dass das ganze Hantelstemmen irgendwie öde und langweilig ist, kann schnell dazu führen, dass man das Eisen eben Eisen sein lässt und lieber ins Kino geht. Warum wohl bieten Fitnessclubs pausenlos neue Kurse an, werben mit „revolutionär neuen Trainingsmethoden“ und verkaufen ein auf das absolute Minimum an Zeitaufwand reduziertes Ein-Satz-Training als das Non plus Ultra der modernen Trainingswissenschaft? Aus einem einzigen Grund: Weil jedes Jahr Zehntausende Studiomitglieder ihren Vertrag kündigen – und zwar nicht aus „Zeitmangel“, wie immer wieder behauptet wird, um sich das Ganze auch noch irgendwie schönzureden – man ist ja so wichtig, so beschäftigt –, sondern aus Mangel an Motivation, aus zunehmender „Unlust an der öden Schufterei an den leblosen Geräten“.

Nun hat es an dieser Stelle wenig Zweck, über die Zeitgenossen zu schreiben, denen nach spätestens einer Woche sowieso kaum noch etwas Spaß macht. Aber selbst ernsthafte Sportler brauchen beim Training ein gewisses Maß an Abwechslung. Ich persönlich habe es mir deshalb abgewöhnt, mich wie ein Sklave an einen bestimmten Trainingsplan zu binden. Natürlich plane ich, an welchen Tagen ich trainiere, ebenso wie ich plane, welche Muskelgruppen an diesen Tagen bearbeitet werden. Damit aber hört die langfristige Planung auch schon auf. Welche Übungen ich an den Trainingstagen durchführen werde, wie viele Wiederholungen, wie viele Sätze usw. – das hängt ganz von meiner jeweiligen körperlichen und psychischen Verfassung ab. Und die kann ich eben nicht planen!

Diese Herangehensweise – im Bodybuilding spricht man vom „Instinktivprinzip“ – ist unter fortgeschrittenen Bodybuildern weit verbreitet. Ein Anfänger muss sich jedoch erst einmal ausreichend Trainingserfahrung zulegen, bevor er in der Lage ist, sozusagen aus dem Stegreif die gerade passende Trainingsvariante zu wählen. Sehen wir uns diese Varianten daher einmal etwas genauer an.

4.6.2.1 Wiederholungszahlen

Der sogenannte „Hypertrophiebereich" liegt bei den meisten Menschen irgendwo zwischen acht bis zwölf Wiederholungen pro Satz. Es spricht aber einiges dafür, dass auch Sätze im Bereich von sechs bis acht bzw. von zwölf bis fünfzehn Wiederholungen das Muskelwachstum stimulieren können – das hängt u.a. wahrscheinlich mit der Struktur der trainierten Muskulatur zusammen. Manche Menschen besitzen tendenziell eher mehr weiße, andere eher mehr rote Muskelfasern. Vermutet wird, dass höhere Wiederholungszahlen eher die sogenannten „roten Muskelfasern" wachsen lassen, während Wiederholungszahlen an der unteren Grenze des Hypertrophiebereiches vorwiegend die „weißen Muskelfasern" ansprechen.

Da wir alle mehr oder weniger beide Typen von Muskelfasern in unserer Skelettmuskulatur besitzen, spricht überhaupt nichts dagegen, die Wiederholungszahlen zwischen sechs bis fünfzehn Wiederholungen pro Satz nach Lust und Laune zu variieren. So findet man auch heraus, auf welche Wiederholungszahl man besser anspricht. Eine interessante Möglichkeit bietet hier das System der „stumpfen Pyramide", d.h. man beginnt mit etwa zwölf bis fünfzehn Wiederholungen und entsprechendem Gewicht, um anschließend die Gewichtsbelastung von Satz zu Satz zu steigern, bis man bei einem Gewicht angekommen ist, das nur noch etwa fünf bis sechs Wiederholungen zulässt.

Beim Training der Oberschenkel- und Wadenmuskulatur machen viele Athleten übrigens gute Erfahrungen mit bis zu zwanzig Wiederholungen pro Satz – vermutlich weil sie in den Beinen überproportional viele rote Muskelfasern besitzen. Noch höher sind die Wiederholungszahlen oft beim Bauchtraining: Bei Crunches und beim Beinheben im Liegen führen viele fortgeschrittene Bodybuilder bis zu 30 Wiederholungen pro Satz durch – in der Aufbauphase!

An dieser Stelle gleich noch etwas: Es ist beim Muskelaufbautraining völlig überflüssig, irgendwelche Maximalkrafttests durchzuführen. Erfahrungen der Trainingspraxis zeigen ebenso wie wissenschaftliche Untersuchungen, dass derartige Tests nicht nur gefährlich, sondern auch wenig aussagefähig sind. Es kann durchaus sein, dass der eine Athlet mit 80 Prozent seiner Maximalleistung (auch MKF = Maximalkraftfähigkeit genannt) beim Kniebeugen gerade mal vier Wiederholungen schafft, während der nächste mit 80 Prozent MKF 15 oder noch mehr Wiederholungen bewältigt [61].

Hinzu kommt, dass die Ermüdung von Satz zu Satz zunimmt. Wer also im ersten Satz Bankdrücken mit 80 Prozent seiner MKF beispielsweise acht Wiederholungen schafft, der wird nach anderthalb Minuten Pause vielleicht schon Mühe haben, noch sieben Wiederholungen zu erreichen [62]. In der Trainingspraxis gibt es jedoch längst eine sehr praktische Möglichkeit, diesem Problem aus dem Weg zu gehen: Man wählt einfach das höchste Gewicht, mit dem man bei korrekter Technik die vorgesehene Wiederholungszahl ausführen kann – fertig. Welches Gewicht das ist, findet man durch simples Probieren heraus. Wenn ich beim Langhantelarmbeugen mit 40 Kilogramm 15 Wiederholungen mit korrekter Technik geschafft habe und plane, im Bereich von acht bis zwölf Wiederholungen zu trainieren, dann lege ich eben fünf Kilogramm mehr auf. Trainingsgewichte sind für einen guten Bodybuilder nur ein Mittel zum Zweck, mehr nicht. Ich kenne viele ausgezeichnete Bodybuilder, die keine Ahnung von ihren aktuellen Bestwerten im Bankdrücken, Kniebeugen oder sonstigen Übungen haben. Wozu auch?

4.6.2.2 Satzzahlen

Die Satzzahl pro Muskelgruppe und pro Trainingseinheit ist eine heikle Angelegenheit, weil man sich hier ganz schnell übernehmen kann. Ich habe mir daher angewöhnt, die Satzzahl pro Muskelgruppe langfristig zu planen. Bezüglich der optimalen Anzahl der Sätze pro Muskelgruppe gibt es, wie ich anhand meiner Untersuchung an 50 langfristig aktiven Athleten feststellen konnte, von Athlet zu Athlet große Unterschiede [8]. Mehr als 12 Sätze pro Muskelgruppe würde ich jedoch keinem Natural-Bodybuilder empfehlen. Es gibt gute Natural-Bodybuilder, die bereits mit drei bis vier Sätzen pro Muskelgruppe auskommen – beispielsweise bei den Beinbizeps. Entscheidend ist die Größe der Muskelgruppe bzw. Körperpartie, aber auch ihr „Wachstumspotenzial" – man bekommt gewöhnlich schnell mit, welche Muskelgruppen sich schneller auch mit wenig Training entwickeln und welche sich eher „störrisch“ verhalten.

Die kleinen, relativ einfach strukturierten Muskeln der Arme brauchen gemeinhin weniger Sätze, zumal sie bei zahlreichen Übungen für die Brust und den Rücken einbezogen werden. Brust und Rücken hingegen weisen eine komplexere Struktur auf und benötigen mehr Übungen – und somit auch mehr Sätze – für ihre optimale Entwicklung. Hat man sich beispielsweise auf neun Sätze Brusttraining festgelegt, dann kann man innerhalb dieses Bereiches erheblich variieren: Möglich wären drei Sätze Bankdrücken, drei Sätze Butterfly mit Kurzhanteln und drei Sätze Kabelziehen über Kreuz oder fünf Sätze Kurzhantelbankdrücken und vier Sätze an der Butterfly-Maschine.

Wenn man keine Intensitätstechniken anwendet, dann sind solche Satzzahlen durchaus angebracht, um zu gewährleisten, dass die jeweiligen Muskelfasern ausreichend ermüdet werden. In der Sportwissenschaft spricht man von einem „kumulativen (anwachsenden) Effekt der Ermüdung“. Diesen Effekt erzielt man aber auch, wenn man eine genügend große Anzahl von Übungen für eine Muskelgruppe auswählt und dann nacheinander, unterbrochen von Satzpausen in normal üblicher Länge, von jeder Übung nur einen einzigen Satz ausführt, sprich ein „Ein-Satz-Training“ (ohne Intensitätstechniken!) absolviert. Für die Brustmuskulatur könnte man beispielsweise jeweils einen Satz Kurzhanteldrücken, Kurzhantel-Butterfly, Kabelziehen über Kreuz, Schrägbankdrücken mit Kurzhanteln, Flachbankdrücken an der Multipresse und Dips absolvieren. Das wären sechs Sätze Brusttraining – selbst für gute Natural-Bodybuilder völlig ausreichend.

4.6.2.3 Pausenzeit zwischen den Sätzen

Die meisten Bodybuilder pausieren etwa 30-120 Sekunden zwischen den Sätzen. Wenn man alle Sätze mit gleich bleibendem Gewicht ausführt, werden die Wiederholungszahlen von Satz zu Satz umso stärker abnehmen, je kürzer die Pausen sind. Grund dafür ist die Ansammlung von Laktat im Muskel. Der bildet Laktat, wenn er gezwungen ist, über längere Zeit Energie zu gewinnen, ohne ausreichend Sauerstoff zur Verfügung zu haben. Da bei einem typischen Satz im Hypertrophiebereich, also bei acht bis zwölf hintereinander ausgeführten Wiederholungen gegen den entsprechenden Widerstand, die Muskulatur so stark kontrahiert, dass die Blutgefäße im Muskel zusammengepresst werden, kommt die Blutversorgung in der Zielmuskulatur während eines solchen Satzes praktisch zum Erliegen – und die Sauerstoffversorgung ebenfalls.

Sportwissenschaftler sprechen jetzt von einer „anaeroben Stoffwechsellage", d.h. der Mangel an Sauerstoff lässt es nicht zu, das im Muskel gespeicherte Glykogen (eine chemische Variante der Stärke, auch „tierische Stärke" genannt) bis zu den Endprodukten Kohlendioxid und Wasser abzubauen. Stattdessen schafft es der Stoffwechsel nur bis zu einer Zwischenstufe, eben dem Laktat, auch als „Salz der Milchsäure" bezeichnet. Dieses Laktat ist es auch, welches das typische „Brennen" im Muskel auslöst, das von Wiederholung zu Wiederholung zunimmt, je stärker man den Muskel im Verlauf eines Satzes an seine Leistungsgrenze bringt. In Einzelfällen wurden nach ausbelastenden Krafttrainingseinheiten schon Blutlaktatwerte von 14,5 mmol pro Liter gemessen [130] (normale Menschen empfinden oftmals bereits Werte ab 4 mmol pro Liter als schmerzhaft). Wählt man kurze Satzpausen von 30-40 Sekunden, dann kann dieses Brennen sogar schon bei den ersten Wiederholungen des nachfolgenden Satzes sehr massiv einsetzen, denn derartig kurze Satzpausen reichen nicht aus, um das Laktat vollständig abzutransportieren. Somit sammelt es sich im Muskel an – man spricht von einer „Laktatakkumulation".

Nun hatten wir ja schon eingangs geklärt, dass die Wissenschaft noch nicht bis ins letzte Detail weiß, was genau der eigentliche Auslöser für Muskelwachstum ist. Historisch gesehen hatten Bodybuilder immer schon die Vermutung, dass das Brennen im Muskel, sprich die „Laktatakkumulation", während eines Satzes irgendwie Muskelwachstum auslöst – der Slogan „No pain – no gain! " ist mindestens 50 Jahre alt! Entscheidet man sich für kurze Satzpausen, dann ist es sinnvoll, für den ersten Satz jeder Übung eine Belastung zu wählen, die ungefähr zwölf bis fünfzehn Wiederholungen erlaubt. Die Wiederholungszahl wird dann infolge der unvollständigen Erholung von Satz zu Satz drastisch sinken, und im dritten Satz hat man vielleicht schon Mühe, noch sieben Wiederholungen zu schaffen. Das macht jedoch nichts, da, wie bereits erwähnt, alle Wiederholungszahlen zwischen sechs und fünfzehn das Muskelwachstum stimulieren, wenngleich der eine Athlet vielleicht mehr von niedrigeren, der andere hingegen mehr von höheren Wiederholungszahlen profitiert.

Eine andere Möglichkeit besteht darin, die Gewichtsbelastung von Satz zu Satz zu senken, sodass man die Wiederholungszahlen pro Satz weitgehend konstant halten kann. Man könnte jetzt einwenden, dass dann vielleicht die Gewichte zu leicht werden, um noch Muskelwachstum auszulösen. Eine Forschergruppe der Universität Frankfurt am Main gelangte jedoch zu dem Ergebnis, dass die optimale Wiederholungszahl offenbar wichtiger ist als die Frage, ob man nun mit 70 oder 80 Prozent seiner Maximalkraft trainiert: „Verbleibt die Wiederholungszahl hingegen in einem festgelegten Korridor über die Serien, so wird alleine durch die längere Reizspannung auf den Muskel und durch die größere Ausschöpfung der energiereichen Phosphate ein größerer Protein-Turnover erreicht. (...) Somit müsste ein Hypertrophietraining, welches durch eine konstante Wiederholungszahl festgelegt ist, zu größeren Anpassungseffekten führen, als ein Hypertrophietraining das über prozentuale Intensitätsvorgaben gesteuert wird." [62]

Pausenzeiten zwischen den Sätzen betreffen jedoch nicht nur die „Zielmuskulatur", sondern auch Hilfsmuskeln. Dies ist besonders dann der Fall, wenn man sich entschließt, Supersätze auszuführen, also zwischen zwei Sätzen einer Übung einen Satz einer anderen Übung auszuführen. Hierbei können Hilfsmuskeln sehr schnell zum schwächsten Glied der Kette werden, was die Effektivität des gesamten Trainings wesentlich einschränkt. Führt man beispielsweise zwischen mehreren Sätzen Klimmziehen immer einen Satz Armseitheben mit Kurzhanteln aus, trainiert man dabei durchaus unterschiedliche Zielmuskeln – beim Klimmziehen primär die Rückenmuskeln, beim Armseitheben die Deltamuskeln. Bei beiden Übungen benötigt man jedoch einen starken Griff, d.h. die Beugemuskeln der Finger werden jetzt hintereinander so stark gefordert, dass man beim Klimmziehen wahrscheinlich irgendwann zum Loslassen gezwungen ist, bevor die Rückenmuskeln vollständig erschöpft sind. Aus diesem Grund sollte man bei Supersätzen immer auch berücksichtigen, welche Hilfsmuskeln in die Übung einbezogen sind.

Auch der Kreislauf benötigt Satzpausen. Gerade bei Übungen wie Kniebeugen, Kreuzheben oder Beinpressen kommt es durch die nie ganz zu vermeidende Pressatmung oft zu einer erheblichen Zunahme von Puls, Blutdruck, Atemfrequenz und Atemzugstiefe. Diese Veränderungen sollten sich während der Satzpausen wieder bis zu einem Maße normalisieren, das es erlaubt, den nachfolgenden Satz durchzuführen, ohne dass der Kreislauf zur limitierenden Größe wird. Anders gesagt: Ein Satz Beinpressen sollte beendet werden, weil die Beinmuskulatur erschöpft ist, nicht weil die Herzmuskulatur an ihr Limit stößt, anderenfalls wird die Beinmuskulatur unter- und die Herzmuskulatur womöglich überfordert.

Ein letzter Aspekt: Satzpausen dienen irgendwie – zumindest bei mir – auch der mentalen Erholung. In einer Zeit, in der gern jede Minute irgendwie „verplant" wird, empfinde ich die ruhigen, meditativen Pausen zwischen den Sätzen, in denen ich einfach nur auf einer Bank oder dem Fußboden sitze und genieße, was ich tue, als kontemplativen Luxus inmitten eines hysterischen Weltgetriebes. Aber das ist Philosophie für Bodybuilder...

4.6.2.4 Geschwindigkeit der Übungsausführung

Dass Bodybuilding zu den verletzungsärmsten Sportarten gehört, liegt u.a. daran, dass man optimales Muskelwachstum am besten mit relativ langsamen Wiederholungen erreicht. Konkret heißt dies, dass Übungen mit großem Bewegungsausmaß (z.B. Beinpressen) ungefähr vier Sekunden pro Wiederholung dauern sollten (also zwei Sekunden Anspannung, zwei Sekunden Rückkehr in die Ausgangslage). Für Übungen mit geringerem Bewegungsausmaß wie z.B. Wadenheben kann man ungefähr die halbe Zeit pro Wiederholung veranschlagen. Generell sollte in der Anspannungsphase der Übung (= konzentrische Phase) ausgeatmet, in der Entspannungsphase (= exzentrische Phase) dagegen eingeatmet werden. Eine „Pressatmung" , d.h. ein Anhalten des Atems während der Übung, stellt eine Belastung des Herz-Kreislauf-Systems dar, welche es möglichst zu vermeiden gilt.

Mitunter wird zu einer „explosiven“ Bewegungsausführung geraten. Davor kann eigentlich gar nicht genug gewarnt werden! Da der physikalische Zusammenhang „Kraft = Masse x Beschleunigung“ auch im menschlichen Organismus uneingeschränkt gilt, hängt die auf Muskeln, Sehnen und Bänder einwirkende Kraft nicht nur von der Höhe der aufgelegten Last ab, sondern vor allem auch von der Geschwindigkeit, mit der diese Last bewältigt wird. Explosive Bewegungen beim Krafttraining erhöhen somit das Verschleißrisiko des Gelenkknorpels enorm.

Eine interessante Abwechslung bietet dagegen die zumindest gelegentliche Anwendung von sogenannten „super-langsamen Wiederholungen“ („super-slows“). Dabei lässt man sich für die anstrengende Phase der Wiederholung (die „konzentrische Phase“) etwa zehn Sekunden Zeit! Für die Rückkehr in die Ausgangsposition („exzentrische Phase“) dürfen es dann noch einmal ungefähr fünf Sekunden sein. Der US-amerikanische Sportwissenschaftler Dr. Ellington Darden vertritt den Standpunkt, dass schon ein einziger derartiger Satz pro Übung ausreichend ist, um maximales Muskelwachstum zu stimulieren [63]. Im Unterschied zum „Heavy-Duty-Training“ ist hierbei aber nicht von „Wiederholungen mit Partnerhilfe“ oder „Negativ-Wiederholungen“ und anderen „Gelenk-Killern“ die Rede. Im Gegenteil: Aufgrund der extrem langsamen Bewegungsausführung sollte man sich nicht wundern, wenn man die empfohlenen vier bis acht Wiederholungen bestenfalls mit zwei Dritteln der üblichen Trainingslasten bewältigen kann. Das schont die Gelenke, statt ihnen zu schaden! Allerdings muss man bei Anwendung dieser Methode mehrfach pro Wiederholung atmen, da eine Wiederholung etwa 15 Sekunden Zeit in Anspruch nimmt – nur ein Atemzug alle 15 Sekunden ist offensichtlich unrealistisch. Ein solcher Atemrhythmus wird auf Dauer möglicherweise ebenso als unnatürlich empfunden wie das Zeitlupentempo der Sätze.

4.6.2.5 Auswahl und Reihenfolge der Übungen

Generell ist jeder Natural-Bodybuilder gut beraten, wenn er so viele Übungen wie möglich ausprobiert. Nur so kann man letztlich herausfinden, welche Übungen effektiv und verträglich sind und welche nicht. Allerdings ist man sicherlich gut beraten, wenn man sich dabei von vornherein auf klassische Bodybuilding-Übungen fokussiert, wie sie in den Trainingsplänen dieses Buches aufgelistet sind, statt unnötig Zeit mit „Exotenübungen“ zu verschwenden.

Hat man sich auf diese Weise im Verlauf der Zeit einen Grundstock guter Übungen erarbeitet, kann man in jeder Trainingseinheit nicht nur immer andere Übungen einsetzen, sondern auch noch die Reihenfolge dieser Übungen austauschen. Ihre Wirksamkeit lässt sich so nämlich ganz wesentlich verändern. Beugestütze (Dips) beispielsweise werden sich völlig anders anfühlen, wenn man sie im Anschluss an Kabelziehen über Kreuz durchführt, als wenn man vorher Trizepsdrücken am Kabel trainiert hat. Denn Kabelziehen über Kreuz trainiert die Brustmuskulatur, die bei den anschließenden Beugestützen demzufolge bereits vorermüdet ist und entsprechend intensiver belastet wird. Führt man vor den Beugestützen jedoch Trizepsdrücken am Kabelzug durch, tritt man anschließend bei den Beugestützen mit ausgeruhter Brustmuskulatur, aber vorermüdeten Trizeps an.

Entscheidet man sich dafür, erst eine Isolationsübung und danach eine Verbundübung durchzuführen, dann wendet man das bereits beschriebene Vorermüdungsprinzip an, siehe dazu Tabelle 12. Dieses Prinzip ist äußerst wirkungsvoll. Nebenstehend werden zwei Möglichkeiten zur Umsetzung dieses Prinzips beschrieben und einige sinnvolle Übungskombinationen genannt, die auf dem Vorermüdungsprinzip basieren und wahlweise als getrennte Übungen oder kombiniert zu Supersätzen ausgeführt werden können, wie in Tabelle 13 auf der übernächsten Seite aufgeführt.

Supersätze können auch für verschiedene Muskelgruppen angewendet werden. Man führt dann beispielsweise erst einen Satz Bankdrücken und danach einen Satz Latziehen am Zuggerüst aus. Hierbei geht es freilich nicht um Vorermüdung, sondern mehr um das Einsparen von Trainingszeit. Supersätze – egal ob für ein- und dieselbe oder für verschiedene Muskelgruppen – sind nach meinem Dafürhalten jedoch aus zwei Gründen problematisch: Sie müssen erstens unmittelbar hintereinander ausgeführt werden. Das verleitet zu Hektik, was bei Verwendung freier Gewichte schnell

Tab. 12 Die zwei Möglichkeiten der Vorermüdung

Möglichkeit 1
Man führt erst die Isolationsübung mit allen vorgesehenen Sätzen und Wiederholungen aus und geht dann mit bereits entsprechend ermüdeter Muskulatur an die Durchführung der Verbundübung. Beispiel:

- Übung 1: Beinstrecken 3 x 15-20
- Übung 2: Beinpressen 3 x 15-20

Möglichkeit 2
Man kombiniert die Isolationsübung und die Verbundübung zu sogenannten „Supersätzen". Dies bedeutet, man führt erst einen Satz der Isolationsübung und sofort danach einen Satz der Verbundübung aus. Beispiel:

- ein Satz Butterfly an der Maschine und sofort im Anschluss
- ein Satz Bankdrücken mit Kurzhanteln

zu Bewegungsfehlern führt. Zweitens können bestimmte Hilfsmuskelgruppen, wie bereits beim Thema Pausenzeiten angemerkt, bei Ausführung von Supersätzen schnell überfordert werden, was das Eintreten von Bewegungsfehlern zusätzlich begünstigt. So stellt beispielsweise ein Supersatz aus Klimmzügen und Rudern sitzend eine erhebliche Belastung der Hand- und Fingerbeugemuskulatur dar, welche bei beiden Übungen voll kontrahieren müssen.

Aus diesem Grund halte ich es für sinnvoll, beim Ausführen von Supersätzen möglichst Maschinen einzubeziehen. Das Eintreten von Bewegungsfehlern im Zustand fortgeschrittener Ermüdung kann hier durch die Bewegungsführung verhindert werden.

Tab. 13 Übungen zur Nutzung des Vorermüdungsprinzips

Brust	• Kabelziehen über Kreuz & Bankdrücken
	• Maschinen-Butterfly & Beugestütze an Parallelholmen (Dips)
Rücken	• Kurzhantel-Überzüge (gestreckte Arme) & Klimmzüge mit Parallelgriff
Schultern	• Armseitheben mit Kurzhanteln & Kurzhanteldrücken sitzend
vordere Oberschenkel	• Beinstrecken & Beinpressen
	• Sissy-Kniebeugen & Beinpressen
hintere Oberschenkel	• Beinbeugen liegend & Kreuzheben mit durchgedrückten Knien

4.6.2.6 Höchstkontraktionen („Peak contractions")

Bei einigen Isolationsübungen (z.B. Beinstrecken) befindet sich die Muskulatur am Ende der konzentrischen Bewegungsphase in angespanntem Zustand, bei anderen (z.B. Butterfly mit Kurzhanteln) ist dies nicht der Fall. Für die erste Gruppe von Isolationsübungen bietet sich das Prinzip der Höchstkontraktionen an. Man kann z.B. beim Beinstrecken den Spannungszustand in der Muskulatur noch verstärken, indem man die Quadrizeps bei gestreckten Beinen für ein bis zwei Sekunden voll anspannt und so die Bewegung hält („isometrische Kontraktion"), bevor man wieder in die Ausgangsposition zurückgeht. Tabelle 14 listet Übungen, die Höchstkontraktionen erlauben.

Tab. 14 Übungen, bei denen Höchstkontraktionen möglich sind

• Beinstrecken	• Latziehen
• Beinbeugen liegend	• Klimmzüge
• Beinbeugen stehend	• Rudern sitzend
• Wadenheben (alle Varianten)	• Armseitheben stehend
• Bauchpressen	• Armseitheben vorgebeugt
• Maschinen-Butterfly	• Kickbacks mit Kurzhantel

4.6.2.7 Zeitpunkt des Trainings

Ein gelegentlicher Wechsel der Tageszeit, zu der man trainiert, kann eine enorme Abwechslung darstellen. Bei einem Acht-Stunden-Arbeitstag sind hierbei allerdings oft Phantasie und Mut zu unkonventionellen Lösungen gefragt. Hat man einige wichtige Trainingsgeräte zu Hause, kann man beispielsweise schon frühmorgens vor der Arbeit trainieren. Ich kenne auch gute Natural-Bodybuilder, die Mitglied eines Studios sind, in dem man schon früh am Morgen trainieren kann – und wo sie das auch regelmäßig tun. Ich habe selbst immer wieder Wochen durchlebt, in denen ich aufgrund existenzieller persönlicher Umstände, die nichts mit Sport zu tun hatten, nahezu gar nicht anders konnte, als gleich unmittelbar nach dem Erwachen in meinem Heimstudio zu trainieren, um den Stress, unter dem ich stand, überhaupt auszuhalten.

Zudem bietet das morgendliche Training die Vorteile, dass es erstens gemeinhin ungestört abläuft, weil vor acht Uhr früh kaum ein Telefon klingelt, und dass es zweitens in der Gewissheit stattfindet, den Rest des Tages für alles Andere zur Verfügung zu haben, ohne im Hinterkopf immer noch mit der Frage kämpfen zu müssen, wann man denn heute noch trainieren will.

Ich weiß inzwischen aus eigener Erfahrung, dass es durchaus auch möglich ist, gleich nach dem Aufstehen mit nüchternem Magen zu trainieren – das spart vor allem Zeit; frühstücken kann man anschließend. Man braucht ja auch nicht das ganze Programm gleich früh abzuwickeln, sondern kann den zweiten Teil auf den Nachmittag oder Abend verlegen, wohl wissend, dass man dann schneller fertig ist, weil man früh schon fleißig war. Zudem kann man sich möglicherweise für zwei kurze Trainingseinheiten am Tag besser mobilisieren und motivieren als für eine lange, die angesichts eines harten Arbeitstages nach Feierabend manchmal wie ein riesiger Berg vor einem liegt.

Aus biologischer Sicht ungünstige Zeiten für das Training sind die Stunden zwischen zwei und drei Uhr nachts sowie zwischen ein und zwei Uhr nachmittags. Ich weiß aus persönlicher Erfahrung, dass man auch nachts um zwei trainieren kann – es gibt wohl keine Zeit, um die ich nicht irgendwann schon einmal trainiert hätte. Aber weder Trainingseinheiten noch Arbeitseinsätze in den ersten Stunden nach Mitternacht sind unbedingt erstrebenswert. Nachts zwischen zwei und drei Uhr passieren die meisten Unfälle. Viele Katastrophen der Weltgeschichte ereigneten sich in den frühen Morgenstunden – das wohl berühmteste Beispiel ist der Untergang der „Titanic“. Ob es uns passt oder nicht, wir sind biologisch nun einmal darauf eingestellt, nach Mitternacht in den Federn zu liegen und am frühen Nachmittag eine „Siesta“ einzulegen.

4.6.2.8 Ort des Trainings

Viele Sportarten sind ortsgebunden. Turner benötigen ihre Turnhallen, Tennisspieler ihren Tennisplatz. Zu den Dingen, die ich am Bodybuilding so grandios finde, gehört, dass man es fast überall betreiben kann. Das Fitnessstudio ist dabei nur eine Möglichkeit von vielen. Bereits mit einer Multifunktionsbank, einigen Kurzhanteln und vielleicht noch einer Möglichkeit zum Klimmziehen – z.B. einem Türreck – lässt sich ein komplettes Bodybuilding-Training auch zuhause abwickeln. Ich kenne hervorragende Natural-Bodybuilder, die seit Jahren nur noch zuhause trainieren.

Als DDR-Bodybuilder habe ich erlebt, wie Dachböden, Kellerräume, Scheunen, Abstellkammern, Garagen und alle möglichen anderen Räumlichkeiten zu Heimstudios umfunktioniert wurden, weil es Trainingsstätten, wie wir sie heute als „Fitnessstudio" bezeichnen, damals nur im Ostberlin der 1980er Jahre gab. Von den Pionieren des bundesdeutschen Bodybuildings weiß ich, dass die Zustände im westdeutschen Bodybuilding der 1950er und 1960er Jahre jedoch auch nicht viel besser waren. Poldi Merc eröffnete sein erstes eigenes Studio in Westberlin in einem Haus, für das die Formulierung „Hier sieht es aus, als hätte eine Bombe eingeschlagen!" wörtlich zu nehmen war – das Obergeschoss des Hauses Knesebeckstraße 20 war noch ausgebombt, nur das Erdgeschoss konnte benutzt werden... [132].

Bodybuilding kann man also fast überall betreiben, und man braucht dafür, wie bereits beschrieben, noch nicht einmal einen sonderlich großen Fundus an Geräten. Aber ein solcher Fundus kann das Training natürlich ungemein bereichern – auch in den eigenen vier Wänden! Es gibt inzwischen eine ganze Reihe von Herstellern, die aus meiner Sicht qualitativ hochwertige Geräte für den Heimgebrauch anbieten. Eine Auflistung findet sich im Anhang.

Das Hauptargument gegen das Training zuhause ist nach meiner Erfahrung gewöhnlich nicht Platzmangel, sondern Psychologie. „I need the gym!", haben mir international renommierte Bodybuilding-Größen offenherzig gestanden und dann mit leuchtenden Augen über die motivierende Atmosphäre berichtet, die sie empfinden, wenn sie sich gemeinsam mit anderen Bodybuildern beim Training anfeuern und Hilfestellung bei den letzten Wiederholungen geben. Dagegen ist überhaupt nichts zu sagen! „Erkenne dich selbst!", lautet hier die Devise. Wer das Glück hat, in einem inspirierenden Studio trainieren zu können, dem sei an dieser Stelle ohne jede Ironie herzlich gratuliert!

Ich persönlich habe die Inspiration durch die Atmosphäre eines Studios nie gebraucht, weil ich mich immer selbst ausreichend inspirieren und motivieren konnte, selbst in irgendeinem abgelegenen Keller weit weg vom Rest der Menschheit. Aber es gibt natürlich Studios, die auch ich wunderbar finde, vor allem, wenn sie mit eckigen, kantigen Geräten im Stil der 1980er Jahre ausgerüstet sind. Weil derartiges Equipment inzwischen vielfach als „veraltet“ gilt, meinen viele Studiobetreiber, ihren Kunden trainingsmethodische Hochtechnologie anbieten zu müssen, am besten mit angeschlossenem Computer. Kein Wunder, dass gegenwärtig Bücher boomen, die Fitnesstraining ohne Geräte, nur mit dem eigenen Körper, anbieten und sich junge Leute daran begeistern, beim CrossFit alte Traktorreifen durch die Gegend zu werfen – die übersteigerte Hochtechnologie auf dem Fitness-Sektor geht offenbar immer mehr Menschen gegen den Strich! Aber auch hier schlägt eine exzessive Entwicklung wohl gerade in ein ebenso exzessives Gegenteil um – wie so oft in der Menschheitsgeschichte. Warum sollte gerade der für Trends überaus anfällige Fitness-Sektor da eine Ausnahme darstellen?

Ein für ambitionierte Natural-Bodybuilder geeignetes Studio braucht keine Hochtechnologie. Solide Geräte für Klimmzüge und Dips, stabile Bänke, ausreichend Hanteln, ein Kabelzuggerät, zwei oder drei Maschinen für das Beintraining und vielleicht noch ein gutes Rudergerät zum Aufwärmen und für die Wettkampfvorbereitung – mehr würde ich selbst in einem erstklassig eingerichteten Studio nicht erwarten, um ambitioniert Bodybuilding betreiben zu können. Man kann zwar auch nur an Maschinen trainieren – ich habe das verletzungsbedingt zeitweilig monatelang mit außerordentlichem Erfolg getan –, aber irgendwie gehört Hanteltraining zumindest für mich inzwischen einfach zur „Kultur“ des Bodybuildings.

Leider gibt es im Bodybuilding jedoch inzwischen auch mehr als genug Unkultur. Jungen Natural-Bodybuildern möchte ich bei der Auswahl des Studios deshalb dringend ans Herz legen, sich gut zu überlegen, mit wem sie es dort zu tun bekommen. Ich persönlich ertrage keine Studios mehr, in denen ich ständig mit der Propaganda von Anabolika-Befürwortern konfrontiert werde, obwohl es mit Sicherheit niemandem mehr gelingen wird, mich „auf Stoff zu quatschen“. So nennt man es unter Spitzenfunktionären des internationalen Bodybuildings, wenn Nachwuchs-Bodybuilder so lange „psychologisch bearbeitet werden“, bis sie der permanenten Gehirnwäsche irgendwann nachgeben und sich zur Freude ihres Anabolika-Schwarzhändlers endlich entschließen, „eine Kur“ zu beginnen, „weil das ja wohl alle machen, die es im Bodybuilding zu etwas gebracht haben, Arnold Schwar-

Tab. 15 Aufbau einer Trainingseinheit

1. fünf bis maximal fünfzehn Minuten allgemeines Aufwärmen
2. 40-60 Minuten Hauptteil einschließlich speziellem Aufwärmen
3. fünf bis zehn Minuten Ausklang (evtl. mit Stretching-Übungen)

zenegger vorneweg" – wie gesagt, ich kann's nicht mehr hören! Man kann auch in solchen Hardcore-Studios trainieren und sich dabei vielleicht sogar wohler fühlen als in einem technologisch hochgerüsteten Wellness-Center. Aber man sollte dafür eben schon ein ausgereifter Natural-Bodybuilder mit einem festen Standpunkt zum Thema Anabolika sein. Bei jungen Leuten bin ich mir nicht sicher, ob sie schon immer so weit sind.

4.7 Die Struktur einer Trainingseinheit

Die Trainingseinheit eines mit durchschnittlichen Erbanlagen ausgestatteten Natural-Bodybuilders sollte einschließlich Aufwärmen und Ausklang nicht wesentlich mehr als 70 Minuten in Anspruch nehmen. Generell empfiehlt sich ein Aufbau wie in Tabelle 15 dargestellt.

Das allgemeine Aufwärmen dient der physischen und psychischen Vorbereitung. Es sollte möglichst die gesamte Skelettmuskulatur und alle im nachfolgenden Training belasteten Gelenke erfassen und gleichzeitig das Herz-Kreislauf-System, Hormonsystem und Nervensystem auf die Belastungssituation einstimmen. Ein geeignetes Gerät für das allgemeine Aufwärmen ist z.B. die Rudermaschine. Weniger Sinn hätte es dagegen, zehn Minuten lang mit unbeweglichen Armen auf einem Ergometer zu strampeln, wenn man anschließend mit einer Oberkörperübung beginnt.

Das anschließende spezielle Aufwärmen dient hauptsächlich dem Schutz vor Verletzungen, die durch noch – oder schon wieder – „kalte" Muskeln oder Gelenke entstehen können. Jedes Training eines bestimmten Gelenkabschnitts sollte daher mit mindestens einem „leichten" Satz einer Übung eingeleitet werden, die diesen Gelenkabschnitt erfasst. „Leicht" bedeutet, man legt für das spezielle Aufwärmen höchstens 50 Prozent der sonst verwendeten Trainingsgewichte auf. Die wichtigsten Gelenkabschnitte sind die Schultern, die Ellbogen, die Hüften und die Knie. Sobald ein neuer Gelenkabschnitt trainiert wird – z.B. wenn nach dem Beintraining das Rückentraining beginnt – macht es Sinn, zunächst wenigstens einen Satz spezielles Aufwärmen „vorzuschalten". Nicht nötig ist es dagegen, vor jeder Übung einen Satz mit leichtem Gewicht zum Aufwärmen auszuführen. Wenn man gerade drei Sätze Armbeugen mit der SZ-Hantel durchgeführt hat und dann mit spürbar gut durchbluteten Armen zum Kurzhantelarmbeugen wechselt – wozu braucht man dann noch einen Satz Kurzhantelarmbeugen zum Aufwärmen für die Ellenbogen?

Haben Sie beim Aufwärmen Dehnungsübungen vermisst? Korrekt – da gehören sie nämlich auch nicht hin! Während noch in den ersten Jahren nach der letzten Jahrtausendwende in den Fitnessstudios dieses Planeten vor, während und nach dem Training gedehnt wurde, was das Zeug hält, geht die Sportwissenschaft inzwischen davon aus, dass insbesondere statische Dehnungsübungen (also Stretching) vor dem Training ebenso wie während des Trainings eher Schaden als Nutzen bewirken. Sie hemmen die Durchblutung, statt sie zu fördern, sie destabilisieren die Gelenke, statt sie zu schützen, und sie fördern die Entstehung von Kleinstverletzungen (sogenannten Mikrotraumen) in der Muskulatur, was den Muskelkater begünstigt, statt ihn zu verhindern [64, 65, 67]. Wenn man also unbedingt „stretchen" will, dann besser nach dem eigentlichen Krafttraining als Ausklang.

Eine nachfolgende Kraftleistung wird durch Stretching übrigens sogar reduziert statt gesteigert, weshalb man sich entsprechende Bemühungen während des Trainings auch sparen kann. Und einmal verkürzte Muskelgruppen kriegt man mit Stretching auch nicht mehr verlängert, es sei denn, man dehnt sie den ganzen Tag lang! Wenn Stretching überhaupt etwas bringt, dann kann es bestenfalls der Verkürzung von Muskeln entgegenwirken, die noch nicht verkürzt sind. Wobei neuere Forschungsergebnisse jedoch darauf hindeuten, dass für Kraftsportler diesbezüglich gar keine Gefahr besteht. Denn die uralte Geschichte von den durch Krafttraining „verkürzten" Muskeln gehört offenbar auch ins Reich der Schauermärchen. In einem aus dem Jahr 2002 stammenden Forschungsbericht einer Arbeitsgruppe unter Leitung des Wuppertaler Trainingswissenschaftlers Prof. Dr. Klaus Wiemann heißt es wörtlich: „Krafttraining hebt die Ruhespannung und lässt die Dehnfähigkeit unbeeinflusst." [66]

Abschließend zu diesem Thema möchte ich feststellen, dass ich schon seit Jahren kaum noch Dehnungsübungen durchführe und dennoch in der Lage bin, stehend bei gestreckten Beinen mit den Handflächen den Boden zu berühren. Solange man als Bodybuilder Beinbeugen, Kurzhantelbutterfly, Latziehen, Kurzhantel-Überzüge, Klimmziehen im Untergriff und ähnliche Übungen über den vollen Bewegungsspielraum ausführt, bekommt man bereits dadurch ausreichend Dehnungsimpulse, weil Ursprung und Ansatz der Muskulatur bei diesen Übungen weiter voneinander entfernt werden als in den meisten anderen Sportarten. Zusätzliches Stretching ist daher aus meiner Sicht völlig überflüssig.

4.8 Spezielle Hinweise zur Vermeidung von Sportverletzungen, Sportschäden und Übertraining

Immer wieder werde ich als Natural-Bodybuilder gefragt: Wie lange willst du diesen Sport eigentlich noch machen? Man kann Natural Bodybuilding ein ganzes Leben lang betreiben – man muss es nur vernünftig angehen! Wenige Tage vor Niederschrift dieser Zeilen habe ich den früheren tschechischen Bodybuilding-Funktionär Jiri Zajicek getroffen, der inzwischen 88 Jahre alt ist und noch zweimal pro Woche im Kraftraum des Sportclubs Marianske Lazne trainiert – jeweils 40 Sätze mit leichten Widerständen. Am gleichen Tag trainierte ich gemeinsam mit den früheren DDR-Spitzenbodybuildern Gabriele und Peter Butze im „Sportstudio Sandow" von Marianske Lazne, gegründet vom früheren Nationaltrainer der tschechoslowakischen

Kulturisten Dr. Ludek Nosek. Gabriele hat inzwischen den 60. Geburtstag hinter sich, Peter ist 70 Jahre alt und Dr. Nosek noch einige Jahre älter – aber alle stemmen noch immer mit Begeisterung Eisen!

Während die meisten Leistungskader in den olympischen Sportarten schon nach wenigen Jahren massive Verschleißerscheinungen davontragen, ist Bodybuilding hinsichtlich seiner Risikoarmut und seiner positiven Effekte auf die Gesundheit kaum zu überbieten. Was sich zunächst arrogant und absurd anhört, resultiert schon aus dem programmatischen Anspruch des klassischen olympischen Leistungssportes: Schneller, höher, weiter! Doch um den eigenen Körper schneller zu bewegen oder einen Speer, eine Kugel oder einen Diskus weiter zu werfen, sind enorme Beschleunigungen unumgänglich. Gemäß der klassischen physikalischen Gleichung „Kraft = Masse x Beschleunigung" ergibt sich daraus jedoch, dass auf den menschlichen Körper enorme Kräfte einwirken, sobald er seine eigene oder die Masse eines Sportgerätes beschleunigt. Den größten Schaden richten Beschleunigungskräfte am Gelenkknorpel an – vielleicht nicht sofort, aber früher oder später mit Sicherheit. Fußballer, Handballer, Speerwerfer, Turner, Gewichtheber – man wird kaum einen Aktiven dieser Sportarten finden, der im fortgeschrittenen Alter nicht über massive Arthrose, also ausgeprägten Verschleiß an den Gelenken klagt.

Der Vorteil des Trainings im Bodybuilding besteht darin, dass extreme Beschleunigungskräfte hier nicht nur vollkommen überflüssig, sondern sogar kontraproduktiv sind. Um einen optimalen Hypertrophiereiz zu setzen, sind langsame, gleichmäßige, in jeder Phase kontrollierte Muskelkontraktionen erforderlich. Derartige Bewegungen schädigen den Gelenkknorpel nicht, sondern fördern ihn sogar, da sie seine Ernährung mit Gelenkflüssigkeit (Synovia) stimulieren. Ein enormer Vorteil des Bodybuildings besteht zudem darin, dass man Übungen, die man nicht verträgt, durch andere, besser verträgliche Übungen ersetzen kann. Dem Muskel ist es letztlich gleichgültig, mit welchen Übungen er entwickelt wird.

Obwohl mir auch schon andere Kategorisierungen zu Ohren gekommen sind, unterscheidet die deutsche Sportwissenschaft gewöhnlich noch immer zwischen Sportverletzungen und Sportschäden. Während Sportverletzun-

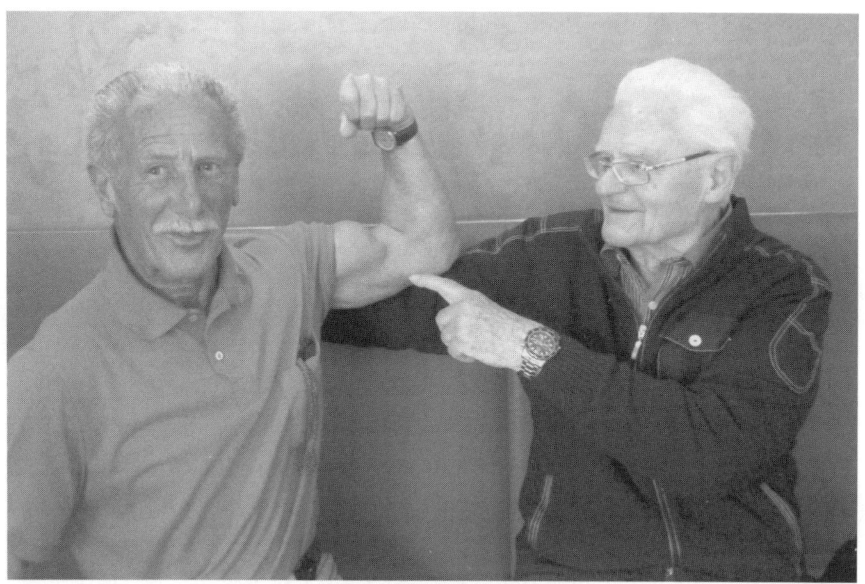

Abb. 5 Peter Butze (70, links) und Jiri Zajicek (88)

Abb. 6 Bodybuilding ist ein Sport fürs Leben. Von links nach rechts: Dr. Ludek Nosek (76), Gabriele Butze (63), Dr. Andreas Müller (54) und Peter Butze (70).

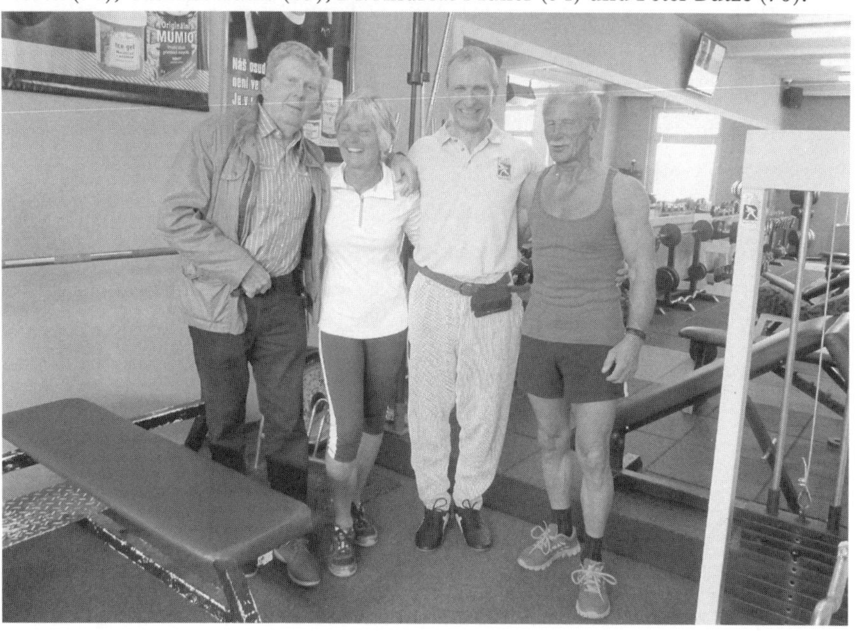

gen aufgrund eines unmittelbar stattfindenden Ereignisses auftreten, entstehen Sportschäden im Ergebnis kleinster Verschleißerscheinungen, die sich über lange Zeiträume hinweg aufsummieren. Eine herunterfallende Hantelscheibe, die dummerweise auf einer unter ihr brechenden Fußzehe aufschlägt, löst eine Sportverletzung aus. Ein Schultergelenk, das irgendwann immer einige Stunden nach dem Nackendrücken zu schmerzen beginnt, ist dagegen eher Indiz für einen typischen Sportschaden.

4.8.1 Sportverletzungen

„Das Bodybuilding stellt aus sportmedizinischer Sicht eine Sportart mit sehr geringer Verletzungsrate und insgesamt positiven gesundheitlichen Effekten dar." Dem ist eigentlich nichts hinzuzufügen außer der Ergänzung, dass diese Einschätzung von einem überaus renommierten Wissenschaftler stammt, der noch dazu an einer ebenso renommierten Einrichtung arbeitet: Prof. Dr. Per A. Tesch vom Karolinska Institut Stockholm in Schweden [68].

Sportverletzungen sind im Bodybuilding sowohl im Training als auch im Wettkampf sehr selten. Ich war einmal dabei, als eine Athletin während ihrer Posing-Kür bei einem Sprung über den Rand der Wettkampfbühne geriet und sich an der Kante beide Schienbeine aufschlug. Auch meine eigenen Schienbeine haben einige Narben davongetragen, als ich in meinen Jugendjahren Sprungübungen auf einen Tisch mit scharfen Kanten in mein Training einbaute, da Sprungübungen zum Wettkampfprogramm für jugendliche DDR-Kraftsportler zählten. Hin und wieder stoße ich mir die Zehen schmerzhaft an einer Trainingsbank, weil ich gern barfüßig trainiere. Mehr ist mir nach mittlerweile über 40 Jahren Training an Unfällen nicht in Erinnerung.

4.8.2 Sportschäden

Wesentlich größere Bedeutung kommt dagegen den Sportschäden zu. Damit sind Verschleißerscheinungen gemeint, die sich über lange Zeiträume aufsummieren und die mitunter erst nach Jahren Beschwerden verursachen.

Über- und Fehlbelastung führen bei Bodybuildern oftmals zu Verschleiß an Schulter- und Kniegelenken. Ellbogen- und Wirbelsäulenschäden treten nicht ganz so häufig auf, Hüftschäden gelegentlich, Hand- oder Fußgelenkschäden so gut wie gar nicht. Probleme im Bereich des Herz-Kreislauf-Systems, der Leber oder der Nieren dürften eher auf Anabolika und Diuretika zurückzuführen sein statt auf Bodybuilding-Training und Bodybuilding-Ernährung.

Auch die im Bodybuilding nicht selten vorkommenden Bizeps- und Brustmuskelabrisse sind wohl in erster Linie eine Nebenwirkung massiven Hormondopings. Unter dem Einfluss muskelbildender Pharmaka verdicken sich die Muskeln oftmals schneller als die Sehnen, die dann zum schwächsten Glied der Kette werden und reißen – besonders gern beim Langhantel-Bankdrücken und Kreuzheben. Erschwerend kommt dazu, dass man unter dem Einfluss von Anabolika offenbar weniger Schmerzen empfindet. Schmerz ist aber, wie bereits dargestellt, vor allem ein Alarmsignal, das dazu dient, den Organismus vor Schaden zu bewahren. Wer den Schmerz durch Anabolika oder auch Schmerzmittel unterdrückt, schaltet sozusagen die körpereigene Alarmanlage aus. Was kann man tun, um Sportschäden zu verhindern? Dazu nachfolgend einige einfache Ratschläge.

Meiden Sie extreme Gelenkpositionen! [8, 35, 36, 52] Es gibt Übungen, welche unsere Gelenke in eine absolut unnatürliche Position versetzen. Versuchen Sie doch einmal, die Position, die Ihre Hände und Ellbogen beim liegenden Langhantel-Trizepsdrücken mit Obergriff einnehmen, ohne Langhantel nachzuempfinden. Und bitte die Ellbogen dicht beieinander halten! Merken Sie, wie Sie Ihre Ober- und Unterarme verdrehen müssen, um sie in diese Position zu bringen? Und nun stellen Sie sich bitte vor, was Ihre Ellbogen und Handgelenke auszuhalten haben, wenn sie in dieser unbequemen Lage – man spricht auch von „Gelenkanschlagpositionen" – noch belastet werden! Weitere aus dieser Sicht fragwürdige Übungen sind in Tabelle 16 auf der folgenden Seite aufgelistet.

Vermeiden Sie Rundrücken und extremes Hohlkreuz! Derartige Körperpositionen können insbesondere unter Belastung zu Schädigungen der Bandscheiben führen. Bei Kreuzheben und Hyperextensionen sollte daher stets

Tab. 16 Verschleißträchtige Übungen mit Gelenkanschlagsposition

- Langhantel-Trizepsdrücken mit Obergriff
- Nackendrücken mit der Langhantel
- Latziehen mit breitem Griff zum Nacken
- Klimmzüge mit breitem Griff zum Nacken
- Kniebeugen mit der Langhantel auf den Schultern
- Tiefkniebeugen
- Hackenschmidt-Kniebeugen an der Maschine
- aufrechtes Rudern mit Lang- oder SZ-Stange
- Langhantel-Bankdrücken mit breitem Griff

der Rücken in sich gestreckt sein. Sit-ups mit gestreckten Beinen können zu einer extremen Hohlkreuzposition im Bereich der Lendenwirbelsäule führen (man nennt das eine „Hyperlordosierung"), deshalb sollten die Beine im Hüftgelenk bei allen Varianten des Rumpfbeugens immer angewinkelt werden [69].

Vermeiden Sie starke Pressatmung! Beim Krafttraining sollte in der konzentrischen Phase aus- und in der exzentrischen Phase eingeatmet werden (Anstrengung: Ausatmen / Entspannung: Einatmen). Ein Anhalten des Atems führt zu Herz-Kreislauf-Belastungen einschließlich einem erheblichen Blutdruckanstieg. Beim Kniebeugen und Beinpressen wurden schon Blutdruckwerte von 320/250 mmHg gemessen – normal ist etwa 120/80 mmHg [70, 71]! Als es bei Gewichtheberwettkämpfen noch die Disziplin „Drücken" gab, kam es durch intensive Pressatmung manchmal sogar zu Ohnmachtsanfällen [70]. Nicht zuletzt deshalb wurde 1972 das Drücken aus dem Programm des olympischen Gewichthebens gestrichen. Neben Bewusstlosigkeit drohen auch Hirnschlag und Herzinfarkt sowie bei Frauen Gebärmutterabsenkungen und Schädigungen der Beckenbodenmuskulatur [32, 39]. Ein gewisses Maß an Pressatmung wird sich nicht immer vermeiden lassen, stellt aber zumindest für junge und gesunde Athleten keine unmittelbare Gefährdung dar [32]. Die immer wieder zu lesende Behauptung, dass Krafttraining zu dauerhaftem Bluthochdruck führen kann, ist definitiv falsch! Zwar kann sich der Blutdruck während des Trainings insbesondere bei Pressatmung und bei Ausführung von Sätzen bis zur muskulären Erschöpfung drastisch erhöhen, die Werte normalisieren sich jedoch nach dem Training wieder. Wenn Kraftsportler bzw. Bodybuilder unter Bluthochdruck („Hypertonie“) leiden, dann geht dies gewöhnlich auf andere Faktoren zurück – insbesondere auf Anabolika oder auf Übertraining, in Einzelfällen wohl auch auf eine extreme Hypertrophie, die allerdings auch nur mit Doping zu erreichen sein dürfte [71].

Führen Sie keine Sätze bis zur völligen Erschöpfung aus! Beenden Sie einen Satz in der Regel dann, wenn das „korrekte Wiederholungsmaximum“ erreicht ist, d.h. sobald sich die Technik ermüdungsbedingt verschlechtert. Es macht nichts, wenn sich ein solcher Satz nicht so „brutal“ anfühlt wie ein Satz, bei dem das Allerletzte herausgeholt wird – das gleicht man durch die Ausführung mehrerer Sätze und den daraus resultierenden kumulativen Effekt der muskulären Ermüdung wieder aus. Machen Sie sich nichts daraus, wenn vermeintliche „Hardcore-Bodybuilder“ angesichts Ihres Trainings die Nase rümpfen – Bill Pearl, der Sätze mit extremer muskulärer Ausbelastung nach dem Muster des „Hochintensitätstrainings“ stets kritisiert hat, ist fünfmal Mister Universum geworden [8, 55, 56, 57]!

Trainieren Sie aus unterschiedlichen Gelenkwinkeln! Die Anwendung einer Vielzahl von Übungen und Übungsvarianten gewährleistet, dass ein Gelenkabschnitt nicht immer wieder auf dieselbe Weise belastet wird. Somit kann vorzeitigem Gelenkverschleiß besser entgegengewirkt werden. Beim Bankdrücken kann man beispielsweise auf einer leicht geneigten Schrägbank trainieren statt immer nur auf der Flachbank. Bereits wenige Grad Unterschied im Neigungswinkel der Rückenlehne bewirken veränderte Belastungsmuster im Bereich des Schultergelenks.

Trainieren Sie nicht mit Grippe oder Fieber! Bei Grippe oder Fieber begünstigt eine Beschleunigung des Blutflusses durch die erhöhte Herzfrequenz bei körperlicher Aktivität das Einschleusen von pathogenen Mikroben in die Herzinnenhaut (Endokard) und die Herzmuskulatur (Myokard). Das kann schwerste Komplikationen nach sich ziehen – bis hin zur Notwendigkeit einer Herztransplantation!

4.8.3 Übertraining

Übertrainingserscheinungen entstehen, wenn sich der Organismus zwischen den Trainingseinheiten nicht ausreichend erholen kann. Das muss nicht immer unmittelbar mit dem Training zusammenhängen. Entscheidend für die Entstehung von Übertraining ist vielmehr die Gesamtbelastung des Organismus durch alle Einflussfaktoren zusammen! Zunehmender beruflicher Stress, Partnerschaftsprobleme, Schlafmangel, Ernährungsdefizite, zuviel Alkohol – all das kann selbst bei an sich vernünftiger Trainingsbelastung dazu führen, dass das bislang vorhandene Gleichgewicht zwischen Belastung und Erholung plötzlich kippt. Dabei ist es weniger bedeutsam, ob man einen randvoll mit Verpflichtungen ausgefüllten Tag hat oder stundenlang auf dem Sofa liegt.

Wichtig für die Regenerationsfähigkeit ist vor allem, wie ein Mensch seine Situation psychisch wahrnimmt. Hier stoßen wir auf das mystisch anmutende Phänomen der Motivation – hoch motivierte Sportler mit dem berühmten „Biss" stecken mitunter wochenlang Belastungen weg, die andere Menschen keine 24 Stunden lang ertragen! Dennoch wird selbst ein extrem motivierter Natural-Athlet kaum in der Lage sein, die Wettkampfvorbereitung eines voll unter Anabolikaeinfluss stehenden Profi-Bodybuilders durchzuhalten. Falls er nicht körperlich zusammenbricht, wird er zumindest extreme Leistungseinbußen hinnehmen müssen.

Der Sportmediziner Prof. Dr. Siegfried Israel schlug bereits 1960 vor, zwischen „basedowoidem Übertraining" und „addisonoidem Übertraining" zu unterscheiden [109]. Diese Einteilung ist noch heute gültig. Beim erstgenannten Typ überwiegen die Erregungsprozesse, beim zweiten die hemmenden Prozesse im Körper. Das heißt, Übertraining kann sowohl durch eine übersteigerte „Aufgedrehtheit" als auch durch depressive Niedergeschlagenheit und Mattigkeit sichtbar werden.

Es gibt in der Sportwelt – außerhalb des Bodybuildings – allen Ernstes Versuche, das Auftreten von Übertraining durch zu umfangreiches bzw. zu intensives Training als Alibi für den Einsatz von anabolen Steroiden zu gebrauchen. Man würde dem Körper ja nur geben, was er „benötigt" [15]! So ähnlich argumentieren übrigens auch die Befürworter der bereits erwähnten „Hormonersatztherapie" im Dunstkreis der Anti-Aging-Welle, die empfehlen, den ab einem bestimmten Alter eintretenden Rückgang der Hormonproduktion durch eine Hormonzufuhr von außen (also Spritzen oder Pillen) „auszugleichen", um „optimale Lebensqualität zu bewahren". Fakt ist: Wenn ein Sportler umfangreicher oder intensiver trainiert als er verkraften kann, dann muss er eben sein Trainingspensum reduzieren! Hier gibt es überhaupt nichts schönzureden – der Einsatz von Hormonen oder hormonähnlichen Substanzen „zur Regeneration" ist weiter nichts als Doping [72, 73].

Abschließend zu diesem Thema ein paar deutliche Worte von einem international anerkannten Experten in Sachen Dopingforschung, dem leider viel zu früh verstorbenen Leiter des Instituts für Biochemie der Deutschen Sporthochschule Köln, Prof. Dr. Manfred Donike (1933-1995): „Die niedliche Umschreibung des Hormondopings als „unterstützende Maßnahmen" in der ehemaligen DDR und als „Chancengleichheit" in der Bundesrepublik kennzeichnen die Einstellung der beteiligten Personen und Institutionen. Es besteht kein Zweifel, dass die Gabe von Hormonen zur Leistungssteigerung weder durch die ärztliche Ethik noch durch die staatlich kontrollierten Indikationsgebiete abgedeckt waren und sind. Bei der Beurteilung der hormonellen Dopingmaßnahmen wurden Überlegungen wie beispielsweise unmittelbare negative Auswirkungen auf den Organismus und mögliche Spätschäden gar nicht erst in Betracht gezogen." [72]

4.9 Ausdauer- bzw. Herz-Kreislauf-Training

Viele – aber nicht alle – Natural-Bodybuilder ergänzen ihr Muskelaufbautraining durch Ausdauer-Trainingseinheiten. Ein derartiges Training birgt den Vorteil, dass es das Herz-Kreislauf-System stimuliert und einem unerwünschten Ansatz von Körperfett entgegenwirkt [33, 74], zumal ein Bodybuilder mit überdurchschnittlicher Muskelmasse bei einem derartigen Training wesentlich mehr Energie verbraucht als andere Sportler. Andererseits stellt ein höheres Körpergewicht gerade beim Joggen – einer sehr beliebte Form des Ausdauertrainings – einen Risikofaktor für die Herausbildung von Knie-, Hüftgelenks- oder Wirbelsäulenbeschwerden dar. Jedes „Auftreffen" eines Fußes auf dem Boden beim Joggen erzeugt einen Stoß auf die Gelenke, der umso größer ausfällt, je schwerer man ist. Günstigere Trainingsformen für Bodybuilder sind daher Gehen („Walking"), Radfahren bzw. Ergometertraining, Rudern, Schwimmen sowie sonstige Aktivitäten, bei denen das Körpergewicht nicht impulsartig auf die Gelenke einwirkt.

Zudem sollte bedacht werden, dass auch ein derartiges Training stets Teil der Gesamtbelastung des Athleten ist. Übertreibungen können die Regenerationsfähigkeit ebenso beeinträchtigen wie zu umfangreiche, zu intensive oder zu häufige Krafttrainingseinheiten. Dauer, Intensität und Häufigkeit eines Ausdauertrainings sollten daher sorgfältig abgewogen werden. Bei ein bis zwei wöchentlichen Trainingseinheiten zu je 20 bis 30 Minuten überwiegen gewöhnlich die positiven Effekte.

Es gibt eine Reihe mehr oder weniger stark voneinander abweichender Formeln für die Bestimmung der optimalen Herzfrequenz bei derartigen Trainingseinheiten. Sinnvoll und auch gut praktikabel erscheint die Faustregel, stets ein Tempo zu wählen, welches es erlaubt, sich noch mit einem Begleiter zu unterhalten.

Stark in Mode gekommen ist auch im Ausdauersport in den letzten Jahren das sogenannte Hochintensive Intervalltraining (HIIT). Hierbei findet ein periodischer Wechsel von kurzen, gewöhnlich nur wenige Sekunden bis Minuten dauernden intensiven Belastungsphasen mit hoher Intensität, d.h. hoher Herzfrequenz, mit etwa genauso langen Phasen niedrigerer Intensität statt. Diese Trainingsform erlaubt es, in für Ausdauertrainingsverhältnisse relativ kurzen Trainingseinheiten von nur 20 bis 30 Minuten Dauer einen erheblichen Energieverbrauch zu generieren, was insbesondere für Trainierende interessant ist, die an schnellem Gewichtsverlust durch Fettabbau interessiert sind.

Natural-Bodybuilder, die ein solches Training mit stundenlangen Workouts im Kraftraum und knallharter Diät kombinieren, um sich beispielsweise für einen Wettkampf in Form zu bringen, sind jedoch gut beraten, wenn sie dabei auf die Signale ihres Körpers achten, die ein schleichendes Übertraining anzeigen, um gegebenenfalls die Belastung zu reduzieren, bevor die Form massiv einbricht. Denn während eine 45-minütige, mit mäßigem Tempo absolvierte Runde „Walking" durch den Stadtwald das Immunsystem eher ankurbelt, stellt intensives Ausdauertraining nach dem Muster des HIIT einen Stressfaktor dar, der bei ohnehin schon hoher Gesamtbelastung für die Regenerationsfähigkeit von Nachteil sein kann [133].

*

KAPITEL 5

TRAINING UNTER ERSCHWERTEN BEDINGUNGEN

Kennen Sie auch jemanden, der sich seit Jahren fest vorgenommen hat, unbedingt mit Krafttraining zu beginnen, sobald die äußeren Lebensumstände etwas günstiger geworden sind? Dummerweise werden sie nie günstiger – irgendwas kommt immer dazwischen... Nun ist dieses Buch ohnehin nicht an Personen gerichtet, denen jede Ausrede recht ist, um das Training ausfallen zu lassen oder gar nicht erst damit anzufangen. Aber auch ernsthafte Bodybuilder können in Situationen geraten, in denen ungewöhnliche Lebensumstände ungewöhnliche Lösungen erfordern, um das regelmäßige Training aufrecht zu erhalten. Darum geht es in diesem Kapitel.

Ein Hauptproblem vieler Zeitgenossen scheint mir zu sein, dass sie sich grundsätzlich zuviel vornehmen. Der Anspruch lautet: „Keine halben Sachen – richtig oder gar nicht!" Wenn solche Leute ein gezieltes Muskelaufbautraining beginnen, dann suchen sie sich ein gut eingerichtetes Fitnessstudio und entwerfen einen detaillierten Plan, der vorsieht, mindestens vier- bis fünfmal pro Woche für anderthalb bis zwei Stunden zu trainieren und an den anderen Tagen joggen zu gehen. Sie investieren ordentlich Geld in ein paar Büchsen Proteinpulver und einen Berg Multivitaminpillen und legen los – knallhartes Training, keine Kompromisse!

Nach einer gewissen Zeit jedoch treten irgendwelche unvorhergesehenen Ereignisse ein, die den ganzen schönen Plan durcheinanderwirbeln. In der Firma fallen Überstunden an, der Partner fühlt sich vernachlässigt, die Wohnung muss renoviert werden, das Auto ist kaputt – wir alle kennen das, es läuft eben nicht immer so, wie wir's gern hätten. Vielleicht lässt auch die Motivation etwas nach, wenn auf die anfängliche Begeisterung die Mühen der Ebene folgen und sich herausstellt, dass Muskeln zwar über Nacht wachsen, aber halt nur ganz langsam... Der extrem hoch angesetzte Anspruch ist offensichtlich nicht durchzuhalten, und so machen sich an seiner Stelle Enttäuschung und Desinteresse breit. Man sieht die vormaligen Enthusiasten immer seltener am Eisen, von Begeisterung ist keine Spur mehr und irgendwann bleiben sie ganz weg.

Pläne, die geschmiedet werden, wenn zufällig gerade einmal ideale Rahmenbedingungen herrschen, sind gewöhnlich nicht das Papier wert, auf dem sie stehen. Wann hat es jemals über längere Zeit ideale Zustände gegeben? Ein Trainingsprogramm, das pro Woche fünf Tage Training zu je zwei Stunden vorsieht, ist für die meisten Menschen mit Verpflichtungen außerhalb des Studios auf Dauer nicht durchzuhalten. Bevor man mit einem solcherart unrealistischen Anspruch das eigene Scheitern vorprogrammiert, wählt man besser einen Plan mit drei oder vier Trainingstagen pro Woche – und nicht mit zwei, sondern mit reichlich einer Stunde Dauer pro Trainingseinheit. Für Natural-Bodybuilder, die ausschließlich auf ihre natürliche Regenerationsfähigkeit bauen können, ist das absolut ausreichend [8, 75, 76]. Allerdings sollte man diese Zeit dann auch wirklich zum Trainieren nutzen, statt sie mit Gesprächen oder permanenten Spielereien auf dem Smartphone zu vertrödeln.

Mitunter ist es aber gar nicht unbedingt die reine Trainingszeit, die das Ganze ausufern lässt, sondern der insgesamt notwendige Zeitaufwand für den Besuch im Studio. Hinfahrt, Umziehen, Trainieren, Duschen, Umziehen, Rückfahrt – da sind schnell drei Stunden weg, obwohl man nur eine Stunde trainiert hat. Dummerweise gibt es immer wieder Tage und Wochen, an denen soviel Zeit für das Training einfach nicht drin ist – aus welchem Grund auch immer. Und hat man erst mal ein Training ausfallen lassen, dann kommt es auf ein zweites oder drittes ausgefallenes Training auch nicht mehr an! Bevor man sich versieht, hat man zwei Wochen nicht trainiert!

Eine überaus hilfreiche Anschaffung für derartige unvorhergesehene zeitliche Engpässe sind eigene Trainingsgeräte! Dies erfordert weder zusätzlichen Wohnraum noch exorbitanten finanziellen Aufwand: Ein Paar gewichtsvariable Kurzhanteln und eine Trainingsbank lassen sich selbst in der kleinsten Wohnung unterbringen und sind in guter Qualität für weniger als 200 Euro erhältlich (Internetadressen siehe Anhang). Eigene Geräte können ein unglaubliches Maß an Unabhängigkeit bringen, weil man an keine Studioöffnungszeiten gebunden ist. Man kann morgens vor der Arbeit trainieren oder abends nach der Arbeit. Man kann die eine Hälfte des Trainings auf den Morgen und die andere auf den Nachmittag legen. Notfalls kann man sogar zu Zeiten trainieren, zu denen jedes Studio geschlossen ist. In meiner Studentenzeit ging es manchmal erst nach 24.00 Uhr richtig los...

Die Tabelle 17 auf der folgenden Seite listet gute Übungen, die man mit Kurzhanteln und einer einfachen Flachbank jederzeit zu Hause ausführen kann.

Plant man das Training zu Hause nicht nur als Notvariante, sondern als häufigere Alternative zum Training im Fitnessstudio, dann rate ich zur zusätzlichen Anschaffung einer kombinierten Beinbeuge-/Beinstreckmaschine (unter Bodybuildern „Beinschwinge“ genannt). Der Handel bietet zahlreiche Trainingsbänke und Multifunktionstürme mit einer Vorrichtung für das Beintraining an. Die Qualität ist jedoch sehr unterschiedlich, weshalb man ein entsprechendes Gerät vor dem Kauf besser ausprobieren sollte. Insbesondere kranken viele Beinbeuge-/ Beinstreckvorrichtungen mit Scheibenbestückung daran, dass sie nicht nur arg „klapprig“ sind, sondern zudem in der Startposition praktisch keinen Widerstand bieten. Das mag für ein allgemeines Fitnesstraining akzeptabel sein, aber nicht für ernsthaftes Natural Bodybuilding. Inzwischen sind jedoch auch sehr gute Beintrainingsmaschinen für den Heimgebrauch erhältlich (Internetadressen empfehlenswerter Anbieter im Anhang).

Ein zweites wichtiges Utensil ist nach meinem Dafürhalten eine Gelegenheit zum Klimmziehen. Man kann sich mit einem handelsüblichen

Türreck helfen oder, wenn die Wände stabil genug sind, irgendwo eine richtige Klimmzugstange anbringen. Der Fachhandel bietet gelegentlich auch freistehende Klimmzug-/Beugestützstationen an. In Ausnahmefällen geht's

Tab. 17 Übungen mit Flachbank und Kurzhanteln

Brust	• Butterfly mit Kurzhanteln • Kurzhantelbankdrücken
Rücken	• Überzüge • Rudern einarmig
Schultern	• Armseitheben stehend • Armseitheben vorgebeugt • Frontheben • Kurzhanteldrücken
Armbeuger	• Konzentrationscurl • beidarmiger Kurzhantelcurl sitzend
Trizepse	• einarmiges Kurzhantel-Trizepsdrücken liegend • Kickbacks • Liegestütze mit engem Griff
Quadrizeps	• Kniebeugen mit Kurzhanteln • einbeinige Kniebeugen • Sissy-Squat
Beinbeuger	• Kreuzheben mit durchgedrückten Knien (2 Kurzhanteln)
Waden	• einbeiniges Wadenheben stehend mit Kurzhantel
Bauch	• Crunches • Beinheben liegend

aber auch mit weniger Aufwand. Ich habe zu Hause auch schon Klimmzüge (mit angewinkelten Beinen) an einer Langhantelstange trainiert, die auf zwei maximal hochgestellten Kniebeugeständern lag.

Wenn man vor der Investition nicht zurückschreckt, dann lohnt sich auf jeden Fall auch die Anschaffung eines Zugturms. Hat man genügend Scheiben zur Verfügung, spart man sich so die Klimmzugstation, da es für jede Klimmzugvariante eine von der Bewegung her nahezu identische Übungsvariante am Zugturm gibt. In der Vergangenheit habe ich Zugtürmen, deren Gewichtsschlitten auf einem verchromten Vierkantrohr gleitet, immer ein gewisses Misstrauen entgegengebracht. Seitdem ich jedoch einen solchen Zugturm besitze, möchte ich ihn nicht mehr hergeben. Wichtig ist allerdings, dass die Vierkantrohre verchromt sind und regelmäßig mit Silikonspray behandelt werden, um die Reibung zu minimieren.

Ein weiterer wesentlicher Punkt in Verbindung mit dem Thema „Training unter erschwerten Bedingungen" ist das Training bei Verletzungen oder Sportschäden.

In der Zeit, als mich monatelang massive Schmerzen in den Ellbogen plagten, rieten mir mehrere Ärzte, das Training aufzugeben. In gewisser Weise habe ich ihren Ratschlag befolgt: Ich gab das Training auf – das Training, das ich bisher betrieben hatte. Das Training insgesamt aufzugeben wäre mir nie in den Sinn gekommen. Um auch zukünftig trainieren zu können, begann ich bei Null und erstellte mir auf der Basis von Versuch und Irrtum einen völlig neuen Trainingsplan. Jede einzelne Übung, die ich in diesen Plan aufnahm, beobachtete ich hinsichtlich ihrer Wirkung. Sobald sich Schmerzen einstellten, wurde die Übung aus dem Plan geworfen. Auf diese Weise fand ich bald heraus, dass es nicht das Training an sich war, das mir Schmerzen bereitete, sondern dass die Schmerzen nur von ganz bestimmten Übungen ausgelöst wurden. Mitunter waren es sogar nur ganz bestimmte Übungsvarianten oder Gelenkwinkel, die sich als problemträchtig herauskristallisierten.

Im Verlauf der Zeit schuf ich mir auf diese Weise ein ganzes System von Übungen, Übungsvarianten und Belastungsverfahren, das mir bis heute ein effektives und schmerzfreies Training ermöglicht. Ohne es zu wissen, hatte ich eine alte Technik des Bodybuildings angewendet. Man nennt sie: „Um den Schmerz herum trainieren!“

Generell abzuraten ist von der Verwendung von Schmerzmitteln, um trainieren zu können. Derartige Medikamente mögen den Schmerz nehmen, aber sie beseitigen seine Ursache nicht. Schmerzen treten auf, wenn im Organismus ein Problem besteht, beispielsweise eine Entzündung. Dieses Problem wird fortbestehen und sich verschlimmern, wenn es lediglich mit Schmerzmitteln angegangen wird. Jeder Bodybuilder, der im Training irgendwann Schmerzen empfindet, die er nicht einordnen kann, sollte somit besser versuchen, diesen Schmerz durch ein verändertes Training – beispielsweise die Wahl anderer Übungen – zu beseitigen, oder aber einen Arzt aufsuchen. Wenn er jedoch von diesem Arzt eine Beratung wünscht, wie er im Training zukünftig verfahren soll, dann rate ich ihm, einen versierten Sportarzt zu befragen, möglichst einen, der über Erfahrung im Krafttraining verfügt.

*

KAPITEL 6

ERNÄHRUNG UND NATURAL BODYBUILDING

Das Thema Ernährung hat sich in den letzten Jahren zu einem Dauerbrenner auf den unterschiedlichsten gesellschaftlichen Ebenen entwickelt. Aus einer Debatte um physiologische Nährwerte ist ein Streit um philosophische Grundwerte geworden. Ist es okay, wenn Kinderspeiseeinrichtungen fortan kein Schweinefleisch mehr anbieten, weil Kinder moslemischen Glaubens sonst nicht mitessen können – oder darf man hier etwas mehr Anpassung an die „deutsche Esskultur" erwarten? Ist Fleischessen überhaupt noch „politisch korrekt", oder sollte man besser Veganer werden, um damit ein Zeichen gegen Klimawandel und Tierquälerei zu setzen?

Auch Bodybuilder, die monatelang Diät halten, statt nach Herzenslust zu schlemmen, müssen sich möglicherweise die Frage gefallen lassen, ob sie nicht irgendwelchen abwegigen Wertvorstellungen anhängen. Wie sich ein Mensch ernährt, das scheint inzwischen zu einer Art Visitenkarte seiner religiösen, politischen und ethisch-moralischen Grundwerte geworden zu sein.

Mit der Art, wie und warum sich ein Mensch so ernährt, wie er es eben tut, integriert er sich oder grenzt sich aus. Da wir als Bodybuilder nun einmal in dieser Welt leben, müssen wir auch mit diesem Zustand irgendwie klarkommen. Doch fangen wir zunächst bei den Grundlagen an.

6.1 Grundbestandteile der Nahrung

Die Ernährungswissenschaft geht heute gewöhnlich davon aus, dass unsere Nahrung die Grundbestandteile enthält, die in nebenstehender Tabelle aufgelistet sind [77].

6.1.1 Eiweiße (Proteine)

Eiweiß – auch Protein genannt – ist für unseren Organismus nach dem Wasser der wichtigste Baustoff. Es gibt Hormone, die nur aus Protein bestehen (z.B. das Bauchspeicheldrüsenhormon Insulin, das den Blutzuckerspiegel senkt). Die sogenannten Plasmaproteine regulieren den Wasserhaushalt zwischen Blut und Gewebe. Zahlreiche weitere Funktionen der Proteine ließen sich nennen. Für Bodybuilder ist vor allem interessant, dass Protein ein Hauptbestandteil der Skelettmuskulatur ist: Rund 75 Prozent unserer Muskulatur bestehen aus Wasser, 20 Prozent aus Protein. Unser Körper kann Nahrungseiweiß aber auch zur Energiegewinnung nutzen. Ein Gramm Protein liefert dann rund 4,1 Kilokalorien bzw. rund 17 Kilojoule.

Die Bausteine der Eiweiße bezeichnet man als Aminosäuren. Man unterscheidet dabei drei verschiedene Gruppen: Die Gruppe der Aminosäuren, die unser Körper nicht selbst herstellen kann, nennt man „essenzielle Aminosäuren“ (essenziell = notwendig). Zu ihnen zählen u.a. die „verzweigtkettigen Aminosäuren“ Isoleucin, Leucin und Valin, die man in englischer Sprache als „branched-chain amino acids“ bezeichnet. Bodybuildern sind diese Aminosäuren wahrscheinlich aus Werbeanzeigen für Aminosäurepräparate bestens bekannt. Es sei daher an dieser Stelle noch einmal darauf hingewiesen, dass diese Aminosäuren auch in natürlichen Eiweißquellen wie Milch, Eiern, Quark oder Soja vorkommen. Weitere essenzielle Aminosäuren sind Lysin, Methionin, Phenylalanin, Threonin und Tryptophan. Seit geraumer Zeit wird mitunter auch die Aminosäure Histidin als essenziell eingeordnet.

Die zweite Gruppe wird von den „nichtessenziellen Aminosäuren“ gebildet, die unser Körper selbst herstellen kann, wenn er genügend Aminosäuren der ersten Gruppe zur Verfügung hat. Die dritte Gruppe stellen

Tab. 18 Grundbestandteile der Nahrung

• Eiweiße (Protein)	• Mineralstoffe
• Kohlenhydrate	• Wasser
• Fette	• Ballaststoffe
• Vitamine	• Sekundäre Pflanzenstoffe

sogenannte „halbessenzielle Aminosäuren“ dar, die nur für Kinder und einige Menschen mit einem besonderen Stoffwechseltyp lebensnotwendig sind (z.B. Histidin) [78, 79]. Einige Lehrbücher beziffern die Gesamtzahl der für die Ernährung des Menschen bedeutsamen Aminosäuren auf 22, andere Lehrbücher nennen lediglich 20.

Als die Menschheit noch ein Dasein als Jäger und Sammler führte, war für sie vor allem Fleisch eine wertvolle Proteinquelle, da tierisches Eiweiß mehr essenzielle Aminosäuren enthält als pflanzliches Protein. Inzwischen ist es der modernen Lebensmitteltechnologie jedoch gelungen, pflanzliche Proteinquellen wie Soja, Erbsen und Lupinen derartig aufzubereiten, dass die daraus hergestellten „Fleischersatz-Produkte“ in ihrem Gehalt an essenziellen Aminosäuren mit Lebensmitteln tierischer Herkunft problemlos mithalten können.

Protein ist also nicht gleich Protein. Das entscheidende Kriterium für die Qualität des in einem Lebensmittel enthaltenen Proteins ist die „biologische Wertigkeit“. Je höher die biologische Wertigkeit einer Proteinquelle ist, desto mehr körpereigenes Protein kann der Organismus daraus herstellen. Zum Beispiel beträgt die biologische Wertigkeit von Speisequark sagenhafte 98 Prozent, d.h. unser Körper kann aus 100 Gramm Speisequark-Protein immerhin 98 Gramm körpereigenes Eiweiß produzieren. Dagegen liegt die biologische Wertigkeit von Möhrenprotein gerade einmal bei 36 Prozent, d.h.

aus 100 Gramm Möhren-Eiweiß können lediglich 36 Gramm körpereigenes Protein hergestellt werden, weil in Möhren nur sehr wenig von der Aminosäure Methionin enthalten ist [77]. Andererseits ist es durch geschickte Kombination verschiedener Proteinquellen mit relativ geringer biologischer Wertigkeit durchaus möglich, Proteinmischungen mit einer biologischen Wertigkeit von über 100 herzustellen. Spitzenreiter ist hierbei die Mischung von Vollei-Protein mit Kartoffelprotein – die biologische Wertigkeit dieser Kombination liegt bei 137 [86].

Neben der Qualität des Eiweißes ist freilich auch noch wichtig, wieviel Eiweiß in einem Lebensmittel vorkommt. Die Natur hat ihre Gaben hier sehr unterschiedlich verteilt: Es gibt Lebensmittel, die relativ große Mengen Eiweiß enthalten, das noch dazu eine hohe biologische Wertigkeit besitzt. Andere Lebensmittel enthalten dagegen nahezu überhaupt kein Eiweiß, und das bisschen, was sie aufzuweisen haben, hat noch dazu nur eine geringe biologische Wertigkeit. Auch das lässt sich gut am Vergleich von Speisequark und Möhren darstellen: In 100 Gramm Speisequark stecken 14 Gramm hochwertiges Eiweiß, 100 Gramm Möhren liefern dagegen gerade einmal ein Gramm, mit dem unser Körper noch dazu nicht einmal allzu viel anfangen kann, weil dieses Eiweiß auch noch ziemlich „minderwertig" ist, also nur eine geringe biologische Wertigkeit besitzt.

Da in pflanzlichen Lebensmitteln generell nicht nur relativ wenig Eiweiß enthalten ist, sondern dieses Eiweiß außerdem auch nur eine vergleichsweise geringe biologische Wertigkeit aufweist, hätten reine Veganer, also Menschen, die jede Form von tierischem Protein ablehnen, in der Steinzeit kaum Überlebenschancen gehabt. Mit dem Übergang zu Ackerbau und Viehzucht vor etwa 10 000 Jahren erschloss sich der Mensch dann zusätzliche Quellen für hochwertiges tierisches Protein, als er begann, die Milch von Rindern, Schafen und Ziegen ebenso für seine Ernährung zu nutzen wie Hühner- und Enteneier. Fleischverzicht war somit für Bodybuilder in der Vergangenheit nicht unbedingt ein Problem, solange sie reichlich Milch, Quark und Eier konsumierten. Diese Ernährungsform praktizierte beispielsweise Bill Pearl, der als dreifacher NABBA-Mister Universum zu den berühmtesten Bodybuildern aller Zeiten zählt – als bekennender Vegetarier.

Inzwischen kann man als Bodybuilder sogar komplett vegan leben, sprich auf jedwede tierische Proteinquelle verzichten. Aus pflanzlichen Proteinquellen hergestellte Fleischersatzprodukte finden sich inzwischen auch in deutschen Supermärkten in immer größerer Vielfalt. Auch für Veganer geeignete Proteinpräparate auf Basis von Soja-, Erbsen- und Lupineneiweiß werden inzwischen schon in ganz normalen Drogeriemärkten angeboten. Offenbar ist der Markt lukrativ: Muskeln sind durchaus populär, und es hat sich herumgesprochen, dass man dafür nicht nur trainieren, sondern auch genügend Baumaterial anbieten muss.

Allerdings auch wieder nicht ganz so viel, wie man noch bis vor ein paar Jahren glaubte. Die Deutsche Gesellschaft für Ernährung (DGE) geht davon aus, dass ein gesunder Erwachsener am Tag rund 0,8 Gramm Eiweiß pro Kilogramm Körpergewicht benötigt [4, 77, 80]. Für einen 80 Kilogramm schweren Bundesbürger wären das also am Tag etwa 80 x 0,8 = 64 Gramm. Weil aber in Deutschland massenhaft Hamburger, Steaks, Würste und sonstige eiweißreiche Speisen verzehrt werden, kommt der Durchschnittsdeutsche bei der Proteinaufnahme tagtäglich gut und gerne auf das Anderthalbfache des Bedarfs, nämlich auf 1,2-1,4 Gramm pro Kilogramm Körpergewicht [79, 80, 81].

Die DGE ist der Meinung, dass soviel Eiweiß selbst für hart trainierende Bodybuilder in der Aufbauphase völlig ausreicht und eine Investition in zusätzliche Proteinquellen wie Eiweißpulver deshalb nur rausgeworfenes Geld ist [80, 81]. Es gibt jedoch Wissenschaftler, die das anders sehen. So empfiehlt zum Beispiel Dr. Peter Konopka für ein Erfolg versprechendes Muskelaufbautraining die tägliche Aufnahme von 1,5 bis 3,2 Gramm pro Kilogramm Körpergewicht [78]. Für einen 90 Kilogramm schweren Athleten bedeutet das bis zu 288 Gramm Eiweiß pro Tag, und das ist ohne spezielle Eiweißpräparate oder zumindest massive Ernährungsumstellung wohl wirklich kaum zu schaffen. So sieht das auch Prof. Dr. med. habil. Georg Neumann vom Institut für Angewandte Trainingswissenschaft (IAT) Leipzig, der wörtlich formuliert: „Der Muskelaufbau ist mit einer normalen Mischkost nicht möglich. (...) Die von der DGE ausgesprochene Empfehlung zur täglichen Proteinaufnahme von 0,8-1,2 g/kg Körpergewicht reicht für die Steigerung der Muskelkraft oder die gezielte Muskelfaserhypertrophie nicht aus. Diese empfohlene Proteinmenge wird in der Praxis der Bodybuilder und Kraftsportler zeitweilig um den Faktor 3-4 übertroffen." [134]

Hier warnt die DGE davor, dass unter Umständen Nierenschädigungen nicht ausgeschlossen werden können [80]. Meine eigenen Erhebungen unter 50 langjährig trainierenden Kraftsportlern haben allerdings ergeben, dass trotz überdurchschnittlichen Eiweißkonsums (Mittelwert ca. 1,8 Gramm pro Kilogramm Körpergewicht) bei keinem Athleten je irgendwelche Nierenprobleme aufgetreten waren, die mit dem Eiweißverzehr zu tun hatten. Allerdings tranken die befragten Athleten mit durchschnittlich 3,19 Litern am Tag auch mehr als ein deutscher Normalbürger – und reichliche Flüssigkeitszufuhr begünstigt die Gesunderhaltung unserer Nieren (nicht umsonst sprechen Biertrinker verniedlichend von der „prophylaktischen Nierenspülung") [8, 33, 79].

Wieviel Eiweiß ein Bodybuilder nun wirklich zum Muskelaufbau benötigt, ist nach wie vor wissenschaftlich umstritten. Wer überreichlich Eiweiß verzehrt, sollte auf jeden Fall viel trinken. Dass es ohne Eiweißpräparate geht, zeigen nicht zuletzt die Erfahrungen der Ostblock-Bodybuilder, die zu Zeiten des „Eisernen Vorhanges" kiloweise Magerquark verkonsumierten. Jahrzehntelang zählte es zu meinen geheiligten morgendlichen Ritualen, mir unmittelbar nach dem Aufstehen erst einmal einen Protein-Shake aus 250 Gramm Magerquark, 0,5 Liter Milch und etwas Kakao-Getränkepulver zuzubereiten. Diese Mischung entspricht einer Proteinmenge von etwa 50 Gramm mit einer biologischen Wertigkeit von deutlich über 90 Prozent. Mehr kann das Blut aus dem Dünndarm bei einer einzigen Mahlzeit kaum resorbieren, alles, was darüber hinaus aufgenommen wird, wandert auf direktem Weg in den Dickdarm und provoziert die dortigen Darmbakterien nur zur Produktion unschön riechender Gase.

Etwa 50 Gramm hochwertige Proteinaufnahme alle drei bis vier Stunden ergeben bei fünf Mahlzeiten täglich insgesamt ca. 250 Gramm, was wohl selbst den Schwergewichten unter den Natural-Bodybuildern vollauf genügen sollte. Dabei ist es auch nicht nötig, sich nachts einen Eiweiß-Shake neben den Wecker zu stellen, der dann vier Stunden später klingelt, um einen daran zu erinnern, dass man die nächsten 50 Gramm Protein zu sich nimmt. Denn aus dem Blut gelangt das Protein ebenso wie jeder andere Nährstoff nicht direkt zur Muskulatur, sondern über den Pfortaderkreislauf zunächst einmal zur Leber. Die Leber ist das zentrale Stoffwechselorgan des menschlichen Körpers überhaupt. Sie nimmt Nährstoffe aus dem Blut nicht nur auf, sondern wandelt sie auch in erheblichem Maße ineinander um, speichert sie und baut Stoffwechselgifte ab. Nicht ohne Grund sind Leberschäden bei Alkoholikern oder notorischen Anabolikakonsumenten so weit verbreitet. Der Grund, warum Bodybuilding-Profis Anabolika inzwischen lieber spritzen statt als Pille schlucken, besteht darin, dass man durch Injektionen den Pfortaderkreislauf und damit die Leber umgeht. Doch auch dieser Trick versagt irgendwann, wenn man die Dinge auf die Spitze treibt: Die Leber des 1996 im Alter von nur 31 Jahren verstorbenen deutsch-österreichischen Bodybuilding-Profis Andreas Münzer war durch den fortgesetzten Missbrauch zahlreicher Pharmaka, um es mit den Worten des „Spiegel" zu formulieren, „nahezu vollständig aufgelöst" [135].

Dass Bodybuilder, die ihren Muskelaufbau durch Anabolika und andere Pharmaka unterstützen, mehr Protein verwerten und ihre Muskeln somit auch deutlich schneller wachsen lassen können als Natural-Bodybuilder, liegt auf der Hand. Es ist wie auf einer Baustelle: Wenn dort nur zehn Maurer täglich acht Stunden lang streng nach Tarif arbeiten, dann kann in dieser Zeit eben auch nur eine bestimmte Menge Baumaterial verarbeitet werden. Wenn dagegen neben den zehn legal beschäftigten Maurern noch 50 Schwarzarbeiter auf der Baustelle schuften, und das nicht nur tagsüber, sondern auch nachts, am besten rund um die Uhr, dann wird wesentlich mehr Baumaterial benötigt und das Gebäude wird schnell in die Höhe schießen. Aus diesem Grund ist es Unsinn, wenn Natural-Bodybuilder versuchen, ähnlich große Proteinmengen zu sich zu nehmen wie schwer gedopte Bodybuilding-Profis, die sich tatsächlich nachts den Wecker stellen, um noch zusätzlich Protein zu tanken: Die Muskulatur eines Natural-Bodybuilders kann diese Mengen gar nicht verwerten, der Proteinüberschuss wird in der Leber zu Glykogen oder Fett umgebaut. Mehr als 2,5 Gramm Protein pro Kilogramm Körpergewicht dürfte kaum ein Natural-Bodybuilder benötigen.

Mit etwas Geschick bei der Lebensmittelauswahl und wenig Anspruch an kulinarische Abwechslung ist dies auch ohne die Einnahme von Proteinpräparaten hinzubekommen: Harzer Käse, Magerquark, Joghurt, Geflügel- oder Tofuwurst, Soja-Getränke – die Liste der proteinreichen Produkte, die inzwischen jeder Supermarkt anbietet, ist lang und scheint wöchentlich länger zu werden.

Dennoch bin auch ich vor einigen Jahren wieder auf Proteinpulver umgestiegen, jetzt allerdings auf ein Sojaprodukt, nachdem ich feststellen musste, dass ich als überzeugter Vegetarier inzwischen keine größeren Mengen an Milchprodukten mehr vertrage. Ich rate allerdings dringend dazu, sich beim Kauf von Eiweißpräparaten nach einer seriösen Firma umzusehen, möglichst einer, die nicht nur in Deutschland verkauft, sondern auch in Deutschland produziert und damit sowohl dem deutschen Lebensmittelrecht als auch dem deutschen Strafrecht unterliegt! Unbedingt Finger weg von irgendwelchen ausländischen „Briefkastenfirmen", die nur übers Internet vertreiben und weit weg sind, sobald es um Fragen der Produkthaftung geht!

Eine letzte Bemerkung zu der in Verbindung mit Soja-Produkten immer wieder aufkommenden Frage nach den darin enthaltenen sogenannten Isoflavonen, also chemischen Substanzen, die dem weiblichen Sexualhormon Östradiol ähneln. Immer wieder einmal wird – vor allem von Interessengruppen, die der vegetarischen Ernährung ablehnend gegenüber stehen – diskutiert, ob diese Isoflavone die Produktion des körpereigenen Testosterons von Männern dezimieren könnten. Es hat eine ganze Reihe von Studien gegeben, die aufzeigen konnten, dass derartige Befürchtung wohl nicht zu rechtfertigen sind [136, 137, 138, 139]. Dessen ungeachtet sind die Nutzer von Sojaproteinpulver wohl auch schon deshalb auf der sicheren Seite, weil die meisten derartigen Produkte keine Konzentrate, sondern Isolate sind, d.h. weil das Sojaprotein durch den Herstellungsprozess isoliert und damit auch der Gehalt an Isoflavonen reduziert wird.

Bei den gewaltigen Mengen an Sojaprotein, die ich in den vergangenen Jahren verkonsumiert habe, hätte mir der von zahlreichen Soja-Kritikern befürchtete Testosteronmangel eigentlich irgendwie auffallen müssen, zumal ich mit meinen inzwischen 54 Lenzen ja ohnehin eine abnehmende Testosteronmenge zu erwarten hätte. Komisch, dass ich absolut nichts davon merke, sondern meine Leistung im Kraftraum seit über 20 Jahren halte und mich bei Niederschrift dieser Zeilen gerade auf die nächste Europameisterschaft im Natural Bodybuilding vorbereite. Es geht doch nichts über einen lebenslangen Selbstversuch!

6.1.2 Kohlenhydrate

Kohlenhydrate sind unsere wichtigsten Energiespender bei intensiven Anstrengungen. Man unterteilt sie meist in drei Gruppen: Einfachzucker (Monosaccharide) mit Traubenzucker, Fruchtzucker und Schleimzucker.

Zweifachzucker (Disaccharide) mit Rohr- bzw. Rübenzucker, Malzzucker und Milchzucker. Vielfachzucker (Polysaccharide) mit hauptsächlich Stärke und (unverdaulicher) Zellulose. Jedes Gramm Kohlenhydrate liefert im Durchschnitt 4,1 Kilokalorien (rund 17 Kilojoule).

Normalerweise gewinnt unser Organismus seine Energie vorwiegend durch Fettverbrennung. Sobald in unserem Körper jedoch schnell größere Energiemengen benötigt werden und noch dazu die Sauerstoffversorgung knapp wird, stellt sich der Stoffwechsel auf Kohlenhydratverbrennung um. „Verbrannt" wird dabei Traubenzucker (Glukose). Traubenzucker speichert unser Körper im Blut (als Blutzucker), in der Skelettmuskulatur (als Muskelglykogen) und in der Leber (als Leberglykogen). Am wichtigsten ist die kontinuierliche Versorgung mit Traubenzucker jedoch für das Gehirn, weil es keinen Traubenzucker speichern kann, ihn aber für die Energieversorgung zwingend benötigt.

Wenn wir beim Krafttraining richtig „powern", dann werden sowohl das Glykogen in Muskeln und Leber als auch der Blutzucker zur Energiegewinnung abgebaut („der Blutzuckerspiegel sinkt"). Weil aber beim klassischen Muskelaufbautraining mit Sätzen im Bereich von 8-12 Wiederholungen die Blutgefäße durch die kontrahierenden Muskelfasern „abgeklemmt" werden und somit auch die Sauerstoffversorgung in der Arbeitsmuskulatur ins Stocken gerät, erfolgt der Abbau des Traubenzuckers jetzt nur bis zu einer Zwischenstufe, der Milchsäure, die in der Folge das bereits beschriebene

Brennen verursacht (Wir erinnern uns: No pain, no gain!). Früher glaubte man, dass Milchsäure Muskelkater verursacht, heute weiß man, dass Muskelkater aus winzigen Verletzungen der Muskelfasern herrührt, welche aber zum Glück ohne negative Folgen abheilen [83].

Ein stark schwankender Blutzuckerspiegel ist für unseren Organismus aus mehreren Gründen ungünstig. Sinkt er zu stark, tritt deutlicher Leistungsrückgang ein. Aus den Ausdauerdisziplinen ist der sogenannte „Hunger-Ast" bekannt, d.h. einem Marathonläufer oder Tour-de-France-Teilnehmer wird plötzlich schwarz vor Augen, wenn die Glykogenspeicher so weit geleert sind, dass sie keinen Blutzucker mehr „nachliefern" können, sodass der Blutzuckerspiegel immer weiter absinkt und am Ende das Gehirn „unterzuckert" ist.

Steigt der Blutzuckerspiegel hingegen zu stark an, dann schüttet unsere Bauchspeicheldrüse das den Blutzucker senkende Hormon Insulin ins Blut aus. Ist das Gehirn mit genügend Glukose versorgt, dann „öffnet" Insulin über einen komplizierten Mechanismus die Glykogenspeicher in den Muskeln und der Leber, welche den Traubenzucker aus dem Blut aufnehmen können, sodass der Blutzuckerspiegel wieder auf Normalmaß sinkt. Sind die Glykogenspeicher voll, wird der Traubenzucker in die Fettzellen eingeschleust, in Fett umgewandelt und gespeichert.

Vor allem Traubenzucker (Glukose) und Haushaltzucker (Saccharose) lassen den Blutzuckerspiegel sehr schnell in die Höhe schießen. Wenn die Glykogenspeicher in der Muskulatur und der Leber bereits gefüllt sind – und außer nach intensiver körperlicher Belastung sind sie das meistens – , dann hat unser Körper nur die Möglichkeit, den überschüssigen Blutzucker in die Fettzellen einzuschleusen. Dort wird er dann, wie beschrieben, in Fett umgewandelt und gespeichert. Weil das aber so ziemlich das genaue Gegenteil von dem ist, was ein Bodybuilder anstrebt, sollte man starke Blutzuckerschwankungen möglichst meiden. Außer nach intensivem Krafttraining empfiehlt es sich daher, den Verzehr von stark zuckerhaltigen Naschereien auf ein Minimum zu beschränken.

Das gilt übrigens auch für den angeblichen „Starkmacher" Traubenzucker, der in Müsli, Cornflakes oder „Energieriegeln" für ein positives Image

Tab. 19 Glykämischer Index ausgewählter Lebensmittel

Lebensmittel	GI	Lebensmittel	GI
• Bonbons	80	• Pumpernickel	41
• Sportgetränke	78	• Apfelsaft	39
• Kartoffeln, gekocht	76	• Tomatensaft	38
• Weizenbrot	70	• Äpfel	37
• Roggenbrot	69	• Joghurt	36
• Reis, poliert	64	• Birnen	33
• Cola	63	• Karotten, gekocht	32
• Müsliflocken	56	• Aprikosen, getrocknet	29
• Bananen, reif	52	• Kidneybohnen	28
• Orangensaft	50	• Vollmilch	27
• Makkaroni	48	• Karotten, roh	16
• Milchschokolade	43	• Erdnüsse	14

sorgen soll, in Wirklichkeit aber nur auf die angeborene Vorliebe aller Kinder für Süßes abzielt. Von Traubenzucker profitiert vielleicht ein Ausdauersportler, dem auf den letzten Metern die Energiereserven ausgehen, mit Sicherheit auch ein unterzuckerter Diabetiker, einem Kraftsportler am Frühstückstisch hingegen verschafft er genau die Blutzuckerschwankungen, die es gerade zu meiden gilt. Ein Maß für die Geschwindigkeit, mit der ein Lebensmittel den Blutzuckerspiegel ansteigen lässt, ist der sogenannte „Glykämische Index". Um eine gleichmäßige Energieversorgung zu gewährleisten und gleichzeitig Blutzuckerschwankungen und nachfolgenden Fettansatz zu vermeiden, sollten Bodybuilder Lebensmittel mit einem niedrigen Glykämischen Index bevorzugen. Deshalb oben in Tabelle 19 eine knappe Übersicht [84].

Diese Werte gelten jedoch nur für einzelne Lebensmittel. Neuere Forschungen haben gezeigt, dass der Glykämische Index sinkt, sobald die Kohlenhydrate in Verbindung mit Fett verzehrt werden. Eine Scheibe Weißbrot mit Butter oder Margarine hat also einen niedrigeren Glykämischen Index als eine trockene Weißbrotscheibe [85].

Übrigens zählt auch die unverdauliche Zellulose zu den Kohlenhydraten. Sie ist als Gerüstsubstanz pflanzlicher Zellen vor allem in Vollkornprodukten enthalten. Gemeinsam mit anderen unverdaulichen Stoffen aus Obst und Gemüse ist die Zellulose für unseren Organismus als Ballaststoff von Bedeutung. Ballaststoffe binden im menschlichen Darm Flüssigkeit und sorgen so für eine geregelte Verdauung. Fehlen sie, droht Verstopfung. Die moderne Ernährungslehre empfiehlt den Verzehr von mindestens 30 Gramm Ballaststoffen am Tag [77, 86]. Bodybuilder, die reichlich Obst und Gemüse verzehren, brauchen einen Mangel mit Sicherheit nicht zu befürchten, weshalb die Thematik an dieser Stelle auch nicht weiter diskutiert werden soll.

Immer wieder für eine Debatte gut ist hingegen die Low-Carb-Ernährung, bei der die Kohlenhydratzufuhr drastisch eingeschränkt und dafür – irgendwas muss man ja essen – der Protein- und Fettanteil der Nahrung deutlich erhöht wird. Die zwangsläufige Folge wird sein, dass die Leber beginnt, Fett und Protein zu Kohlenhydraten umzubauen, um den Glukosebedarf des Gehirns zu decken. Physiologen nennen diesen Vorgang „Glukoneogenese". Eine eher unerwünschte Nebenwirkung dieses Stoffwechselprozesses ist die Bildung sogenannter Ketonkörper, die dann von der Leber über die Blutbahn in die Lunge geraten und dort für einen stechend-säuerlich riechenden Atem sorgen.

Die Bildung dieser Ketonkörper ist dafür verantwortlich, dass die verschiedenen Varianten der Low-Carb-Ernährung gelegentlich auch als „ketogene Diäten" bezeichnet werden. Neben dieser unerwünschten Wirkung gibt es jedoch auch eine vielfach überaus erwünschte: einen oftmals dramatischen Fettverlust! Da eine kohlenhydratarme Ernährung faktisch keine Blutzuckerschwankungen verursachen kann, sind Heißhungerattacken mit nachfolgendem Kontrollverlust beim Essen nicht zu erwarten. Anders ausgedrückt: Hat man die gewöhnlich mehrtägige Umstellungsphase glücklich überstanden – was nicht immer ganz leicht ist –, dann sieht man die Pfunde oft von einen Tag auf den anderen purzeln. So ziemlich alle Wettkampf-Bodybuilder, die ich kenne, sind daher überzeugte Low-Carb-Anhänger, und auch ich selbst bin keine Ausnahme.

Allerdings sollte man sich in diesem Zusammenhang klar vor Augen führen, was man will. Low-Carb kann einem Bodybuilder zu einer phantastischen Wettkampf-Form verhelfen, aber einen Fußballer oder Kampfsportler am Boden zerstören. Wo explosive, anaerobe Leistungserbringung gefragt ist, müssen verbrauchte Glykogenreserven in Muskeln und Leber schnellstmöglich wieder aufgefüllt werden, anderenfalls drohen dramatische Leistungseinbußen. Sportphysiologen sprechen von einer „schleichenden Glykogenverarmung", und die ist bei einer Low-Carb-Ernährung in jedem Fall zu erwarten. Kein Wunder, dass Bodybuilder wenige Tage vor dem Wettkampf oft wirken, als wären sie kurz vor dem Umfallen – sie wirken nicht nur so... Die „Deutsche Zeitschrift für Sportmedizin" mahnt in ihrer April-Ausgabe 2016 an, im Sport „gesundheitliche Risiken, die mit ‚low carb' einhergehen können, wie erhöhte Infekt- und Verletzungsanfälligkeit, Stress und Übertraining nicht außer Acht" zu lassen [141].

Ergänzend wird an gleicher Stelle festgestellt: „Im Allgemeinen sollte im (Leistungs)Sport weder eine ausschließliche ‚high' noch ‚low carb' Ernährung zum Einsatz kommen. Vielmehr wird eine variable Kohlenhydrataufnahme, die sich an der jeweiligen Sportart, den Trainingszielen sowie dem Trainingszyklus orientiert, empfohlen."

Bleibt die Frage: Wieviel Kohlenhydrate dürfen's denn sein? Immerhin ist ja nicht von „No carb" (wie bei der Atkins-Diät), sondern Low Carb, also einer „niedrigen" Kohlenhydrataufnahme, die Rede. Ich persönlich habe mich hier nie mit Waage und Taschenrechner herumgequält, sondern stets am Vorbild der Mittelmeerländer orientiert, wo nicht nur bei fettreichen Lebensmitteln wie Olivenöl und Nüssen, sondern auch noch bei Obst und vor allem Gemüse – also Kohlenhydraten – richtig hingelangt wird, ohne zu wiegen oder Kalorien zu zählen. Dass die Leute dort gesünder sind als bei uns, liegt meiner Meinung nach jedoch auch daran, dass sie generell einen etwas „ruhigeren" Lebensstil pflegen als wir.

Gemüse und Obst sind für mich inzwischen noch aus einem anderen Grund die Favoriten bei den Kohlenhydratquellen. Getreide ist in der Ernährungswissenschaft neuerdings durchaus umstritten. So wies Prof. Loren Cordain in einer 2004 beim Novagenics-Verlag publizierten Studie unter dem Titel: „Das Getreide – zweischneidiges Schwert der Menschheit" auf Autoimmunerkrankungen und zahlreiche weitere gesundheitliche Probleme hin, als deren Ursache mittlerweile der in der westlichen Welt überreichlich praktizierte Verzehr von Getreideprodukten diskutiert wird. Inzwischen sind weitere Publikationen mit ähnlichem Tenor erschienen. [142, 143]. Grundlage der Überlegungen Prof. Cordains und anderer Paläoanthropologen ist vor allem der Gedanke, dass der Mensch sich über Millionen Jahre hinweg von Fleisch, Fisch, Eiern, Gemüse und Obst, aber faktisch nur in absoluten Notsituationen von Süßgräsern ernährte. Erst als er vor rund zehntausend Jahren zum Dasein als Ackerbauer und Viehzüchter wechselte, lernte er, diese Süßgräser durch Züchtung zum heutigen Kulturgetreide zu entwickeln. Dummerweise scheint sich unser Körper, insbesondere das Immunsystem, jedoch noch nicht an die im Getreide vorhandenen Abwehrstoffe gegen Fraßfeinde angepasst zu haben. Vor allem unerhitztes Vollkorngetreide sei aus dieser Sicht ein Problem.

Angesichts der weit verbreiteten Propaganda für „gesundes Vollkorn" klingt das schon ungewöhnlich. Nun hat die Deutsche Gesellschaft für Ernährung (DGE) zwar ihre Ernährungsempfehlungen vor einiger Zeit überarbeitet und empfiehlt jetzt nicht mehr „gesundes Getreide", sondern Gemüse und Obst als Hauptquellen für Kohlenhydrate. Ruft man dort jedoch an (wie ich) und fragt nach den Gründen, hört man über Getreide kein böses Wort, sondern erfährt nur, man wolle „die besondere Bedeutung von Gemüse und Obst für die gesunde Ernährung" so noch deutlicher herausstellen.

Meine ganz persönliche Meinung zu diesem Thema bildete ich mir, als ich im Jahr 2015 nach Abschluss einer mehrmonatigen Wettkampfdiät wieder ein wenig Frieden mit der Zivilisation und ihren Ernährungsgewohnheiten schloss. Mit anderen Worten: Fortan lebte ich nicht länger nahezu ausschließlich von in Leinöl schwimmendem Gemüse, Eiern und Protein-

Shakes, sondern stürzte mich regelrecht auf Brot, Brötchen, Nudeln und mit Beginn der Adventszeit auf Stollen und Lebkuchen. Die Folge: Obwohl ich deutlich weniger trainierte als in der vorangegangenen Wettkampfsaison, litt ich zunehmend unter Gelenkschmerzen. Knie, Ellenbogen, unterer Rücken – überall schienen sich Entzündungen auszubreiten! Zwei Tage vor Silvester beschloss ich, der Getreideorgie ein Ende zu setzen. Kurz danach flauten auch die Entzündungen wieder ab.

Deutlicher geht es wohl nicht. Mir ist inzwischen völlig gleichgültig, ob Ernährungswissenschaftler oder Mediziner Getreideprodukte befürworten oder ablehnen, ich habe meine Erfahrungen gemacht.

6.1.3 Fette

Nahrungsfett genießt nicht nur unter Bodybuildern oftmals einen schlechten Ruf, weil noch immer der Verdacht kursiert, dass es sich nach seinem Verzehr auf direktem Weg in die Fettzellen bewegt. Weil die Jury einer Bodybuildingmeisterschaft sichtbares Unterhautfettgewebe gnadenlos bestraft, meinen manche Athleten sogar, es sei das Beste, überhaupt kein Fett mehr zu verzehren. Ich habe Bodybuilder getroffen, die mir voller Stolz erzählten, dass sie „völlig weg von Streichfetten" seien.

Dabei ist Fett für unseren Organismus lebenswichtig. Das Unterhautfettgewebe speichert nicht nur Fett als „Reserve für schlechte Zeiten", sondern auch Hormone – besonders bei Frauen. Fett aus der Nahrung transportiert die fettlöslichen Vitamine an ihren Bestimmungsort und ist am Aufbau von Zellmembranen beteiligt. Zudem ist inzwischen bekannt, dass eine bestimmte Gruppe von Fettbausteinen als Ausgangsstoff für die Synthese von bedeutsamen Gewebshormonen dient [77].

Die Bausteine der Fette sind das Glycerin und die Fettsäuren. Die Ernährungsmedizin geht davon aus, dass eine bestimmte Art von Fettsäuren für den reibungslosen Verlauf unserer Stoffwechselfunktionen lebensnotwendig ist. Diese sogenannten ungesättigten Fettsäuren weisen eine oder mehrere Doppelbindungen zwischen benachbarten Kohlenstoffatomen auf und kommen vor allem in pflanzlichen Fetten bzw. Ölen vor. Tierische Lebensmittel wie Fleisch und Wurst sowie fettreiche Milchprodukte enthalten dagegen reichlich gesättigte, also zwischen den Kohlenstoffatomen „doppelbindungsfreie" Fettsäuren, welchen man eher nachteilige Wirkungen nachsagt. Die am meisten gefürchtete nachteilige Wirkung ist die Begünstigung der Arteriosklerose („Verkalkung der Arterien"), die langfristig Herzinfarkt, Hirnschlag und zahlreiche weitere Desaster auslösen kann.

Eine Ausnahme stellen Seefische dar, welche einen bestimmten Typ mehrfach ungesättigter Fettsäuren enthalten. Auch von diesen mehrfach ungesättigten Fettsäuren existieren verschiedene chemische Varianten. Im Vordergrund des Interesses stehen dabei die sogenannten Omega-3-Fettsäuren. In Gestalt von Lachsölkapseln erfreuen sie sich besonders unter Senioren großer Beliebtheit, weil man ihnen nachsagt, dass sie der mit zunehmendem Alter verstärkt einsetzenden Arteriosklerose entgegenwirken. Die segensreiche Wirkung der Omega-3-Fettsäuren an den Innenwänden der Arterien beruht vor allem auf ihrer Fähigkeit, Entzündungsprozesse auszubremsen, die sozusagen den Nährboden für Arteriosklerose bilden. Für Bodybuilder dürfte in diesem Zusammenhang interessant sein, dass Entzündungsprozesse auch die Hauptursache für Gelenkverschleiß, die sogenannte Arthrose, darstellen – und auch hier können Omega-3-Fettsäuren überaus hilfreich sein [140].

Vegan lebende Bodybuilder brauchen dabei ihren Grundsätzen nicht untreu zu werden, denn eine hervorragende Quelle für Omega-3-Fettsäuren ist das in jedem Supermarkt spottbillig angebotene Leinöl, das man am besten so verzehrt, wie es aus der Flasche kommt. Man kann es an den Salat rühren oder in den Protein-Shaker geben. Mag sein, dass Leinöl nicht jedermanns Geschmack ist, aber meiner schon. Vor allem, weil ich inzwischen den Eindruck habe, dass es meinen Gelenken trotz zunehmenden Alters eher besser als schlechter geht, seitdem ich täglich mehrere Esslöffel Leinöl verkonsumiere.

Sportlern aller möglicher Disziplinen wurde bis vor kurzem dringend angeraten, ihren Fettanteil in der Nahrung auf höchstens 30 Prozent der Tagesenergiezufuhr zu begrenzen. Da ein Gramm Fett immerhin rund 9,3 Kilokalorien (etwa 39 Kilojoule) enthält, ist das gar nicht so leicht: Angenommen, man hätte einen Tagesenergiebedarf von 2.700 Kilokalorien. In diesem Fall dürfte man dann noch nicht einmal 100 Gramm Fett am Tag verzehren. Ein Löffel Mayonnaise, eine Handvoll Erdnüsse und ein paar Butterkekse – schon hat man die kritische Grenze erreicht. In letzter Zeit tauchen jedoch auch in der Sportwissenschaft Empfehlungen auf, den Verzehr insbesondere von pflanzlichen Fetten etwas zu erhöhen und dafür die Kohlenhydratzufuhr etwas einzuschränken [84].

Von einer „Null-Fett-Diät" bei Bodybuildern kann also nur abgeraten werden. Abgesehen von ihren gesundheitlichen Nachteilen bringt sie auch in Bezug auf die Vermeidung von Körperfettansatz keine Vorteile. Entscheidend für eine Zunahme des Unterhautfettgewebes ist vor allem das Verhältnis von Energieaufnahme und Energieverbrauch. Körperfett baut man auf, wenn man mehr Energie zuführt als man verbraucht – egal wie sich die Energieaufnahme zusammensetzt.

Auf keinen Fall gesund sind jedoch die sogenannten „gehärteten Fette". Die durch chemische Härtung von Pflanzenfett entstehenden sogenannten „Transfettsäuren" verursachen offenbar mehr Schäden an den Blutgefäßen als das bis noch vor kurzer Zeit viel gescholtene Cholesterin [85]. Allerdings sollte ein einigermaßen ernährungsbewusster Bodybuilder die Lebensmittel, die gehärtete Fette enthalten, auch wegen ihrer sonstigen Inhaltsstoffe meiden. Viele billige Backwaren enthalten neben gehärteten Fetten vor allem Zucker und Weißmehl, kaum hingegen Eiweiß, Mineralstoffe und Vitamine. Solche Lebensmittel sind absolut entbehrlich.

Ebenso muss vor Lebensmitteln gewarnt werden, die Vollmilchpulver oder Eipulver enthalten. Neuere Forschungen lassen den Schluss zu, dass es wohl weniger der Fettbegleitstoff Cholesterin ist, der unsere Blutgefäße mit gefährlichen Ablagerungen verstopft, sondern ein Reaktionsprodukt von Cholesterin mit dem Luftsauerstoff. Man nennt es das „oxydierte Cholesterin". Dieser Stoff bildet sich vor allem überall dort, wo fett- und cholesterinhaltige Lebensmittel mit großer Oberfläche dem Sauerstoff der Luft ausgesetzt sind, und das ist nun gerade bei Ei- und Vollmilchpulver der Fall, ebenso übrigens bei geriebenem Parmesankäse [78, 85].

6.1.4 Vitamine

Der Begriff „Vitamine" wurde 1911 oder 1912 (die Literatur ist sich da nicht ganz einig) von dem polnischen Biochemiker Kasimir Funk geprägt und ist eigentlich unzutreffend, da – wie man heute weiß – nicht alle Vitamine Stickstoff enthalten („amin" = „Stickstoff").

Ursprünglich meinte man, dass Vitamine organische Substanzen sind, die der Organismus in kleinsten Mengen benötigt, aber nicht selbst herstellen kann. Deshalb müsse man sie mit der Nahrung aufnehmen. Inzwischen weiß man, dass der Organismus einige Vitamine durchaus selbst herstellen kann, z.B. Vitamin D oder Vitamin K. Vitamin D bildet sich unter Einfluss von Sonnenlicht, das auf die unbedeckte Haut auftrifft, und Vitamin K entsteht durch die Tätigkeit bestimmter Bakterien in unserem Dickdarm. Von einigen anderen Vitaminen wird inzwischen zumindest vermutet, dass sie unser Organismus selbst produziert. Eine aus einem modernen Lehrbuch der Ernährungswissenschaft entnommene Definition lautet deshalb nunmehr: „Vitamine sind organische Verbindungen, die *nicht oder nur unzureichend* im menschlichen Organismus synthetisiert werden können." [77]

Die Funktionen der Vitamine sind außerordentlich vielfältig und können daher hier nur am Rande erwähnt werden. Vitamin D beispielsweise greift in die Knochenbildung ein, Vitamin B 12 wird für die Blutbildung im Knochenmark, Vitamin K für die Blutgerinnung und Vitamin B1 für den Kohlenhydratstoffwechsel benötigt. Viele Vitamine sind „Rohstoffe" für die Bildung von sogenannten „Enzymen", also körpereigenen Verbindungen, die den Verlauf unterschiedlichster chemischer Prozesse im Organismus regulieren.

Die Deutsche Gesellschaft für Ernährung (DGE) weist darauf hin, dass der Mensch „teilweise über erhebliche Vitaminspeicher und auch über ein gewisses Adaptationsvermögen [Anpassungsvermögen] an unterschiedlich hohe Vitaminzufuhrmengen verfügt". Aus diesem Grund sei bei der Vitaminzufuhr „eine akribische tägliche Einhaltung der Referenzwerte nicht erforderlich" [88]. Trotzdem fürchten offenbar besonders Sportler immer wieder, nicht ausreichend mit Vitaminen versorgt zu sein. Der Vitaminmangel lauert anscheinend überall – selbst bei uns, in einem der reichsten

Länder der Welt! Auch mir flatterte schon die Werbeanzeige eines Herstellers von „Nahrungsergänzungen“ ins Haus, der mich vor einem angeblich unzureichenden Vitamingehalt unserer Lebensmittel warnte und mir dringend anriet, seine „von Medizinern und Ernährungswissenschaftlern empfohlenen“ Produkte zu kaufen. Ich frage mich inzwischen, wie ich 28 Jahre lang in der DDR überleben konnte, wo das Obst- und Gemüseangebot ja deutlich bescheidener war als in Westdeutschland.

Wohl nur wenige Länder auf diesem Planeten dürften für eine ganzjährige Versorgung mit Vitaminen derartig günstige Voraussetzungen bieten wie Deutschland, Österreich und die Schweiz. Als ich im Dezember 1989 das erste Mal aus der DDR über die mittlerweile offene innerdeutsche Grenze in „den Westen“ fuhr und in einer Nürnberger Fußgängerzone spazieren ging, hat mich das Angebot an Obst und Gemüse fast erschlagen! Apfelsinen, Bananen, Aprikosen, Kiwis...im Winter! Es kommt mir heute noch wie ein Witz vor, wenn ich mir vorstelle, dass Menschen, die tagtäglich ein derartiges Lebensmittelangebot vor Augen haben, aus Furcht vor Vitaminmangel irgendwelche Pillen schlucken. Dass der Vitamingehalt unserer Lebensmittel keineswegs durch „nährstoffverarmte Böden“ beeinträchtigt ist, bestätigt u.a. eine Untersuchung von Prof. Dr. Helmut Heseker von der Universität Paderborn: „Auch eine tendenzielle Verarmung der Böden an Pflanzennährstoffen in intensiv landwirtschaftlich genutzten Regionen ist auf Grund vorliegender Bodenuntersuchungen nicht erkennbar.“ Das Resümee der DGE bezüglich eines „drohenden Vitaminmangels“ fällt entsprechend eindeutig aus: „Nährstoffmangel in der Bevölkerung ist nicht die Folge ‚nährstoffverarmter‘ Böden, sondern die der Fehl- und Mangelernährung.“ [89]

Bei den Vitaminen werden zwei Gruppen unterschieden: die wasserlöslichen Vitamine B1, B2, B6, B12, Folsäure, Pantothensäure, Biotin, Niacin und C sowie die fettlöslichen Vitamine A, D, E und K. Darüber hinaus sind viele Vitamine nicht nur einzelne Substanzen, sondern ganze Substanzgruppen mit vielfach völlig unterschiedlichen Wirkungen im Stoffwechsel.

Ein weit verbreiteter Irrglauben besteht darin, dass gerade die wasserlöslichen Vitamine wie z.B. das Vitamin C in unserem Körper nicht gespeichert werden können, weshalb man möglichst rund um die Uhr vitaminreiche

Kost verzehren müsse. Unser Körper kann jedoch durchaus auch wasserlösliche Vitamine speichern, und zwar über die folgenden Zeiträume, wie in Tabelle 20 aufgeführt [77].

Wer regelmäßig Milchprodukte, Obst und Gemüse verzehrt, braucht sich also um Vitaminmangel absolut keine Sorgen zu machen. So stellt auch die Deutsche Gesellschaft für Ernährung e.V. (DGE) fest: „Es gibt keinen begründeten Anlass, den Nährstoffreichtum der in Deutschland angebotenen Lebensmittel in Frage zu stellen und vorsorglich zu Vitamin- und Mineralstoffpräparaten zu greifen. Das reichhaltige Angebot an frischen, qualitativ guten Lebensmitteln übers ganze Jahr – egal aus welchem Anbau – macht es jedem möglich, sich gesund und vollwertig zu ernähren." [89]

6.1.5 Mineralstoffe

Als Mineralstoffe bezeichnet man eine Gruppe von nichtorganischen („anorganischen") Nahrungsbestandteilen, die der Organismus täglich benötigt und mit der Nahrung aufnehmen muss. Man unterscheidet zwischen „Mengenelementen" und „Spurenelementen". Mengenelemente sind Natrium (Na), Kalium (K), Kalzium (Ca), Magnesium (Mg), Chlor (Cl) und Phosphor (P). Einige der wichtigsten Spurenelemente sind Eisen (Fe), Jod (J), Fluor (F), Zink (Zn), Selen (Se), Kobalt (Co) und Chrom (Cr). In der Nahrung liegen Mineralstoffe entweder gebunden (z.B. in Gemüse) oder als frei bewegliche, elektrisch geladene Teilchen vor (z.B. im Mineralwasser). In diesem Fall bezeichnet man sie auch als „Elektrolyte".

Die Funktionen der Mineralstoffe sind sehr vielfältig und noch nicht in allen Fällen vollständig aufgeklärt. Kalzium beispielsweise ist Baumaterial unserer Knochen, aber auch an Reizleitungsprozessen bei der Muskelkontraktion beteiligt. Natrium, Kalium und Magnesium sind für den Wasserhaushalt im Gewebe von fundamentaler Bedeutung. Eisen wird für die Blutbildung und Jod für die Produktion von Schilddrüsenhormonen benötigt.

Schweißtreibende Aktivitäten wie z.B. Krafttraining gehen immer auch mit Mineralstoffverlusten einher. Ein Mineralstoff, der dabei in großen

Tab. 20 Wasserlösliche Vitamine und Speicherkapazität des Erwachsenen

• Vitamin B1	4-10 Tage	• Niacin	3-4 Monate
• Vitamin B2	3-4 Monate	• Folsäure	3-4 Monate
• Vitamin B6	3-4 Monate	• Vitamin C	3-4 Monate
• Vitamin B12	3-5 Jahre		

Mengen verloren geht, ist Natrium. Mit einem Liter Schweiß scheidet der Organismus 0,5 bis 1,0 Gramm Natrium aus [77]. Es ist also durchaus wichtig, dem Organismus dieses Natrium ständig wieder zuzuführen. Eine Hauptquelle für Natrium ist Kochsalz, welches zudem aufgrund der in Deutschland üblich gewordenen Anreicherung mit Jod auch noch zur Gesunderhaltung der Schilddrüse beiträgt. Unsinnigerweise gibt es jedoch noch immer Athleten, die meinen, im Interesse einer „guten Form" ganzjährig auf Kochsalz verzichten zu müssen. Hier liegt ein grundlegendes Missverständnis vor. Tatsächlich reduzieren Wettkampfbodybuilder in den letzten Tagen (!) vor einer Meisterschaft oft ihre Kochsalzaufnahme, um eine verbesserte Muskeldefinition zu erreichen. Jeder Wettkampfbodybuilder weiß aber, dass der so erzeugte optische Eindruck nur für wenige Stunden aufrechterhalten werden kann. Der Versuch, durch permanenten Verzicht auf Natrium ganzjährig die Definition zu verbessern, ist dagegen völlig absurd. Glücklicherweise nehmen die meisten Athleten, die aus Mangel an Grundlagenwissen tatsächlich ständig auf Kochsalz verzichten, über andere Nahrungsmittel genügend Natrium auf. Andernfalls würden mit Sicherheit Stoffwechselstörungen und Krämpfe auftreten.

Mineralstoffe kommen keineswegs nur im Mineralwasser vor. Die besten Lieferanten sind Milchprodukte, Obst und vor allem Gemüse. Wer diese Lebensmittelgruppen zum Eckpfeiler seiner Ernährung macht, braucht

Mangelerscheinungen nicht zu befürchten. Nun mag das Angebot ja vielleicht ausreichend sein, um einen Normalverbraucher gesund zu erhalten. Aber einerseits hört und liest man immer wieder, dass Sportler schon allein aufgrund ihrer Trainingsbelastung einen erhöhten Bedarf an Vitaminen und Mineralstoffen haben, und andererseits geht es einem Leistungssportler ja nicht nur um die Gesundheit, sondern vor allem auch um die Leistungsentwicklung. Wer sagt uns denn, dass die Mengen an Vitaminen und Mineralstoffen, die ausreichend sind, um uns gesund zu halten, auch für eine optimale Leistungsentwicklung genügen?

Dazu der Kölner Biochemiker Prof. Dr. Manfred Donike in einem 1995 erschienenen Artikel der Fachzeitschrift „Leistungssport“: „Ist der Bedarf eines Organismus an Vitaminen, Mineralsalzen und Spurenelementen gedeckt, so können keine Leistungssteigerungen durch zusätzliche Zufuhr dieser Substanzen erzielt werden.(...) Der Einsatz der Substitutionsmittel, nicht nur die Werbung der Vertreiber, geschieht in einer Art und Weise, die Glauben macht, dass sportliche Leistungen ohne die Zufuhr von solchen Mitteln in Form von Tabletten und Drinks nicht möglich wären. Ist diese Einstellung nicht ein Armutszeugnis, das der Sport sich selber ausstellt?“ [72]

6.1.6 Wasser

Drei Viertel unserer Muskulatur bestehen aus Wasser. Aus der Zeit, als Bodybuildingchampions bei Wettkämpfen noch zu Scherzen aufgelegt waren, statt um ihr Leben fürchten zu müssen, erzählt man sich, dass ein bekannter Athlet einmal von einem Fan gefragt wurde, was denn sein Rezept für schnellen Muskelaufbau sei. Der Überlieferung nach antwortete er: „Viel trinken und dann beten, dass das Wasser in die Muskeln wandert!“

Aus wissenschaftlicher Sicht ist Wasser vor allem deshalb beim Sport bedeutsam, weil es über die Bildung von Schweiß die Körpertemperatur reguliert. Mit dem Schweiß gehen jedoch stets auch darin gelöste Mineralstoffe verloren (insbesondere, wie bereits erwähnt, Natrium). Werden Wasser und Mineralstoffe nicht ersetzt, drohen Blutdruckabfall, Leistungsminderungen und Krämpfe. In Extremfällen können lebensbedrohliche Zustände eintreten. Dies ist insbesondere im professionellen Bodybuilding nicht selten, weil dort durch den Einsatz von harntreibenden Medikamenten (sogenannten „Diuretika") zur Verbesserung der Muskeldefinition hochgradige Mineralstoffverluste und Verschiebungen im Flüssigkeitshaushalt auftreten. Bekannte Bodybuilder, die ihre extreme Definition am Wettkampftag mit dem Leben bezahlten, waren der algerische Profi Mohammed Benaziza und der österreichische Amateur Heinz Sallmayer.

Ausgeschiedenes Wasser und darin gelöste Mineralstoffe müssen also unbedingt ersetzt werden. Der Handel bietet dafür zahlreiche sogenannte Elektrolytgetränke an. Die gelösten Teilchen in diesen Getränken weisen nach Angaben der Hersteller den gleichen Anteil wie im menschlichen Blut auf. Man nennt sie daher auch „isotonische Durstlöscher". Was von diesen Getränken zu halten ist, verrät uns wiederum ein Kommentar des bereits mehrfach zitierten Kölner Professors Dr. Manfred Donike aus dem Jahr 1995: „Gute Beispiele für die Gewinnmaximierung sind die in Dosen angebotenen Elektrolytgetränke mit dem Hauptbestandteil H_2O, für die der Kunde bis zu 6.000 DM für den Kubikmeter Wasser bezahlt. Zum Vergleich: In Köln beträgt der Wasserpreis z.Zt. 5 DM/m³ (Abwasserabgabe eingeschlossen)." [72]

Leistungssportlern, die viel schwitzen, empfiehlt die Gießener Ernährungswissenschaftlerin Dr. Alexandra Schek vor und während der Belastung den Verzehr von Apfelsaftschorle (Saft und Mineralwasser im Verhältnis 1: 1 oder 1:2) [81]. Zwar ist mir bekannt, dass manche Athleten im extremen Ausdauerbereich (z.B. Teilnehmer am „Ironman") die Einnahme von Magnesiumtabletten für unverzichtbar erachten, um Krämpfe zu vermeiden. Für Natural-Bodybuilder jedoch, deren Trainingszeit kaum anderthalb Stunden übersteigen dürfte, ist eine Deckung des Mineralstoff- und Flüssigkeitsbedarfes gemäß den Empfehlungen von Frau Dr. Schek mit Sicherheit völlig ausreichend. Für Nichtsportler sind unter unseren klimatischen Bedingungen als untere Grenze der Flüssigkeitszufuhr etwa 2,5 Liter pro Tag anzusehen, wovon mindestens 1,2 Liter aus Getränken stammen sollten. Hinzu kommt etwa ein Liter aus dem Verzehr von Obst, Gemüse oder anderen wasserhaltigen Lebensmitteln, und etwa 0,3 Liter Wasser produziert der menschliche Stoffwechsel von ganz allein (das sogenannte „Oxidationswasser") [77]. Aufgrund der Schweißverluste an Trainingstagen und in Hinblick auf die bereits erwähnte Schutzwirkung vor Nierenschäden würde ich Natural-Bodybuildern jedoch mindestens 3,5 Liter Flüssigkeitsaufnahme pro Tag ans Herz legen.

Demjenigen, der sich an den Geschmack „isotonischer Durstlöscher" gewöhnt hat, sei zur Beruhigung gesagt, dass deren regelmäßiger Verzehr auch in größeren Mengen zwar offensichtlich überflüssig ist, aber außer in der Brieftasche wenigstens keine Schäden anrichtet. Ganz anders sieht es dagegen bei Vitaminpillen aus. Der ständige Konsum von Vitaminen aus der Retorte kann durchaus zu Überdosierungen und damit gesundheitlichen Beeinträchtigungen führen. So formuliert die Berliner Ernährungswissenschaftlerin Dr. Ulrike Seib völlig unmissverständlich in einem von ihr verfassten Lehrbuch: „Vitamin- und Mineralstoffpräparate, die eigentlich zu dem Medikamenten gezählt werden, sollten nur in Absprache mit dem Arzt eingenommen werden." [86] Gründe, die dafür sprechen, diesen Ratschlag ernst zu nehmen, werden im folgenden Kapitel dargelegt.

6.1.7 Sekundäre Pflanzenstoffe

Ich erinnere mich noch sehr gut an einen Vorfall während meines Studiums. Im Sommer fand eine Botanik-Exkursion statt, und in einer Pause, als meine Mitstudenten gerade einen Wettbewerb im Kirschkern-Weitspucken austrugen, warf ich eine meiner Vitaminpillen ein. Das sah der uns begleitende wissenschaftliche Assistent. Auf seine neugierige Frage, was ich denn da schlucke, antwortete ich selbstbewusst, dass ich als Sportler nun einmal auf eine ausreichende Versorgung mit Vitaminen achten müsse und mir deshalb täglich eine Multivitaminpille genehmige. Worauf er zu meinem großen Erstaunen entgegnete: „Das würde ich lieber bleiben lassen – ist ganz ungesund!"

Über zehn Jahre später fiel mir die Sache wieder ein. 1997 hörte ich auf einer Fachtagung der Deutschen Gesellschaft für Ernährung (DGE) erstmals etwas von der Existenz sogenannter „sekundärer Pflanzenstoffe" – einer Gruppe pflanzlicher Inhaltsstoffe, der man in der Ernährungswissenschaft bislang kaum Beachtung geschenkt hatte. Inzwischen, so wurde berichtet, wisse man, dass diese Gruppe etwa 30.000 (!) verschiedene Einzelsubstanzen umfasse. Viele wirkten sich offenbar förderlich auf die Gesundheit aus (z.B. die Carotinoide im Gemüse), eine ganze Reihe aber auch hemmend (beispielsweise Solanin in rohen Kartoffeln). Obwohl die Forschung noch am Anfang stehe, habe die Auswertung von über 200 Studien eindeutige Hinweise dafür erbracht, dass ein hoher Gemüse- und Obstverzehr mit einem verminderten Risiko für bestimmte Tumorarten einhergehe [90].

Damals wurde mir endgültig klar, dass die Natur wesentlich komplexer ist als ich mir in meinen kühnsten Träumen vorstellen kann. In einem simplen Apfel oder einer Portion Mischgemüse befinden sich neben den bekannten auch noch Tausende mehr oder weniger unbekannte Substanzen! Man weiß noch nicht mal genau, wie viele es sind! Aber es ist davon auszugehen, dass der menschliche Organismus zumindest einige dieser unbekannten Substanzen benötigt, schon immer benötigt hat – die Menschheit wusste nur nichts davon. Hinzu kommt, dass viele unserer Nahrungsinhaltsstoffe untereinander scheinbar in sehr komplexen Wechselwirkungen stehen. So braucht z.B. Vitamin C bestimmte Stoffe zur Ergänzung (sogenannte „Komplementärstoffe"), um im menschlichen Organismus seine Wirkungen voll entfalten zu können. Dies sind dem aktuellen Stand der Forschung zufolge die Vitamine B6, B12 und Folsäure, hinzu kommen Cholin und Zink. Obwohl ein kleiner Apfel nur sechs *Milligramm* Vitamin C enthält, entspricht seine tumorhemmende Wirkung der von 1,5 *Gramm* Vitamin C, aller Wahrscheinlichkeit nach aufgrund der im Apfel enthaltenen speziellen Kombination von bestimmten Gruppen sekundärer Pflanzenstoffe, sogenannten Phenolsäuren und Flavonoiden [91].

Auch im Tomatensaft unterdrücken sekundäre Pflanzenstoffe in Verbindung mit Vitamin C die Bildung der Krebs begünstigenden Nitrosamine stärker als Vitamin C allein [90]. Wie viele Wechselwirkungen zwischen Vitaminen, Mineralstoffen und sekundären Pflanzenstoffen gibt es noch, von denen die Forschung bis heute gar nichts ahnt? Und wie soll eine simple

Pille angesichts dieser Fakten in der Lage sein, einen Apfel oder ein anderes natürlich gewachsenes Nahrungsmittel zu ersetzen?

Hinzu kommt, dass die nicht nur unter Bodybuildern beliebte Regel „Viel hilft viel!“ auch bei Vitaminen schnell ins Gegenteil umschlagen kann. Besonders die fettlöslichen Vitamine A und D können bei extremen Überdosierungen Vergiftungserscheinungen verursachen. Doch auch wasserlösliche Vitamine sind, wie ein Blick in die Fachliteratur zeigt, bei überreichlicher Zufuhr alles Andere als harmlos [86, 87]. Angesichts der oben beschriebenen Wechselwirkungen von Vitaminen mit sekundären Pflanzenstoffen, Mineralstoffen und anderen Vitaminen steht zudem die Frage im Raum, ob isoliert zugeführte Vitamine nicht unter Umständen ganz anders wirken als das komplexe Gefüge an Tausenden Substanzen, welches wir uns in Form von natürlicher Nahrung einverleiben. Das Ganze ist offenbar mehr als die Summe seiner Teile – insbesondere bei den Inhaltsstoffen unserer Nahrung.

Ich habe in Anbetracht dieser für mich neuen Erkenntnisse schon vor Jahren die Einnahme sämtlicher Vitamin- und Mineralstoffpräparate gestoppt. Mir ist nicht aufgefallen, dass sich meine Gesundheit oder Leistungsfähigkeit seitdem in irgendeiner Weise verschlechtert hätten.

6.2 Nahrungsergänzungen und Natural Bodybuilding

Bereits Mitte der 1990er Jahre stellte der dem Bodybuilding ansonsten keineswegs ablehnend gegenüberstehende Prof. Dr. Per A. Tesch vom Stockholmer Karolinska-Institut wörtlich fest: „Die Einnahme von Medikamenten und allen möglichen anderen legalen und illegalen Substanzen, die unter Bodybuildern sehr weit verbreitet ist, ist somit nicht nur ein medizinisches Problem, bzw. ein gesundheitliches Risiko. Sie erschwert häufig auch die Interpretation von wissenschaftlichen Untersuchungen, weil die Medikamenteneinnahme von Versuchspersonen meist nicht zugegeben wird und/oder die Wirkung der eingenommenen Substanzen auf die untersuchte Fragestellung nicht hinreichend bekannt ist“ [68].

Da hat der Herr Professor wohl recht. Allerdings ist zumindest in Bezug auf die Einnahme legaler Substanzen aus meiner Sicht inzwischen etwas

Tab. 21 Zutatenlisten ausgewählter Sojaprodukte

Zutatenliste Nr. 1
Sojaprotein (Trinkwasser, Sojaproteinkonzentrat 43 %), Trinkwasser, Sonnenblumenöl, Calciumalginat, Kräuter, Gewürze, Verdickungsmittel (Methylcellulose, Carrageen), Kartoffelflocken, Sojaproteinkonzentrat (1 %), Salz, Maltodextrin, Zink, Eisen, Vitamin B12.

Zutatenliste Nr. 2
Sojaproteinisolat, ohne Gentechnik, rein pflanzlich.

Differenzierung erforderlich. Beurteilen wir einmal die beiden Zutatenlisten, die in Tabelle 21 aufgeführt sind.

Die Zutatenliste Nr. 2 habe ich von einem 2500 Gramm schweren Beutel mit Proteinpulver abgeschrieben, einem klassischen Nahrungsergänzungsmittel also, dessen Verwendung durch Bodybuilder von Psychologen mit etwas Phantasie immerhin schon als eines von insgesamt 15 Kriterien für das Vorliegen einer „Muskeldysmorphie“ („Muskelsucht“) interpretiert werden könnte [17]. Die wesentlich umfangreichere Zutatenliste Nr. 1 hingegen, gespickt mit den Bezeichnungen von wohl nicht „allen möglichen“, aber immerhin doch recht vielen (legalen) Substanzen, entstammt der Verpackung eines völlig normalen Lebensmittels, nämlich „Bratwürsten aus Hülsenfrüchten“, gekauft in einem gewöhnlichen Lebensmittelmarkt.

Statt eines Sojaproteinpulvers in Beispiel 2 hätte ich freilich auch ein Milchproteinpulver heranziehen und dann für Beispiel 2 Schokolade, Kekse oder Kuchen wählen können, wo Milchpulver ebenso regelmäßig in der Zutatenliste auftaucht wie Soja in der von Fleischersatzprodukten.

Wenn aber die Inhaltsstoffe von Proteinpräparaten, also Nahrungsergänzungsmitteln bzw. „Supplements“, als selbstverständlicher Hauptbestandteil in zahlreichen ganz gewöhnlichen Lebensmitteln auftauchen, dann zeigt das doch nur auf, dass da irgendetwas nicht ganz logisch ist, wenn man auf der einen Seite den Verzehr von Proteinpulver als „irgendwie unnatürlich", den Verzehr von Milchschokolade oder Soja-Würsten hingegen als völlig selbstverständlich einordnet. Für diejenigen übrigens, die nun aus einer gewissen konservativen Grundhaltung heraus argumentieren, dass Sojawürste schließlich auch nichts „Natürliches" seien, darf ich den Spruch eines Lebensmittelchemikers zitieren, der mir von einem DGE-Kongress in Leipzig in Erinnerung ist: „Wir haben Leberwurst untersucht. Wir haben alles Mögliche darin gefunden, unter anderem auch Leber."

Hier geht es offensichtlich nicht um Physiologie, sondern um Ideologie. Aus physiologischer Perspektive ist es dem Organismus völlig gleichgültig, woher er sein Protein bekommt – ob aus einem Pulver, einer Tofuwurst oder einem Rindersteak. Entscheidend sind lediglich die biologische Wertigkeit und die insgesamt zugeführte Menge. Gegen den regelmäßigen Konsum von Proteinpulver ist somit aus gesundheitlicher Sicht überhaupt nichts einzuwenden. Proteinpulver dient schlichtweg der Deckung eines durch Training gesteigerten Eiweißbedarfes, mehr nicht. Es bietet zudem den Vorteil, dass es lange haltbar, unkompliziert zu verarbeiten und bequem zu dosieren ist.

Die eigentliche Problematik besteht wohl eher darin, dass die ursprüngliche Aufgabe „klassischer" Nahrungsergänzungsmittel, einfach nur Lücken in der Bedarfsdeckung zu schließen, längst nichts mehr mit dem zu tun hat, was da inzwischen noch alles unter der Bezeichnung „Supplement" auf dem Markt der legalen Muskelaufbaupräparate erhältlich ist. Wo ist die „Lücke in der Bedarfsdeckung", die ein „Metabolic optimizer" schließen sollte? Welchen Mangel in der Nährstoffzufuhr kompensiert man durch die Einnahme eines „Pre workout boosters" oder eines „Fat burners"? Wodurch kann ein Kreatinmangel entstehen, der die Einnahme eines entsprechenden Präparates erforderlich macht? Alle genannten Produkte sind in Deutschland legal oder sollten es sein, wenn die Hersteller seriös arbeiten. Aber mit „Nahrungsergänzung" im klassischen Sinne haben sie längst nichts mehr zu tun. Hier geht es nicht um das Schließen von Lücken in der Bedarfsdeckung, sondern um die gezielte Beeinflussung von Körperfunktionen. Soweit dabei keine gesundheitlichen Nebenwirkungen auftreten, ist dagegen auch überhaupt nichts einzuwenden. Dessen ungeachtet ergeben sich aus meiner Sicht vor allem folgende Probleme.

Inzwischen ist eine Grauzone zwischen Supplements und Doping entstanden, die auch Kenner der Materie nur noch mit Mühe überschauen. Da tauchen in einigen Präparaten plötzlich auf mysteriöse Weise Anabolika auf. Ein Athlet schluckt ahnungslos ein Supplement – und fällt prompt durch den Dopingtest. Beispiele dafür werden in der Sportpresse immer wieder diskutiert. Zur Verwirrung trägt auch bei, dass auf der Dopingliste des IOC einige Substanzen stehen, die in manchen Ländern als Inhaltsstoff von „Nahrungsergänzungsmitteln“ zugelassen sind. Dies trifft beispielsweise auf bestimmte Prohormone zu, die in den USA frei verkauft werden dürfen. In Deutschland hingegen sind Prohormone nicht zugelassen oder aber zumindest apothekenpflichtig. Da die Globalisierung auch den Markt für Nahrungsergänzungen immer mehr vernetzt, kommen mitunter abstruse Situationen zustande. Auf der FIBO in Essen habe ich einmal erlebt, dass an einem Stand nur leere Büchsen ausgestellt waren, mit der Begründung, dass die entsprechenden Präparate in Deutschland nicht verkauft werden dürfen. Interessierte Kunden bekamen jedoch mit freundlichem Lächeln eine bestimmte Adresse genannt...

Immer wieder tauchen Berichte über bislang nicht vermutete Nebenwirkungen von Nahrungsergänzungsmitteln auf, die bis zu diesem Zeitpunkt als harmlos galten. Am deutlichsten zeigte dies wohl die heftige Diskussion um ein Verbot von Kreatin, dessen gesundheitliche Langzeitwirkungen noch immer strittig sind [10, 81]. Doch es gibt auch andere Beispiele. So steht das vor allem in Bodybuilderkreisen beliebte „Chrompikolinat“ immer wieder einmal im Verdacht, Krebs zu erzeugen [92].

Das Hauptproblem der ständigen Suche nach neuen, noch wirksameren Supplements sehe ich jedoch darin, dass genau darin schon der Ansatz einer Dopingmentalität steckt. In der schier unüberschaubaren Grauzone des Marktes an unterschiedlichsten Präparaten mit mehr oder weniger bekannten Inhaltsstoffen können die Grenzen zwischen legal und illegal dann schnell verschwimmen.

6.3 Die Ernährungsplanung – höhere Mathematik oder angewandte Biologie?

Es gibt Bodybuilder, die sich streng nach Plan ernähren. Mit Hilfe von Ernährungstabellen legen sie genau fest, welche Menge sie von welchem Nahrungsmittel zu sich nehmen wollen. Jedes Gramm Eiweiß, Fett, Kohlenhydrat, jede Kilokalorie Energie wird geplant. Einfach ist das nicht, wie das nachfolgende Beispiel zeigt.

Beginnen wir einmal mit der Berechnung des Energiebedarfes, welche gewöhnlich auch die Grundlage für die nachfolgende Berechnung des Nährstoffbedarfes darstellt. Der Gesamtenergiebedarf eines Menschen setzt sich aus zwei Komponenten zusammen, nämlich dem Grundumsatz und dem Leistungsumsatz. Der Grundumsatz entspricht dem Energieverbrauch bei völliger Ruhe und einer Raumtemperatur von etwa 20 Grad Celsius, faktisch der Energie, die einfach nur dazu erforderlich ist, dass alle lebenswichtigen Organe arbeiten und sich regenerieren. Bei Muskelzuwachs steigt der Grundumsatz an, da Muskelmasse auch in Ruhe mehr Energie verbraucht als andere Gewebevarianten (mit Ausnahme des Nervengewebes im Gehirn, das braucht noch mehr). Dies steckt hinter der Idee, rundlichen Fitnesssportlern durch Muskelaufbautraining zu einer schlankeren Linie zu verhelfen.

Abgeschätzt wird der Grundumsatz zumeist auf der Grundlage einer einprägsamen Faustformel: Ein Kilogramm Körpergewicht verbraucht in einer Stunde eine Kilokalorie. Dazu wird der sog. Leistungsumsatz addiert. Tabelle 22 zeigt eine exemplarische Berechnung.

Die in Tabelle 22 exemplarisch ermittelten Nährstoffmengen müssten im nächsten Schritt auf den Tageskostplan, also die im Einzelnen geplanten Mahlzeiten, aufgeteilt werden. Natürlich gibt es dafür faktisch unendlich viele Möglichkeiten. Grob – mit einem leichten Überschuss bei den Fetten und dafür einem geringen Manko bei den Kohlenhydraten – könnte das beispielsweise so aussehen, wie in Tabelle 23 auf der übernächsten Seite aufgelistet.

Das alles ist nicht nur enorm aufwändig zu berechnen, sondern aus einer ganzen Reihe von Gründen auch fragwürdig und unrealistisch.

Tab. 22 Berechnung des Grund- und Leistungsumsatzes

Grundumsatz
Abgeschätzt wird der Grundumsatz zumeist auf der Grundlage einer einprägsamen Faustformel: Ein Kilogramm Körpergewicht verbraucht in einer Stunde eine Kilokalorie. So würde ein 80 kg schwerer Bodybuilder einen Grundumsatz von 80 kg x 24 Stunden = 1.920 kcal. haben. Dieser Wert bildet nun die Grundlage für die Berechnung des Gesamtenergiebedarfes. Dafür muss zunächst der sogenannte Leistungsumsatz, also die durch körperliche und geistige Leistung umgesetzte Energie ermittelt werden. Dafür nutzt man den sog. Physical Activity Level (PAL).

Physical Activity Level (PAL)
- Keine Aktivität (Bettlägerigkeit) PAL ca. 1,0
- Leichte körperliche Aktivität (Bürotätigkeit etc.) PAL ca. 1,4
- Mittlere körperliche Aktivität (Stewardess etc.) PAL ca. 1,6
- Schwere körperliche Aktivität (Holzfäller, Stahlarbeiter) PAL ca. 2,0

Angenommen, der oben genannte 80 kg-Bodybuilder mit seinem Grundumsatz von 1.920 kcal. wäre von Beruf Krankenpfleger, dann könnte er nun seinen Grundumsatz mit 1,6 multiplizieren und käme auf einen Gesamtenergieumsatz von 1920 kcal. x 1,6 = 3.072 kcal.. An Trainingstagen könnte man für 1,5 Stunden intensives Krafttraining noch 900kcal. aufschlagen, was einen Gesamtenergiebedarf von rund 4.000 kcal. an diesen Tagen ergibt.

Diesen Gesamtenergiebedarf könnte man nun wie folgt auf den Nährstoffbedarf aufschlüsseln:
- Proteine: 20 % des Gesamtenergiebedarfes = 800 kcal.
- Fette: 30 % des Gesamtenergiebedarfes = 1.200 kcal.
- Kohlenhydrate: 50 % des Gesamtenergiebedarfes = 2.000 kcal..

Da 1 g Protein und 1 g Kohlenhydrate rund 4 kcal., 1 g Fett dagegen rund 10 kcal. Energie liefert, ergäbe sich folgender Nährstoffbedarf:
- Proteine: 800 kcal. geteilt durch 4 = 200 Gramm
- Fette: 1.200 kcal. geteilt durch 10 = 120 Gramm
- Kohlenhydrate: 2.000 kcal. geteilt durch 4 = 500 Gramm.

Tab. 23 Beispiel-Ernährungsplan

Frühstück
Proteinshake aus 0,5 Liter fettarmer Bio-Weide-Milch (240 kcal., 7,5 g Fett, 25 g Kohlenhydrate, 17,5 g Protein), 40 g Low-Carb-Proteinpulver (150 kcal., 1,4 g Fett, 1,3 g Kohlenhydrate, 33 g Protein), 200 g Banane einrühren (180 kcal., 46 g Kohlenhydrate).

Mehr als rund 50 g Protein pro Mahlzeit sollten es innerhalb von drei Stunden nicht sein, da mehr Protein innerhalb dieser Zeit kaum resorbiert werden kann, d.h. Überschüsse gehen unverdaut aus dem Dünn- in den Dickdarm und ernähren dort die Darmbakterien.

Zwischenmahlzeit am Vormittag
100 g Studentenfutter 573 kcal. (35 g Fett, 33 g Kohlenhydrate, 17 g Protein).

Mittagessen
300 g Rührei (450 kcal., 33 g Fett, 3 g Kohlenhydrate, 39 g Protein), 100 g Reiswaffeln (394 kcal., 4 g Fett, 78 g Kohlenhydrate, 9,5 g Protein).

Zwischenmahlzeit am Nachmittag
100 g Studentenfutter 573 kcal. (35 g Fett, 33 g Kohlenhydrate, 17 g Protein).

Abendbrot (nach dem Training, mit erhöhtem Anteil Kohlenhydrate zum Auffüllen der Glykogenspeicher)
Proteinshake aus 0,5 Liter fettarmer Bio-Weide-Milch (240 kcal., 7,5 g Fett, 25 g Kohlenhydrate, 17,5 g Protein), 40 g Low-Carb-Proteinpulver (150 kcal., 1,4 g Fett, 1,3 g Kohlenhydrate, 33 g Protein), 200 g Banane einrühren (180 kcal., 46 g Kohlenhydrate).

100 g Reiswaffeln (394 kcal., 4 g Fett, 78 g Kohlenhydrate, 9,5 g Protein)

0,3 Liter Smoothie Mango/Banane (160 kcal., 36 g Kohlenhydrate)

Denn die in Lebensmitteltabellen festgehaltenen Angaben über Energie- und Nährstoffgehalte von Lebensmitteln weichen oft mehr oder weniger stark voneinander ab. So suchte ich mir in zwei verschiedenen Lehrbüchern für Ernährungslehre die Angaben für den Kohlenhydratgehalt von 100 Gramm Ananas heraus. In der ersten Tabelle wurden 13,4 Gramm angegeben, in der zweiten 20 Gramm. Differenz: 6,6 Gramm – das entspricht rund 27 Kilokalorien und macht somit einen Unterschied von immerhin rund 30 Prozent aus [77, 93].

Darüber hinaus variieren die Nährstoffgehalte von Lebensmitteln. So wie nicht jeder Mensch die gleiche Schuhgröße hat, so verfügt nicht jeder Apfel über den gleichen Nährstoffgehalt. Selbst wenn die Tabellenwerte alle übereinstimmen würden, sie könnten bestenfalls nur Durchschnittswerte angeben.

Zu guter Letzt hat jeder Mensch einen anderen Energie- und Nährstoffbedarf [87, 88]. Das ist eigentlich eine Binsenweisheit. Manche Menschen können essen wie die Scheunendrescher, ohne Fett anzusetzen, und andere nehmen scheinbar schon zu, wenn sie nur an einem Rührkuchen vorbeigehen. Was nutzt die genaueste Planung, wenn man gar nicht weiß, wieviel Energie und wieviel Nährstoffe man eigentlich benötigt? Aussagen nach dem Muster: „Eine 20-jährige Frau mit 60 Kilogramm Körpergewicht und leichter körperlicher Tätigkeit benötigt täglich 2.200 Kilokalorien“ sind lediglich äußerst grobe Schätzungen. Auch der individuelle Energieverbrauch bei Ausübung bestimmter sportlicher Aktivitäten kann erheblichen Schwankungen unterliegen [94]. Es ist kaum anzunehmen, dass ein Bodybuilder in 45 Minuten Krafttraining im Studio genauso wenig Energie verbraucht wie der Fitness-Sportler neben ihm, der nur halb soviel Gewicht aufsteckt, aber doppelt so lange Pausen einlegt.

Da es offensichtlich nicht möglich ist, den konkreten Nährstoffbedarf eines Menschen zu ermitteln, erscheint es auch nicht weiter verwunderlich, dass die Zufuhrempfehlungen in verschiedenen Ländern deutlich voneinander abweichen. Der Lebensmittelchemiker Udo Pollmer und die Biologin Susanne Warmuth können sich daher in ihrem Bestseller „Lexikon der populären Ernährungsirrtümer“ eine spöttische Bemerkung nicht verkneifen: „Ein Blick in die gängigen Nährstoffempfehlungen der Nationalstaaten zeigt [aber]: Der Bedarf hängt anscheinend weniger von Alter und Geschlecht, von Tätigkeit und Umweltfaktoren als vielmehr vom Pass ab: Beim Vitamin D beispielsweise soll sich ein Kanadier mit 2,5 Mikrogramm am Tag begnügen, einem Deutschen werden fünf, einem Franzosen gar zehn Mikrogramm anempfohlen. Genauso kunterbunt geht es bei den übrigen Vitaminen zu." [87]

Fassen wir zusammen: Weder unser Bedarf an Energie und Nährstoffen, noch der entsprechende Gehalt unserer Lebensmittel lassen sich exakt bestimmen. Es mag sein, dass ein auf Gramm und Kilokalorie genau berechneter Ernährungsplan beeindruckend wirkt, aber im Prinzip ist er nichts weiter als der Versuch, einen grob geschätzten Energie- und Nährstoffgehalt unserer Lebensmittel peinlich genau auf einen ebenso grob geschätzten Bedarf abzustimmen. Das klingt nicht nur paradox, das ist auch so.

Sehen wir die Sache einmal weniger mathematisch, sondern mehr biologisch. Erstens vereinfacht das Einhalten eines genauen Ernährungsplans nicht gerade unser Alltagsleben („Herr Ober, können Sie den Reis bitte abwiegen?"). Zweitens ist „Essen nach Plan" nicht nur unsinnig, sondern auch noch gesundheitlich fragwürdig. Denn lange vor der Erfindung der Kalorientabelle und des Taschenrechners hat Mutter Natur den Menschen mit einem Regulationssystem ausgerüstet, das viel besser funktioniert als jedes computergestützte Ernährungsprogramm. Die „Zentrale" dieses Systems bildet eine bestimmte Region des Zwischenhirns, der sogenannte Hypothalamus. Dort nämlich sitzt das Sättigungszentrum. Dieses Zentrum reguliert normalerweise völlig ohne eigenes Zutun, wieviel Nahrung ein Mensch zu sich nimmt – über Hunger, Appetit und Sättigung [86, 94].

Wären das menschliche Essen und Essverhalten noch immer so beschaffen wie in grauer Vorzeit, dann gäbe es wahrscheinlich weitaus weniger Übergewicht. Dummerweise jedoch ist der moderne Mensch evolutionsbiologisch nicht auf Cola, Cheeseburger, Pommes mit Majo, Schwarzwälder Kirschtorte und andere wohlschmeckende Kalorienbomben programmiert. Ein zehnminütiger Imbiss bei Mac Donalds kann mehr Energie liefern, als unsere Ahnen in grauer Vorzeit an einem ganzen Vormittag verputzen konnten. Wenn man sich jedoch zur Gewohnheit macht, deutlich mehr Protein, Gemüse und Obst und dafür deutlich weniger gesüßte Getränke, Getreideprodukte und „Snacks“ zu verzehren, dann sollte das Sattessen kein Problem sein. Gerade bei Gemüse müsste man sich schon riesige Portionen einverleiben, um auf die gleiche Energiemenge zu kommen, die in vergleichsweise moderaten Mengen der oben genannten energiegeladenen Leckereien stecken.

Und satt essen sollte man sich in jedem Fall! Eine erst seit einigen Jahren bestehende Wissenschaftsdisziplin, die Ernährungspsychologie, ist sich inzwischen relativ sicher, dass Menschen, die sich beim Essen nicht nach Hunger und Sättigung, sondern nach einem „Ernährungsplan“ richten, Gefahr laufen, eine Ess-Störung zu entwickeln. Die bekanntesten Ess-Störungen sind die Magersucht („Anorexia nervosa“) und die Ess-Brech-Sucht („Bulimie“) [77, 87]. Leider gibt es inzwischen auch immer mehr essgestörte Sportler, vor allem in Sportarten, in denen eine Gewichtsreduktion Vorteile verspricht bzw. ein extrem geringer Körperfettgehalt angestrebt wird – wozu u.a. Bodybuilding zählt. In der Wissenschaft spricht man dann von „Anorexia athletica“ [4, 95].

Den allermeisten Zeitgenossen macht jedoch eher das Gegenteil zu schaffen – sie bekommen die überschüssigen Pfunde partout nicht mehr runter. Die Wiener Natural-Bodybuilderin Sonja Fiala verweist völlig zu Recht darauf, dass „Kalorienzählen“ in diesem Zusammenhang durchaus hilfreich sein kann, wenn es darum geht, bei der Energiezufuhr überhaupt erst einmal einen Überblick zu bekommen und ihn später zu behalten. Denn leider wird der Ernährungsdschungel immer unübersichtlicher, und mitunter eröffnet wohl erst ein Blick aufs Etikett, wie „energiegeladen“ manche so harmlos als „kleiner Snack“ oder sogar „Fitnessriegel“ etikettierte Leckerei tatsächlich ist. Und dann? Dauernder Verzicht bis ans Lebensende – der Figur zuliebe? Hält man das durch?

Einer der berühmten alten Griechen – Sokrates – ging angeblich irgendwann über einen antiken Jahrmarkt und stellte dann überrascht fest: „Ach wie zahlreich sind doch die Dinge, deren ich nicht bedarf!“ Es gibt jedoch Menschen, die wahnsinnig werden, wenn sie das Gefühl haben, auf irgend etwas verzichten zu müssen – auch beim Essen. Vor über 20 Jahren gab mir ein britischer Bodybuilder einen Tipp, wie man es schafft, inmitten einer Welt voller kulinarischer Hochgenüsse klarzukommen, wenn man für derartige Versuchungen anfällig ist. Der Trick besteht darin, sich regelmäßige „Junk-Tage" zu genehmigen. „Junk food" (engl.) bedeutet so viel wie „wertloses Essen". Um nicht durch ständigen Verzicht irgendwann einen ins Maßlose gesteigerten Appetit auf Hamburger, Schokolade, Torte usw. zu entwickeln, kann man einmal pro Woche bewusst „sündigen". An den anderen Tagen jedoch sollte man sich auf vernünftige Lebensmittel beschränken.

Natürlich kann man auch als Natural-Bodybuilder jeden Tag Eiscreme, Torte und Schokolade essen, bis der Kühlschrank leer ist. Dann allerdings schlägt man sich den Gedanken an irgendwelche Chancen bei der Teilnahme an Meisterschaften am besten gleich aus dem Kopf. Damit sind wir beim nächsten Thema.

*

KAPITEL 7

NATURAL BODYBUILDING ALS WETTKAMPFSPORT

Ernsthaftes Natural Bodybuilding bedeutet für mich nicht zwangsläufig, dass man sich an Meisterschaften beteiligt. Ich kenne gute Natural-Athleten, die jahrzehntelang keinen Fuß auf eine Wettkampfbühne gesetzt haben. Entschließt man sich jedoch zur Teilnahme an Wettkämpfen im Natural Bodybuilding, vollzieht man einen Schritt, der es in sich haben kann. Für sich allein auf individueller Ebene Natural Bodybuilding zu betreiben ist in mancherlei Hinsicht etwas völlig anderes als Wettkampfbodybuilding.

Als Wettkampfbodybuilder unterliegt man Bewertungskriterien, die von Anderen gemacht wurden. Was die Juroren als einen „idealen Körper" ansehen und bewerten, muss mit meinen persönlichen Ansichten nicht unbedingt übereinstimmen. Erst einige Tage vor der Niederschrift dieser Zeilen erzählte mir mein Freund Peter Butze, einer der besten Bodybuilder der untergegangenen DDR, er habe vor einem Auftritt auf einer Wettkampfbühne immer die Arme in die Höhe gehalten, damit die Armvenen nicht so deutlich hervortreten. Zu viele und zu große Venen auf dem Körper eines Bodybuilders habe er immer als hässlich empfunden. Dass eine ausgeprägte „Vaskularität" (also deutlich sichtbare Venen am ganzen Körper) sogar in den Wettkampf-Bewertungskriterien von Natural Bodybuilding-Verbänden auftaucht, könne er nicht gutheißen, weil es dem Ruf des Bodybuildings in der Öffentlichkeit schade. Die wenigsten „Normalmenschen" empfänden einen mit Venen übersäten Körper, ein „Adermännchen“, wie Peter Butze es nannte, als schön. Wir waren uns bei dieser Debatte sehr schnell darüber einig, was wir persönlich als ideale Körperentwicklung eines Bodybuilders betrachten, schließlich war Peter Butze nicht umsonst ein Vorbild meiner Jugend.

Allerdings sind seitdem 30 Jahre ins Land gegangen und Bodybuilding hat sich verändert. Arnold Schwarzenegger hat zugegebenermaßen die Grenzen seiner Körperentwicklung mit Anabolika erweitert, aber diese Körperentwicklung wirkte auf mich immer noch ästhetisch. Davon hat sich das heutige Wettkampf-Bodybuilding weit entfernt, und auch im Natural Bodybuilding bekomme ich von Juroren mitunter Ansichten zu hören, bei denen sich mir der Magen umdreht. „Was ich sehen will, sind Adern, Striche und Streifen auf dem Hintern!“, sagte mir einmal ein Kampfrichter, als ich in meiner Funktion als Hauptjuror einer Deutschen Meisterschaft im Natural Bodybuilding vor Wettkampfbeginn mit den anderen Juroren die Bewertung besprach. Es gab dann eine ziemlich heftige Diskussion, denn andere Juroren – ich auch – vertraten durchaus die Auffassung, dass Definition nicht das entscheidende Kriterium der Bewertung sein könne, schließlich gibt es auch noch Muskelmasse und vor allem Proportion.

Genau da liegt aber das Problem des Wettkampfbodybuildings: Selbst die Juroren haben abweichende Vorstellungen davon, was eine „ideale Körperentwicklung“ letztlich sein soll. Deshalb gibt es ja auch mehrere Juroren, und am Ende wird aus ihren – mitunter erheblich abweichenden – Einzelwertungen ein Mittelwert gebildet, und der entscheidet dann über meine Platzierung.

Mit dieser Platzierung kann man dann zufrieden sein oder nicht. Auch das ist ein Aspekt des Wettkampfbodybuildings: Mit welcher Erwartung geht man eigentlich auf eine Wettkampfbühne? Will ich gewinnen, reicht mir ein Platz im Finale oder bin ich schon zufrieden, wenn ich nicht Letzter werde? Vielleicht stört mich ja noch nicht einmal das, weil ich einfach nur dabei sein will! Als ich bei der Weltmeisterschaft der UIBBN im November 2015 in Barcelona als Finalteilnehmer aufgerufen wurde, war ich überglücklich. Ich hatte mir vor dem Wettkampf meine Konkurrenten angesehen und war schnell zu der Ansicht gelangt, dass es mächtig knapp wird mit dem Einzug in die Gruppe der besten Sechs. Dass ich mit dieser Einschätzung richtig lag, liegt daran, dass ich mich mit den Augen eines Juroren mit meinen Konkurrenten verglich.

Ich sollte das können und ich kann es auch. Aber ich war auch Wertungsrichter bei nahezu 100 Wettkämpfen auf allen Ebenen bis hin zur NABBA-Universum-Wahl 1998 in Birmingham – da habe ich Steve Reeves, Reg Park und Bill Pearl (als Ehrengäste, nicht als Teilnehmer!) noch mit eigenen Augen gesehen...

Insbesondere viele Neulinge im Wettkampfbodybuilding jedoch können das nicht. Sie haben ihre ganz persönliche Vorstellung davon, was eine „ideale Körperentwicklung" ist, meinen, dieser Vorstellung vollauf zu entsprechen, und irgendwie setzt sich dann wohl unmerklich der Gedanke in ihrem Gehirn fest, die Wertungsrichter müssten dieselbe Vorstellung haben. Wenn sich dann bei der Siegerehrung oder oft genug schon bei der Bekanntgabe der Finalteilnehmer zeigt, dass die Wertungsrichter eine ganz andere Vorstellung haben, dann bricht eine Welt zusammen.

Tatsächlich hat es im deutschen Natural Bodybuilding in den letzten Jahren mehrfach – vor allem im Netz, aber auch direkt im Anschluss nach der Siegerehrung – teils heftige Debatten über Bewertungskriterien gegeben. Meist ging es dabei jedoch um die Frage, ob die Juroren die schriftlich fixierten Kriterien auch wirklich umgesetzt haben. Die Kriterien selbst standen eigentlich nie zur Diskussion.

Hat man vor, auf eine Wettkampfbühne zu gehen, dann sollte man diese Diskussion vorher vielleicht einmal mit sich selbst führen. Sind die Kriterien, mit denen die Wertungsrichter mich bewerten, auch die, mit denen ich meine Körperentwicklung bewerte? Oder will ich vielleicht einen ganz anderen Körper entwickeln als den, den die Juroren sehen wollen?

Solche Fragen stellen sich selbst renommierte Spitzenbodybuilder. Als ich Peter Hensel, einen der bekanntesten deutschen Bodybuilder der 1980er Jahre, einmal für ein Buchprojekt interviewte und wissen wollte, warum er sich doch relativ schnell aus dem Wettkampfbodybuilding zurückgezogen habe, gab er mir eine bemerkenswerte Antwort: „Das ist zur Freak-Show mutiert. Es entzieht sich meiner Vorstellungskraft, dass ich hätte so aussehen sollen.“[144]

Zur Erinnerung für die Jüngeren unter den Lesern: Peter Hensel verließ das Wettkampfbodybuilding mit Beginn der Ära von Dorian Yates. Was Dorian Yates alles unternahm, um seine Konkurrenten bei der IFBB-Mister-Olympia-Wahl zu schlagen, kann man inzwischen unter Schlagzeilen wie „Das Doping-Interview“ in Bodybuilding-Magazinen nachlesen [108]. Natürlich werden Yates-Fans jetzt sofort kontern: Er hat doch nichts Anderes getan als seine Konkurrenten! Die waren doch alle „auf Stoff“! Stimmt, so wird’s wohl gewesen sein. Und wer da nun mehr oder weniger genommen hat und wie gesundheitsschädlich das nun wirklich ist und wie man das am besten „mit Verstand macht“ (oder ob an dieser Stelle nicht vielleicht der Verstand langsam aussetzt) usw. – alles das gehört überhaupt nicht hierher, denn hier geht es ausschließlich um Natural Bodybuilding.

Doch selbst Natural-Bodybuilder – und Natural-Bodybuilderinnen noch viel mehr – stellen sich inzwischen die Frage, ob das, was eine Wettkampf-Jury sehen will, mit den eigenen Vorstellungen von einer ästhetischen, „natürlichen“ Körperentwicklung überhaupt in Übereinstimmung zu bringen ist. Wenn man unsicher ist, was die Juroren sehen wollen, dann kann man sich freilich einfach die Bewertungskriterien in der Wettkampfordnung durchlesen. Wesentlich aussagefähiger ist es jedoch wahrscheinlich, wenn man sich einfach mal in den Zuschauerraum einer Meisterschaft setzt und ein paar Kategorien für sich in Gedanken mitwertet. Bereits bei den Einzelwertungen der Pflichtposen, spätestens aber bei der Siegerehrung merkt man dann, inwieweit der eigene Blick mit dem der Juroren übereinstimmt.

Auch dann, wenn man feststellt, dass die eigene Auffassung von einer idealen Körperentwicklung durchaus mit dem übereinstimmt, was man auch in den Bewertungskriterien liest und bei Wettkämpfen zu sehen bekommt, können – vor allem nach einer Wettkampfteilnahme im Natural Bodybuilding – gewichtige Fragen aufkommen. Wieso waren die anderen Teilnehmer soviel „besser“? Wieso hatten die mehr Muskelmasse, bessere Definition, gewaltigere Proportionen? Hat man denn nicht alles getan? Haben die anderen einfach „bessere Gene“? Jetzt kommt Misstrauen auf. Man weiß, dass man natural ist, aber woher will man wissen, dass es die Konkurrenz ebenso ist? Wie will man das in einem Natural Bodybuilding-Wettkampf kontrollieren? Kann man das überhaupt?

Mitunter schlägt mir bei Gesprächen über Wettkämpfe im Natural Bodybuilding offene Kritik entgegen. Es gebe schließlich auch keinen Natural-Fußball oder dergleichen, also was soll das? Hier fällt die Begründung noch leicht: Es gab auch noch keinen Fußballer, der vor laufender Kamera erklärt hätte, dass Anabolika und Fußball zusammengehören und dass man sich bei der Einnahme von Anabolika im Fußball nur ärztlich überwachen lassen müsse, um Schäden zu vermeiden. Aber es gibt Bodybuilder, die genau so argumentieren – sogar vor laufender Fernsehkamera. Weil es aber Bodybuilder gibt, die sich von dieser Sicht des Bodybuildings als Anabolika-Sport distanzieren, gibt es für diese Bodybuilder inzwischen auch Wettkämpfe, Natural Bodybuilding-Wettkämpfe eben. Wem das nicht gefällt, der braucht ja nicht hinzugehen.

Schwieriger wird es schon angesichts der Aussage, dass man ja sowieso nicht kontrollieren könne, ob die Teilnehmer alle natural seien, folglich sei das ganze Natural Bodybuilding auf Wettkampfebene nur ein verlogener Etikettenschwindel, während Bodybuildingwettkämpfe ohne Dopingkontrollen, wo in Bezug auf Pharmaka „jeder machen kann, was er will", wenigstens „ehrlich" wären.

Die Frage ist nur, wie weit man mit so einer vorgeblichen „Ehrlichkeit" kommt. Im Straßenverkehr kann auch niemand zu 100 Prozent kontrollieren, ob die Regeln zur Geschwindigkeitsbegrenzung vor Schulen und Kindergärten eingehalten werden. Ich möchte nun die Eltern sehen, die angesichts dessen sagen: Okay, wir schaffen die Regeln ab! Soll doch vor Schulen und Kindergärten jeder so schnell fahren, wie er will, bauen wir einfach auf die Vernunft der Verkehrsteilnehmer! Ich kenne niemanden, der klar bei Verstand ist und so argumentieren würde. Denn Sinn und Zweck einer Regel ist zunächst einmal, dass eine Orientierung geschaffen wird. So wie es im Straßenverkehr Regeln schon allein deshalb gibt, damit Dinge eben reguliert ablaufen, d.h. damit man als Teilnehmer des Systems Straßenverkehr überhaupt erst einmal weiß, was man eigentlich tun soll, damit das System überhaupt funktionieren kann, so gibt es auch im Bodybuilding eben inzwischen Wettkämpfe, bei denen man die Regel aufstellt: Hier bitte nur natural teilnehmen!

Die Organisatoren können nun lediglich darauf vertrauen, dass sich die Teilnehmerinnen und Teilnehmer an diese Regel halten, oder sie können zusätzliche Mechanismen wie z.B. Dopingkontrollen installieren, um den Druck zu erhöhen, die Regel zu beachten. Natürlich kann man sich nun auf den Standpunkt stellen, das sei alles unzureichend, zu wenig, nicht hundertprozentig! Man kann soweit gehen, den Begriff „Natural Bodybuilding-Wettkampf" nicht als eine ethisch-moralische Vorgabe, als eine Regel aufzufassen, sondern als eine Garantie des Veranstalters, dass jeder Teilnehmer und jede Teilnehmerin hundertprozentig natural ist! Wenn man mit diesem hohen Anspruch an die Dinge herangehen möchte, sollte man sich allerdings tatsächlich hüten, eine Eintrittskarte für einen Natural Bodybuilding-Wettkampf zu kaufen oder womöglich gar selbst teilzunehmen!

So hoch habe ich meine Erwartungen nie geschraubt. Für mich ist die Teilnahme an Natural Bodybuilding-Meisterschaften seit vielen Jahren elementarer Bestandteil meines Lebens, auch wenn ich inzwischen davon ausgehe, dass bei keinem Natural Bodybuilding-Wettbewerb durchweg nur saubere Aktive auf der Bühne stehen. Mir war und ist es genug, zu wissen, dass ich immer einer von den sauberen war und damit dem Reglement der Veranstalter entsprochen habe. Allerdings starte ich inzwischen in der Klasse over 50, da relativieren sich die Dinge ohnehin, denn Bodybuilder über 50, die sich mit Pharmaka aufpeppen, dürften ziemlich schnell kaputt sein und damit als Konkurrenten ausfallen.

Aber diese Art, die Dinge zu sehen, ist meine persönliche, und es steht mir nicht an, Menschen zu verurteilen, die das alles ganz anders werten und vom Veranstalter einer Natural Bodybuilding-Meisterschaft vielleicht erwarten, dass er garantiert, nur saubere Aktive auf der Bühne zu haben. Allerdings halte ich es inzwischen auch für unehrlich, wenn Veranstalter von Natural Bodybuilding-Meisterschaften den Eindruck erwecken, als könnten sie genau diese hochgesteckte, um nicht zu sagen illusorische Erwartung auch erfüllen, als hätten sie mit ihrem Dopingkontrollsystem das Problem komplett im Griff. Wenn das so wäre, dann müsste man dem olympischen Sport, der, während ich im Mai 2016 diese Zeilen schreibe, allen Bemühungen zum Trotz gerade wieder einmal im Dopingsumpf unterzugehen droht, komplette Unfähigkeit unterstellen! Wir kommen beim Thema Dopingkontrollen noch einmal darauf zurück, dass eine solche Garantie aus meiner Sicht der Dinge gegenwärtig gar nicht möglich ist. Zunächst soll es jedoch um einige andere Fragen gehen, denn wenn man sich entschließt, an einer Meisterschaft teilzunehmen, dann sollte man gleich zu Beginn der Vorbereitungen einige wesentliche Fragen abklären.

7.1 Was ist im Vorfeld zu organisieren?

Ähnlich wie im Boxen gibt es auch im Bodybuilding auf nationaler und internationaler Ebene mehrere Verbände. Diese Verbände unterscheiden sich in ihrem Reglement teils erheblich voneinander. Unterschiede betreffen insbesondere die Durchführung von Dopingkontrollen und die Klasseneinteilungen.

Zumindest auf nationaler Ebene wird vom Teilnehmer einer Meisterschaft gewöhnlich erwartet, dass er der Organisation beitritt, welche die Meisterschaft veranstaltet. Wie dieser Beitritt zu erfolgen hat, regelt jede Organisation anders. Man erfährt dies normalerweise, wenn man sich telefonisch oder per E-Mail mit dem Veranstalter in Verbindung setzt. Bei dieser Gelegenheit erkundigt man sich am besten auch gleich, ob eine formlose Anmeldung ausreicht oder ob man ein besonderes Formular auszufüllen hat, das man vom Veranstalter auf dem Postweg oder über das Internet bekommt. Es gibt Organisationen, bei denen man sich noch eine halbe Stunde vor Wettkampfbeginn anmelden kann, andere haben einen Meldeschluss von mehreren Wochen vor der Meisterschaft. Deshalb ist es besser, sich schon zwei bis drei Monate vor dem Wettkampf beim Veranstalter zu melden. Auf diese Weise kommt man oft auch mit sich selbst ins Reine darüber, ob man nun wirklich teilnehmen möchte, obwohl ich Athleten kenne, die trotz Anmeldung noch am Wettkampftag nicht genau wussten, was sie wollen.

Sinnvoll ist es auch, sich rechtzeitig mit der Frage zu befassen, wie man zum Wettkampfort gelangt. Ganz toll, aber nicht immer billig ist das Flugzeug. Auch Busse und Bahnen haben den Vorteil, dass sie relativ sicher sind und man sie schlafend benutzen kann, aber den Nachteil, dass es Verspätungen gibt. Diese sollte man unbedingt einkalkulieren! Bodybuilder, die mit dem Auto zur Meisterschaft anreisen, lassen sich meistens von ihrem Betreuer oder einer anderen zuverlässigen Person fahren, da man vor einer Meisterschaft am Steuer unter Umständen etwas unsicher ist.

Falls die Meisterschaftsteilnahme Übernachtungen erfordert, sollte man sich auch frühzeitig um ein Hotelzimmer, eine Pension oder (preisgünstig) eine Jugendherberge in Nähe des Wettkampfortes bemühen. Auch diesbezüglich lohnt sich gewöhnlich ein Anruf beim Veranstalter, der die örtlichen Bedingungen meist am besten kennt und vielleicht sogar etwas organisiert hat. Bei größeren internationalen Meisterschaften ist es die Regel, dass der Veranstalter den Athleten zumindest Adressen und Telefonnummern von Übernachtungsmöglichkeiten zukommen lässt. Auch hier sollte man im Vorfeld unbedingt abklären, ob der Veranstalter bereits Hotelzimmer oder andere Übernachtungsmöglichkeiten fest gebucht hat. Inwieweit ein Athlet und sein Betreuer für Übernachtungen zu bezahlen haben, regelt jede Organisation anders. Ich persönlich erwarte von einem Veranstalter nicht, dass er Übernachtungskosten trägt, weil das seinen finanziellen Aufwand für die Organisation der Meisterschaft gewöhnlich in astronomische Höhen treibt.

Günstig ist es auch, sich bereits Wochen vor dem Wettkampftermin um einen guten Betreuer zu kümmern. Der Betreuer fungiert einerseits unter Umständen als Chauffeur, falls man mit dem Auto anreist, vor allem jedoch kümmert er sich vor und während der Meisterschaft um das Auftragen von Bräunungscreme. Findet die Veranstaltung im Ausland statt und man beherrscht weder die Landessprache noch Englisch, dann ist es hilfreich, wenn wenigstens der Betreuer über geeignete Fremdsprachenkenntnisse verfügt. Ich bin schon bei vielen Meisterschaften ohne Betreuer angereist, weil sich die Athleten vor Ort auch untereinander helfen, aber gerade wenn man zum ersten Mal auf eine Wettkampfbühne geht und ohnehin noch recht verunsichert ist, kann ein guter Betreuer eine große Hilfe darstellen.

Zwingend erforderlich ist es, beim Veranstalter die Information über den gewünschten Tonträger für das Kürposen einzuholen. Hier gibt es inzwischen die unterschiedlichsten Varianten, und der technische Fortschritt bringt ständig neue hervor und einige von den nachfolgend genannten sind in ein paar Monaten schon wieder veraltet. Bei manchen Meisterschaften werden sowohl CDs als auch USB-Sticks akzeptiert, andere Veranstalter verlangen zwingend CD's. Ich habe auch schon erlebt, dass die Kür-Musik mehrere Tage vor der Meisterschaft über das Internet zum Veranstalter geschickt werden musste. Mitunter sieht der Veranstalter vor, dass der Teilnehmer eine eigens für die Meisterschaft gebrannte CD vorlegt, die nur den Titel für das Kürposen enthält. Der Titel sollte gewöhnlich eine Länge von 90-120 Sekunden haben. Es stellt aber meist kein Problem dar, wenn man einen längeren Titel aufspielt und nach spätestens zwei Minuten Kürposen von der Bühne geht. Gewöhnlich wird der Tontechniker die Musik dann unterbrechen.

Tontechniker gehören bei Bodybuildingmeisterschaften zu den wichtigsten Leuten im Saal. Eine Tontechnik, die ständig die falschen Titel einlegt, kann eine Meisterschaft zur Katastrophe werden lassen. Die Athleten stehen hilflos auf der Bühne und geraten nicht selten völlig aus dem Konzept, und das Publikum reagiert meist spätestens nach der dritten Panne ungehalten. Deshalb sollte man alles tun, um dem Tontechniker seinen Job nicht unnötig zu erschweren. Bei Verwendung von Original-CDs mit mehreren Titeln schreibt man die Nummer des gewünschten Titels am besten noch einmal deutlich sowohl auf die Vorderseite der CD als auch auf die CD-Hülle. Auf USB-Sticks hütet man sich besser davor, den Titel auf irgendwelchen verwinkelten Pfaden zu verstecken – ich habe erlebt, wie selbst versierte Tontechniker vor solchen Marotten kapituliert haben. Das Beste wäre, überhaupt nur einen Titel abzuspeichern. Seitdem ich im Jahr 1988 bei einer Meisterschaft in Polen einmal erlebt habe, wie meine Kürmusik (damals noch auf Kassette) aus irgendeinem Grund mit hundsmiserabler Tonqualität abgespielt wurde, habe ich mir übrigens angewöhnt, immer einen Ersatz-Tonträger mitzunehmen. Da ich mein Posing inzwischen ganz gut aus dem Stegreif beherrsche, kann darauf durchaus eine andere Musik sein – Hauptsache, die Musik eignet sich für einen Kürposenvortrag.

Viele Athleten üben monatelang das Kürposen und vergessen, dass es auch Pflichtposen gibt. Man sollte jedoch beides rechtzeitig einstudieren, falls man noch nicht über ausreichend Wettkampferfahrung verfügt. Im Anhang dieses Buches findet sich eine Darstellung der international bei allen Organisationen üblichen Pflichtposen sowie eine Auswahl wesentlicher Kürposen. Einem Anfänger würde ich empfehlen, die Pflicht- und Kürposen zu erlernen, indem er jede einzelne Pose zunächst vor einem Spiegel einnimmt und dabei nachfolgend für einige Sekunden die Augen schließt, um sich so einzuprägen, wie sich die Pose „anfühlt". Später stellt man sich dann vor den Spiegel, schließt die Augen, nimmt mit geschlossenen Augen die jeweilige Pose ein und öffnet nun die Augen wieder, um zu überprüfen, ob man die Pose aus dem Gedächtnis heraus richtig beherrscht. Inzwischen werden in Deutschland zahlreiche Posingseminare für Wettkampf-Novizen angeboten, was sicherlich auch nicht schlecht ist. Mit etwas Übung sollte man das Ganze aber auch als Autodidakt hinbekommen.

Beim Einüben des Kürposenvortrages kann man so verfahren, dass man sich zunächst einige Videoaufzeichnungen von Bodybuildingmeisterschaften ansieht, um überhaupt erst einmal ein Gefühl dafür zu bekommen, welchen Typ von Kürposenvorträgen man eigentlich mag. Am besten wählt man auch hierfür Videos von Natural-Meisterschaften, um nicht von Anfang an in falsches Fahrwasser zu geraten. Es wirkt oft eher lächerlich, wenn ein junger Athlet mit offensichtlich wenig Erfahrung und noch nicht ausgereifter Muskulatur zu einer episch anmutenden Musik post, eine „Most-muscular-Pose" nach der anderen zeigt und seine Mimik nicht unter Kontrolle hat. Als ich meinen ersten Kürvortrag erarbeitete, habe ich mir eine eher langsame Instrumentalmusik ausgesucht (in der DDR war nur Instrumentalmusik zugelassen – ich finde, diese Regelung war gar nicht mal so schlecht), habe mir dann einen Vortrag von ungefähr fünfzehn Posen zusammengestellt, diese Posen als „Strichmännchen" auf ein Stück Papier gezeichnet und dann versucht, jede Pose im Rhythmus der Musik zur rechten Zeit und mit der richtigen Geschwindigkeit zu absolvieren.

Für einen Anfänger ist eine eher langsame, ruhige Musik schon deshalb besser geeignet, weil sie schlichtweg mehr Zeit zum Überlegen lässt, welche

Tab. 24 Finanzielle Aufwendungen bei einer Wettkampfteilnahme

- Mitgliedsbeitrag für den Verband
- Selbstbeteiligung am Dopingtest
- Bräunungscreme
- Fahrtkosten
- Hotelübernachtung
- Startgeld
- Kosten für einen Betreuer
- Wettkampfkleidung (Posing-Slip oder Posing-Bikini, Wettkampfdress),
- Für Frauen: Accessoires (Schuhe usw.)

Pose als nächste kommt. Außerdem schleicht sich keine Hektik in die Bewegungen ein. Das betrifft vor allem die Übergänge. Gute, bewegungstechnisch saubere Übergänge zwischen den Posen lassen einen Kürvortrag wesentlich harmonischer und beeindruckender erscheinen als eine zusammenhanglose Folge von Einzelposen. Vor allem sollte man immer vor Augen haben, dass jede Pose und jeder Übergang den ganzen Körper von Kopf bis Fuß zeigt – nicht nur zwei, drei Muskelpartien.

Natürlich kann man auch einen versierten Bodybuilder um Hilfe bitten. Ich weiß von Athleten und Athletinnen, die eigens einen Choreographen für das Einüben eines Kürvortrages engagierten. So etwas kann eine große Hilfe darstellen, aber auch reichlich Geld kosten. Damit sind wir bei einem nicht unwesentlichen Thema angelangt: den Finanzen.

Gerade für junge Sportler mit meist noch relativ geringem Einkommen kann es sehr sinnvoll sein, einmal die gesamten finanziellen Aufwendungen zu überschlagen, die mit einer Meisterschaftsteilnahme verbunden sind. In Tabelle 24 findet sich eine Auflistung wesentlicher Positionen.

Die meisten Meisterschaften finden an einem Samstag oder Sonntag statt. Bei größeren internationalen Meisterschaften ist es jedoch durchaus möglich, dass bereits am Vorabend die Einschreibung in die Startlisten erfolgt.

Als ich im November 2003 an der Weltmeisterschaft der UIBBN (Union Internationale de Bodybuilding Naturel) in Belgien teilnahm, musste ich spätestens Freitagabend 18.00 Uhr in Knokke-Heist an der Nordseeküste sein. In solchen Fällen – oder wenn man generell am Wochenende arbeitet – kommt man nicht umhin, ein bis zwei Tage Urlaub zu nehmen. Da viele Betriebe den Urlaub ihrer Mitarbeiter langfristig planen, sollte man auch diesen Aspekt rechtzeitig einkalkulieren.

Auch Bräunungscreme, Posing-Slip bzw. Posing-Bikini usw. sollte man sich rechtzeitig besorgen, nicht erst wenige Tage vor der Meisterschaft, wenn man ohnehin völlig gestresst ist.

An dieser Stelle noch einige spezielle Bemerkungen zum Thema Bräunung und Wettkampfkleidung. Immer wieder gibt es Newcomer, die glauben, mit ein paar Stunden auf der Sonnenbank die notwendige Hauttönung hinzubekommen. Wer das tatsächlich schaffen sollte, würde seiner Haut mit Sicherheit keinen Gefallen tun und darüber hinaus wahrscheinlich ein kleines Vermögen investieren müssen. Es ist nun einmal so, dass jeder Mensch mit weißer Hautfarbe im Scheinwerferlicht geschminkt werden muss, wenn man Konturen erkennen will. Jeder Beleuchter vom Theater oder Film weiß das und empfindet es als völlig normal.

Faktisch alle Wettkampf-Bodybuilder benutzen Bräunungsmittel. Diese gibt es allerdings in den unterschiedlichsten Varianten und auch Preiskategorien. Selbstbräuner aus dem Drogeriemarkt reichen gemeinhin nicht aus, um eine Hauttönung zu erreichen, die dem gewöhnlich recht grellen Bühnenlicht einer Bodybuilding-Meisterschaft standhält. Im Bodybuilding haben sich daher einige spezielle Anbieter von einschlägigen Bräunungsprodukten etabliert. Oft werden Kombinationen von Selbstbräunungstinkturen und Cremes angeboten. Als Wettkampf-Neuling ist man gut beraten, wenn man die Anwendung dieser Produkte einige Zeit vor dem Wettkampf einmal in Ruhe austestet und insbesondere Übung dabei entwickelt, die Selbstbräunungstinkturen aufzutragen, ohne dass anschließend der benutzte Raum renoviert werden muss! Leider passiert es auch immer wieder, dass Bodybuilder nach einem Wettkampf Rechnungen über auszutauschende Toilettenbrillen und Duschvorhänge ihrer Hotelzimmer bekommen...

Nicht selten bieten die Veranstalter von Meisterschaften inzwischen sogar einen speziellen Bräunungsservice vor Ort an. Man kann sich jedoch individuell behelfen und findet dafür im Internet eine Reihe von Anbietern für Bodybuilding-Bräunungsprodukte. Im Anhang sind einige Internetadressen unter dem Stichwort „Tanning“ aufgeführt. Wer allerdings bei einem solchen Anbieter bestellt, sollte insbesondere in der Wettkampfsaison mehrwöchige Lieferfristen einkalkulieren. Deshalb: Besser zu früh als zu spät bestellen!

Das Gleiche gilt für Posing-Slips bzw. Posing-Bikinis. Zwar kann man sich mit etwas Glück noch kurz vor der Meisterschaft in irgendeinem Laden für wenig Geld eine einfarbige Badehose oder einen Bikini kaufen, aber nicht immer kriegt man dann etwas Passendes. Auch Posing-Bikinis oder -slips und selbst Schuhe für die Miss-Fitness-Runden werden jedoch von einigen Firmen angeboten. Mitunter hilft allerdings auch einfach nur etwas Improvisationstalent. Eine gute Freundin von mir stellte wenige Tage vor der Meisterschaft fest, dass es nirgends farblich passende Schuhe zu ihrem grünen Bikini gab (wer kauft schon grüne Schuhe?). Sie half sich dann, indem sie ein paar „high heels“ mit grünem Autolack bearbeitete...

7.2 Der Zeitplan vor einer Meisterschaft

Erfahrene Natural-Bodybuilder können ziemlich genau einschätzen, wieviel Zeit sie benötigen, um aus einer bestimmten körperlichen Verfassung heraus in Bestform zu kommen. Ich persönlich brauche inzwischen gut drei Monate, um mich in Wettkampfform zu bringen. Vor zwanzig Jahren kam ich noch mit 14 Tagen aus. Je weniger Unterhautfettgewebe man aufweist, desto kürzer kann die Definitionsphase ausfallen. Und je kürzer die Definitionsphase ist, desto mehr Zeit bleibt für die vorangehende Aufbauphase. Da bei Meisterschaften eine messerscharfe Definition immer wichtiger wird, würde ich vor einem Wettkampf jedoch lieber weniger Zeit für die Aufbauphase planen als die Definitionsphase zu knapp zu kalkulieren. Es gibt aber auch Athleten, die das ganze Jahr über so gut in Form sind, dass sie es sich leisten können, völlig ohne Definitionsphase auf eine Wettkampfbühne zu gehen.

Tab. 25 Trainingsplan für Natural-Athleten mit mittlerer Belastbarkeit, mittlerer Regenerationsfähigkeit und leichter bis mittlerer physischer Belastung im Beruf

Montag		
Rücken	• Überzüge mit Kurzhantel	3 x 8-12
	• Breites Latziehen zur Brust	3 x 8-12
	• Rudern sitzend am Kabelzug	3 x 8-12
Armbeuger	• Armbeugen auf der Schrägbank sitzend mit Kurzhanteln	3-4 x 8-12
	• Scottcurl mit SZ-Hantel	3-4 x 8-12
Bauch	• Bauchpressen	4 x 20-30
	• Situps am Schrägbrett	4 x 15-30
Dienstag	trainingsfrei	
Mittwoch		
Brust	• Fliegende Bewegung mit Kurzhanteln	3 x 8-12
	• Kurzhantel-Bankdrücken	3 x 8-12
	• Kurzhantel-Schrägbankdrücken	3 x 8-12
Schultern	• Armseitheben vorgebeugt am Kabelzug (untere Rolle)	3-4 x 8-12
	• Armseitheben stehend, Kurzhanteln	3-4 x 8-12
	• Shrugs mit Kurzhanteln	3 x 10-15
Trizeps	• einarmiges Kurzhantel-Trizepsdrücken liegend	3-4 x 8-12
	• Liegestütze (Hände eng zusammen)	3-4 x 8-15
Donnerstag	trainingsfrei	
Freitag		
Oberschenkel	• Beinbeugen liegend	3-4 x 10-15
	• Kreuzheben (durchgedrückte Knie)	3 x 10-15
	• Beinstrecken	4 x 10-20
	• Beinpressen	3-4 x 10-20

Tab. 25 Fortsetzung

Freitag, fortgesetzt

Waden	• Wadenheben sitzend an der Maschine	4 x 15-20
	• Wadenheben an der Beinpresse	4 x 15-20
Bauch	• Beinheben liegend	3 x 30-40
	• Bauchpressen	4 x 20-30
Sonnabend	trainingsfrei	
Sonntag	trainingsfrei	

Bei ausreichender Regeneration kann der Zyklus auch bereits am Sonntag neu beginnen.

7.2.1 Die Aufbauphase

In der Aufbauphase geht es, wie bereits beschrieben, primär um den Aufbau zusätzlicher Muskelmasse. Dazu plant man am besten drei bis vier jeweils etwa einstündige Trainingseinheiten pro Woche, nicht mehr, da die Muskulatur in der Erholungsphase zwischen den Trainingseinheiten wächst. Was man normalerweise immer tun sollte, nämlich ausreichend schlafen und Stress vermeiden, das ist in dieser Zeit ganz besonders wichtig. Eine alte Bodybuilder-Regel für die Aufbauphase lautet: „Stehe nicht, wenn du sitzen kannst, sitze nicht, wenn du liegen kannst, bleibe nicht munter, wenn du schlafen kannst!“ Das ist prinzipiell richtig, allerdings kann man auf diese Weise auch ganz unmerklich ein bisschen zu faul werden und gerade über Weihnachten oder im Urlaub bei mehr als luxuriöser Energieversorgung reichlich Unterhautfettgewebe ansammeln. Deshalb habe ich in den letzten Jahren auch in der Weihnachtswoche und im Urlaub trainiert und dafür lieber in Stresszeiten mal für ein paar Tage eine Pause eingelegt. Es kommt

Tab. 26 Trainingsplan für Athleten mit berufsbedingt eingeschränktem Zeitquantum

Montag	trainingsfrei	
Dienstag (zu Hause)		
Rücken	• Überzüge mit Kurzhantel (auf einer Bank oder dem Fußboden)	3 x 8-12
	• Klimmzüge eng mit Untergriff	4 x 8-15
	• vorgebeugtes Rudern einarmig	3 x 8-12
Armbeuger	• Konzentrationscurl	3-4 x 8-12
	• Armbeugen stehend mit Kurzhanteln	3-4 x 8-12
Bauch	• Bauchpressen	4 x 20-30
	• Beinheben liegend	4 x 30-40
Mittwoch	trainingsfrei	
Donnerstag	trainingsfrei	
Freitag (im Fitness-Studio)		
Oberschenkel	• Beinbeugen liegend	3-4 x 10-15
	• Beinstrecken	3-4 x 10-20
	• Beinpressen	3-4 x 10-20
Bauch	• Bauchpressen	4 x 20-30
	• Beinheben hängend	4 x 10-15
Sonnabend	trainingsfrei	
Sonntag (im Fitness-Studio)		
Brust	• Maschinen-Butterfly	4 x 8-12
	• Bankdrücken an der Maschine	4 x 8-12
Schultern	• einarmiges Armseitheben, vorgebeugt am Kabelzug	4 x 8-12
	• einarmiges Armseitheben am Kabelzug stehend	4 x 8-12

Tab. 26 Fortsetzung

Sonntag, fortgesetzt		
Trizepse	• Trizepsdrücken mit Seilgriff (Zugturm)	3-4 x 8-12
	• Liegestütze (Hände eng zusammen)	3-4 x 8-12

jedoch auch vor, dass ich ein ganzes Jahr ohne Unterbrechung „durchtrainiere".

Grundsätze des Trainings und der Ernährung in der Aufbauphase wurden bereits in den Kapiteln 5 und 6 dargestellt. Zwei Beispiel-Trainingspläne für die Aufbauphase zeigen die Tabellen 25 (auf den vorangegangenen Seiten) und 26, die man entsprechend der individuell gegebenen Belastbarkeit und Regenerationsfähigkeit anwenden kann. Zu beachten ist, dass diese Faktoren auch durch Art und Umfang der beruflichen Tätigkeit sowie persönliche Lebensumstände (Stress, Schlafdauer usw.) beeinflusst werden. Generell sollte jeder Satz beim Erreichen des „korrekten Wiederholungsmaximums" beendet werden, d.h. ein Training bis zum völligen Muskelversagen oder gar die Anwendung von Intensitätstechniken sollte eher die Ausnahme als die Regel darstellen.

Das Programm in Tabelle 26 eignet sich für Natural-Athleten, die ernsthaft – ggf. mit Wettkampfambition – trainieren möchten, aber die Woche über aufgrund beruflicher oder sonstiger Belastung kaum Zeit haben, um ins Studio zu gehen. Der Schwerpunkt des Trainings liegt hier auf dem Wochenende. Man sollte sich daher ein Studio suchen, das am Sonntag geöffnet hat. Der eine Trainingstag in der Woche kann zuhause mit einem Satz Kurzhanteln und einer Gelegenheit zum Klimmziehen absolviert werden. Da ein hohes Arbeitspensum je nach Art der Tätigkeit entweder eine starke psychische oder aber körperliche Belastung darstellt, sollte das Training am Wochenende Gelenke und Psyche möglichst wenig strapazieren. Es findet daher vorwiegend an Maschinen und Kabelzügen statt. Sollte beim Programm in Tabelle 26 das Training am Freitagabend nicht möglich sein, kann die entsprechende Trainingseinheit auch auf den Samstag verlagert werden. In diesem Fall werden zwei Trainingstage nacheinander, d.h. ohne „zwischengeschalteten“ Ruhetag, als Kompromisslösung in Kauf genommen. Günstiger wäre es dann allerdings, das Training in der Woche von Dienstag auf Mittwoch zu verlagern, um nach einem Wochenende mit zwei Trainingstagen zwei volle Tage zur Regeneration zur Verfügung zu haben.

7.2.2 Die Wettkampf- oder Definitionsphase

Hat ein junger Athlet nur wenig Unterhautfettgewebe aufzuweisen und ist daher mit seiner Form zufrieden, dann braucht er dieses Kapitel eigentlich gar nicht zu lesen. Er trainiert einfach weiter wie bisher und beschränkt seine Wettkampfvorbereitung darauf, seine Pflicht- und Kürposen zu üben und einen Tag vor der Meisterschaft ein paar überflüssige Körperhaare wegzurasieren. Aufgrund der Bewertungskriterien im modernen Bodybuilding wird man mit dieser Verfahrensweise allerdings wahrscheinlich nur noch in Ausnahmefällen erfolgreich sein. Denn der Trend zur Definition ist unübersehbar. Vergleichen Sie einmal Fotos der Mister-Universum-Wahl von 1950 mit Aufnahmen aktueller Bodybuildingmeisterschaften. Man kann davon halten, was man will – mit der Definition der Bodybuildingstars aus den 1950er und 1960er Jahren ist im modernen Bodybuilding kein Blumentopf mehr zu gewinnen. Die Definition heutiger Stars im nicht dopingkontrollierten Bodybuilding ist jedoch vor allem auch das Ergebnis der Einnahme aller möglichen Pharmaka. Im Natural Bodybuilding sehen die Athletinnen und Athleten auch im Wettkampf glücklicherweise wesentlich natürlicher aus – und sie sind mit Sicherheit auch erheblich gesünder.

Gelangt man zu der Feststellung, dass es notwendig ist, das Unterhautfettgewebe zu reduzieren, dann ist die Durchführung einer mehrwöchigen Definitionsphase sinnvoll. In diesen letzten Wochen vor einer Meisterschaft verändert sich die Zielsetzung des Trainings grundlegend. Während es in der Aufbauphase darum geht, zusätzliche Muskelmasse zu gewinnen, richtet sich das Hauptaugenmerk in der Definitionsphase auf die Verringerung des Unterhautfettgewebes bei gleichzeitig möglichst geringen Verlusten an Muskelmasse. Sowohl das Training als auch die Ernährung müssen in der Definitionsphase je nach körperlicher Verfassung eines Athleten mehr oder weniger stark verändert werden.

7.2.2.1 Das Training in der Definitionsphase

Zahlreiche Bodybuilding-Magazine veröffentlichen regelmäßig Vorwettkampf-Trainingspläne von Spitzenprofis, in denen von Unmengen Übungen, Sätzen und Wiederholungen die Rede ist. In Verbindung mit Photos von knallhart definierten, mit fingerdicken Venen überzogenen Muskelgebirgen wird so in den Köpfen der Leser der Eindruck erzeugt, dass nur auf diese Weise eine messerscharfe Definition zu erreichen sei. Aber trifft das auch für Natural Bodybuilding zu?

Natürlich verbrennt ein Mammutprogramm mit 20 und mehr Stunden Krafttraining pro Woche viel Energie. Wenn man sich außerdem zum Zweck der Erholung noch genügend große Mengen anaboler Hormone zuführt, dann kann man auf diese Weise auch enorm Fett abbauen und trotzdem seine Muskelmasse halten. Wenn man jedoch Natural-Bodybuilder ist, dann sieht die Situation ganz anders aus. Dann stellt sich nämlich die Frage, wieviel Energie sich der Körper, der solch einer Tortur unterzogen wird, aus dem Fettgewebe holt – und wieviel aus der Muskulatur!

Im Jahr 1985 habe ich mich genau mit einem solchen Konzept auf die Qualifikation zur DDR-Meisterschaft in Leipzig vorbereitet. Die Hochschulturnhalle mit meiner „Kraftecke" stand gleich neben dem Studentenwohnheim, zweimal Training pro Tag war daher kein Problem. Ich erhöhte also Satz- und Wiederholungszahlen, nahm zusätzliche Übungen ins Programm auf und zog erstmalig überhaupt eine „richtige Diät" durch – alles so, wie ich es in den irgendwie durch den Eisernen Vorhang gerutschten „Muskelmagazinen" gelesen hatte. Das niederschmetternde Ergebnis: Ich erreichte in der ersten Wettkampfrunde („Athletischer Eindruck") noch nicht einmal die Mindestpunktzahl, die erforderlich war, um überhaupt bis zum Schluss am Wettkampf teilnehmen zu dürfen! „Müller...Müller... ist durchgefallen, hat die Norm nicht geschafft...“ – ich werde wohl nie vergessen, was mir entgegnet wurde, als ich mich erkundigte, warum mein Name nicht auf der Liste für die Reihenfolge der abendlichen Kürposenvorträge stand. Durchgefallen, die Norm nicht geschafft – nach elf Jahren Training mit bis zu sechs Trainingstagen pro Woche!

Dass ich weniger eine falsche Diät, sondern vor allem ein falsches Trainingskonzept gewählt hatte, merkte ich ein Jahr später. Inzwischen hatte ich die Beiträge des Mediziners Dr. Frank Hartung gelesen, der in der DDR für die Fachzeitschrift „Der Schwerathlet“ schrieb. Er lehnte umfangreiches Krafttraining vor einer Bodybuildingmeisterschaft strikt ab und empfahl ganz im Gegensatz, in der Wettkampfperiode mit möglichst hohen Zusatzlasten zu trainieren, um die Glykogenspeicher und damit die Muskelmasse zu schonen. Zur Reduzierung des Unterhautfettgewebes riet er zu einer gemäßigten Variante des aeroben Trainings: Laufen, zwei- bis dreimal pro Woche 15-30 Minuten bei mäßigem Tempo.

Ich hatte nichts zu verlieren. Im Herbst 1986 – inzwischen war ich frischgebackener Lehrer in einer Landschule – war ich abends nur kurz in meinem selbsteingerichteten Kraftraum, dafür umso häufiger auf den umliegenden Feldern beim Joggen. Das Ergebnis war umwerfend: Ich schaffte nicht nur die Norm in der Vorrunde, sondern qualifizierte mich sogar für das Finale und wurde bei der DDR-Meisterschaft in Rostock Sechster. Nach zwölf Jahren Training war ich endlich auf der Ebene angekommen, auf der ich immer unterwegs sein wollte! Damit war für mich klar, wie meine zukünftigen Wettkampfvorbereitungen aussehen würden! Mir ging nur jahrelang die Frage nicht aus dem Kopf, *warum* das System der „Profis“ bei mir nicht funktioniert hatte – bis mir irgendwann dämmerte, was es bedeutet, wenn die im Unterschied zu mir auch in der Wettkampfvorbereitung nicht nur Quark essen...

Heute weiß ich, dass es jahrelang mein fatalster Irrtum war, zu glauben, dass ich als dopingfreier Athlet nichts über Doping wissen müsse. Nur wenn man weiß, wie Dopingsubstanzen wirken, kann man verstehen, warum manche hochgejubelte „Starathleten“ so aussehen, wie sie aussehen, und warum sie das mit Trainingsplänen erreichen, die einen Menschen mit natürlichem Hormonhaushalt umbringen würden. Ganz besonders trifft das auf umfangreiche Wettkampfvorbereitungen mit gleichzeitig eingeschränkter Energiezufuhr zu. Anabolika & Co. bauen nämlich nicht nur Muskeln auf – sie verhindern auch ihren Abbau [75]!

Mit hohen Gewichten in der Wettkampfperiode bin ich inzwischen etwas vorsichtiger geworden – ich werde nicht jünger, und unter fünf Wiederholungen pro Satz spielt sich nichts mehr ab. Aber sobald mich während einer Wettkampfperiode zufällig einmal die Lust auf hohe Wiederholungszahlen, Super- und Gigantensätze oder Ähnliches überkommt, denke ich an mein Fiasko von 1985 zurück und greife mir ein paar schwerere Hanteln.

Fassen wir noch einmal zusammen. Als Natural-Bodybuilder hat man nur die Wahl zwischen zwei Möglichkeiten. Entweder man baut Muskelmasse auf. Voraussetzung dafür ist erstens, dass man methodisch richtig trainiert, zweitens, dass man sein ererbtes Potenzial für Muskelwachstum noch nicht ausgereizt hat, und drittens, dass man eine positive Energiebilanz herstellt. Das bedeutet, man muss mindestens so viel Energie zu sich nehmen, wie man verbraucht. Da das niemand genau ausbalancieren kann, benötigt man einen „Sicherheitszuschlag" an Energie, weshalb man in der Aufbauphase niemals nur reine Muskelmasse, sondern stets auch etwas Fettgewebe aufbaut. Dabei muss man nicht nach Plan essen und sich womöglich zum Essen zwingen – wenn man sich auf die körpereigene Regulation von Hunger und Sättigung verlässt und sich einfach nur „satt isst", erledigt unsere Natur die Dinge ganz von selbst. Wichtig ist jedoch, dass man die richtigen Lebensmittel auswählt. Poldi Merc warnte mich nicht ohne Grund einstmals vor der verhängnisvollen Kombination von Fett und Zucker...

Oder man baut Fettgewebe ab. In diesem Fall benötigt man eine negative Energiebilanz. Das bedeutet, man führt eine „künstliche Hungersnot" herbei, indem man mehr Energie verbraucht, als man aufnimmt. Dies ist möglich durch eine Reduzierung der Energiezufuhr („Reduktionsdiät") oder eine Steigerung des Energieverbrauchs – oder beides zugleich. Zusätzlicher Muskelaufbau ist in dieser Zeit kaum noch möglich, auch wenn einige „Super-Konzepte" genau das immer wieder versprechen! Im Gegenteil: Erhöht man

Tab. 27 Trainingsplan für die Wettkampfvorbereitung (1x Training pro Tag)

Montag		
Brust	• Fliegende Bewegungen	4 x 5-8
	• Maschinen-Bankdrücken	4 x 5-8
Schultern	• Armseitheben vorgebeugt	4 x 5-8
	• Armseitheben stehend	4 x 5-8
Trizepse	• Trizepsdrücken am Kabelzug mit Seilgriff	3 x 5-8
	• Bankdrücken mit engem Griff	3 x 5-8
Bauch	• Bauchpressen	4 x 20-30
	• Situps am Schrägbrett	4 x 20-30
	• 30-45 Minuten aerobes Training (Rudern, Walking, Ergometer o.ä.)	
Dienstag	• 30-45 Minuten aerobes Training	
Mittwoch		
Oberschenkel	• Beinbeugen stehend oder liegend	3 x 6-8
	• Kreuzheben (durchgedrückte Knie)	3 x 8-10
	• Beinstrecken	4 x 6-10
	• Beinpressen	3 x 6-10
Waden	• Wadenheben sitzend	4 x 10-15
	• Wadenheben stehend	4 x 10-15
Bauch	• Bauchpressen	3 x 20-30
	• Beinheben im Hang	3 x 10-15
	• 30-45 Minuten aerobes Training	
Donnerstag	• 30-45 Minuten aerobes Training	
Freitag		
Rücken	• Klimmzüge eng mit Parallelgriff	4 x 6-8
	• T-Bar-Rudern	3 x 6-8

Tab. 27 Fortsetzung

Freitag, fortgesetzt		
Armbeuger	• Konzentrationscurl	3 x 5-8
	• Armbeugen stehend mit SZ-Stange	3 x 6-8
Bauch	• Bauchpressen	3 x 20-30
	• Beinheben sitzend mit Kurzhantel zwischen den Füßen	3 x 10-15
	• 30-45 Minuten aerobes Training	
Sonnabend	• 30-45 Minuten aerobes Training	
Sonntag	• 30-45 Minuten aerobes Training	

Bei ausreichender Regenerationskapazität kann der Zyklus auch bereits am Sonntag statt erst am Montag neu begonnen werden.

bei gleichzeitig reduzierter Energiezufuhr den Energieverbrauch durch vermehrtes Krafttraining, riskiert man starke Muskelmasseverluste. Daher ist es sinnvoller, das Krafttraining in bisherigem Umfang beizubehalten oder sogar die Gewichte zu erhöhen und die Wiederholungszahlen dafür zu senken. Zusätzlichen Fettabbau kann man dann durch parallel zum Krafttraining durchgeführtes aerobes Training erreichen. D.h. man joggt (nicht gut für die Gelenke) oder walkt (viel besser für die Gelenke), schwimmt oder rudert (ideal für die Gelenke) usw., und zwar in einem Tempo, welches man meint, stundenlang durchhalten zu können. Auf diese Weise ist der Sauerstoffbedarf der Muskulatur stets voll abgedeckt und es steht ausreichend Sauerstoff für die Fettverbrennung zur Verfügung. Drei aerobe Trainingseinheiten pro Woche zu jeweils etwa 15-30 Minuten genügen am Anfang, gegen Ende der Wettkampfvorbereitung kann man sowohl Dauer als auch Häufigkeit der aeroben Trainingseinheiten erhöhen.

Tab. 28 Trainingsplan für die Wettkampfvorbereitung (2x Training pro Tag)

Montag		
	morgens vor dem Frühstück	
	• 30-45 Minuten aerobes Training (Rudern, Walking, Radfahren)	
	abends	
Brust	• Bankdrücken mit Kurzhanteln	3 x 5-8
	• Maschinen-Butterfly	2-3 x 6-8
Schultern	• Armseitheben mit Kurzhanteln sitzend	3 x 5-8
	• einarmiges Armseitheben vorgebeugt am Kabelzug	2-3 x 5-8
Trizepse	• Trizepsdrücken am Kabelzug mit Seilgriff	4 x 5-8
Bauch	• Bauchpressen	3 x 20-30
	• Beinheben hängend	3 x 10-15
Dienstag		
	morgens vor dem Frühstück	
	• 30-45 Minuten aerobes Training	
	nachmittags oder abends	
	• 15-30 Minuten aerobes Training	
Mittwoch		
	morgens vor dem Frühstück	
	• 30-45 Minuten aerobes Training	
	abends	
Oberschenkel	• Beinbeugen	3 x 6-8
	• Beinstrecken	3 x 10-15
	• Beinpressen	2-3 x 10-15
Rücken	• Klimmzüge mit Zusatzgewicht	3-4 x 5-8
	• Rudern sitzend am Kabelzug	3 x 6-8
Armbeuger	• Armbeugen stehend mit SZ-Hantel	4 x 5-8

Tab. 28 Fortsetzung

Donnerstag		
	morgens vor dem Frühstück	
	• 30-45 Minuten aerobes Training	
	nachmittags oder abends	
	• 15-30 Minuten aerobes Training	
Freitag		
	morgens vor dem Frühstück	
	• 30-45 Minuten aerobes Training	
	abends	
Brust	• Kurzhantel-Butterfly	3 x 6-8
	• Maschinen-Schrägbankdrücken	3 x 5-8
Schultern	• Armseitheben vorgebeugt	2 x 6-8
	• Armseitheben stehend	2 x 6-8
	• Frontheben	2 x 6-8
Trizepse	• Bankdrücken an der Maschine mit engem Griff	4 x 6-8
Bauch	• Beinheben sitzend mit Zusatzgewicht	3 x 10-15
	• Bauchpressen	3 x 20-30
Sonnabend		
	morgens vor dem Frühstück	
	• 30-45 Minuten aerobes Training	
	nachmittags oder abends	
	• 15-30 Minuten aerobes Training	
Sonntag	• 30-45 Minuten aerobes Training	

In der darauffolgenden Trainingswoche erfolgt das Training von Oberschenkeln, Rücken und Armbeugern am Montag und Freitag, das Training von Brust, Schultern, Trizeps und Bauch dagegen am Mittwoch. Danach beginnt der gesamte Zyklus von vorn.

Vielleicht erinnern Sie sich jetzt an die immer wieder zu hörende Aussage zahlloser Fitnesstrainer, dass die Fettverbrennung erst nach 30 Minuten einsetzt. Seit einigen Jahren mehren sich jedoch die Hinweise dafür, dass diese These nicht haltbar ist [96]. Es mag sein, dass die Fettverbrennung bei mäßig trainierten Menschen erst nach etwa 30 Minuten ein nennenswertes Ausmaß erreicht. Das bedeutet aber nicht, dass vorher kein Fett verbrannt wird. Zudem erreichen Ausdauersportler mit gut entwickeltem Fettstoffwechsel diesen Zeitpunkt gewöhnlich wesentlich früher, weil der Organismus durch diesen Trainingseffekt die Glykogenspeicher in Muskulatur und Leber schont. Auch aus eigener Erfahrung weiß ich, dass selbst 15- bis 20-minütige aerobe Trainingseinheiten, frühmorgens vor der Arbeit auf nüchternen Magen absolviert, schon gute Ergebnisse bei der Reduzierung des Unterhautfettgewebes bringen. Die Tabellen 27 und 28 auf den vorangegangenen Seiten zeigen zwei Beispiele für Trainingsprogramme in der Definitionsphase.

Wenn überhaupt, dann sollten in der Definitionsphase Intensitätstechniken nur mit äußerster Vorsicht angewendet werden! Natural-Bodybuildern drohen hier massive Muskelmasseverluste! Unter Berücksichtigung der energiereduzierten Ernährung in der Definitionsphase balanciert man selbst bei einem im Vergleich zur Aufbauphase unveränderten Trainingsplan ohnehin zwangsläufig hart am Rand zum Übertraining – und bei erhöhtem Trainingsumfang erst recht. Zur Erinnerung: Die Länge der Regenerationsphase nach dem Training ist stark von einer optimalen Ernährung abhängig. Für die Entwicklung der Leistungsfähigkeit jedoch ist eine „hypokalorische Ernährung“, also eine für die Definitionsphase typische verringerte Energiezufuhr, alles andere als optimal. Ich habe mir daher zur Gewohnheit gemacht, den Umfang meines aeroben Trainings in dieser kritischen Zeit stark an meinem Befinden auszurichten. Geht es mir gut, trainiere ich mehr, fühle ich mich schlechter, reduziere ich den Umfang. Gegebenenfalls, d.h. bei drohender Überforderung oder bei bereits guter Definition, kann auf das aerobe Training an den Krafttrainingstagen verzichtet werden.

Es gibt sogar gute Natural-Bodybuilder, die in der Wettkampfvorbereitung völlig auf aerobes Training verzichten, sondern einzig und allein die

Ernährung umstellen. Damit berühren wir das sensibelste Thema der letzten Wochen vor einer Meisterschaft:

7.2.2.2 Die Ernährung in der Definitionsphase

Der Abbau von Unterhautfettgewebe setzt eine negative Energiebilanz voraus. Man muss also mehr Energie verbrauchen, als man über die Nahrung aufnimmt. Nun könnte man ja seine Ernährungsgewohnheiten auch einfach beibehalten und nur den Energieverbrauch erhöhen – durch mehr Training. Ich habe das mehrfach probiert – es funktioniert nicht. Wahrscheinlich reguliert sich das System von Hunger und Sättigung von selbst in der Weise, dass es bei gesteigertem Energieverbrauch auch den als „Hunger" oder „Appetit" empfundenen Bedarf hochschraubt. Das ist eigentlich eine Binsenweisheit. Schon unsere Urgroßeltern wussten ohne jede wissenschaftliche Vorbildung, dass körperliche Arbeit den Appetit anregt. Es hilft also nur eines: die Energiezufuhr über einen bestimmten Zeitraum bewusst einschränken. Mediziner bezeichnen das als Reduktionsdiät.

Da kein Mensch wie der andere ist, lassen sich für eine derartige Diät nur wenige allgemeingültige Hinweise geben. Generell ist es zunächst einmal wichtig, den Bedarf an lebensnotwendigen Nährstoffen auch während einer Diät sicherzustellen. „Hollywood-Diäten" und sonstige einseitige Kostformen überlässt man daher besser den Abonnenten von bestimmten Frauenzeitschriften. Ich kenne Athleten, die schon abnehmen, wenn sie einfach nur ein paar Wochen lang keine Schokolade essen – beneidenswert! Diese Verfahrensweise weist jedoch in die richtige Richtung – man streicht zunächst erst mal alles vom Speisezettel, was wirklich überflüssig ist: Cola, Schokolade, Kekse, Waffeln, Schwarzwälder Kirschtorte, die Kartoffelchips beim „Tatort"- Krimi usw. Kein Mensch isst dieses Zeug wegen seines Nährstoffgehaltes, sondern einfach weil's schmeckt und weil Essen und Trinken schon immer auch Instrumente des Lustgewinns waren.

Auch in Obstsäften steckt recht viel Zucker (teilweise mehr als 100 Gramm pro Liter), weshalb man sich in Diätphasen besser auf Gemüsesaft beschränkt, der nur rund halb so viel Zucker, aber reichlich Vitamine, Mineralstoffe und sekundäre Pflanzenstoffe enthält. Auf Gemüsesaft verzichte ich erst unmittelbar vor dem Wettkampf wegen seines hohen Natriumgehaltes. Es kann schon einmal passieren, dass ich in den letzten zwei, drei Wochen vor einer Meisterschaft im Wesentlichen nur noch von Gemüse und Proteinshakes lebe. Von den tschechoslowakischen Top-Bodybuildern der 1970er Jahre ist mir bekannt, dass sie wochenlang vor einer Meisterschaft nur Fleisch aßen und Wasser tranken. Das mag die Form verbessert haben, ist auf Dauer jedoch sicherlich nicht gesundheitsfördernd. Je länger man eine Reduktionsdiät durchhalten will, desto wichtiger wird es, dass man Lebensmittel auswählt, die bei relativ wenig Energiegehalt einen hohen Anteil essenzieller Nährstoffe – besonders Vitamine und Mineralstoffe – aufweisen. In der Ernährungswissenschaft spricht man von Lebensmitteln mit „hoher Nährstoffdichte"[77].

Man kann den Erfolg einer Diät über eine sogenannte Fettwaage kontrollieren, sollte sich jedoch im Klaren darüber sein, dass die angegebenen Werte nicht genau stimmen können. Anderenfalls würde sich die Eingabe von Alter, Gewicht, Geschlecht, Größe und womöglich „Athletenmodus" erübrigen. Entweder habe ich einen bestimmten Körperfettgehalt oder ich habe ihn nicht – was hat das mit diesen Angaben zu tun? Dass diese Werte vorher eingegeben werden sollen, hängt damit zusammen, dass in diesen „Fettwaagen" ein Computerchip mit einem Programm eingebaut ist, welches die gemessenen Werte sozusagen auf die Eingaben „abstimmt". Man kann mit so einer Waage relativ gut überprüfen, ob sich im Verlauf einer Reduktionsdiät wirklich der Körperfettgehalt reduziert und nicht etwa die Muskelmasse, indem man einfach nur verfolgt, welche Werte sich nach unten bewegen – es sollte eben vorzugsweise der Wert für den Körperfettgehalt sein, nicht der für den Muskelmasseanteil. Aber man sollte sich davor hüten, die angegebenen Werte als absolute Wahrheit aufzufassen, denn das sind sie nicht.

Eine gute Methode ist sicherlich auch die Messung der Hautfaltendicke mit Hilfe eines sogenannten Fettcalipers. Auch hier gibt es inzwischen Internet-Programme, die mit Hilfe einer „Alterskorrektur" aus Körpergröße, Gewicht und Hautfaltendicke den Körperfettgehalt errechnen. Das Problem ist dasselbe wie bei den Fettwaagen: Wären diese Berechnungen genau, dann wären „Korrekturfaktoren“ wie Alter, Geschlecht o.ä. überflüssig – wenn ich messe, wie groß oder wie schwer ich bin, spielen mein Alter oder mein Geschlecht schließlich auch keine Rolle.

Letztlich ist zumindest für mich immer der Blick in den Spiegel das wichtigste Instrument bei der Erfolgskontrolle – und zwar mit den Augen eines Juroren, nicht eines Bodybuilders, der sich selbst gefallen möchte. Sobald sich auf der Bauchmuskulatur und den Oberschenkeln wieder die Venen deutlich sichtbar abzeichnen, weiß ich, dass ich auf dem richtigen Weg bin.

In der Zeit einer „künstlich erzeugten Hungersnot“ wird der Hypothalamus ständig Alarmsignale ausschicken, die man besonders am Anfang einer Diät in Gestalt eines gesteigerten Appetits wahrnimmt. Man sollte diese Signale nicht zu lange ignorieren, sonst manövriert man sich unter Umständen in eine Essstörung hinein. Bei meiner bislang härtesten Diät habe ich mein Gewicht innerhalb von etwa fünf Monaten von 105 Kilogramm auf 82,5 Kilogramm reduziert. Ganz unproblematisch war das offenbar nicht. Meine innere Regulation von Hunger, Appetit und Sättigung brauchte anschließend mehrere Wochen, bis sie wieder richtig funktionierte.

Es gibt Bodybuilder, bei denen in der Nacht nach einem Wettkampf beim Essen und Trinken sämtliche Dämme brechen. Dieses ungehemmte Schlemmen kann durchaus gefährlich werden, denn das Verdauungssystem hat sich in den Wochen zuvor auf die eingeschränkte Nährstoffzufuhr eingestellt. Wenn es nun von jetzt auf gleich mit Nährstoffen regelrecht geflutet wird, kann sich soviel Blut in Richtung Magen-Darm-Trakt bewegen, dass der gesamte Kreislauf durcheinandergerät – Mediziner sprechen von einer „vegetativen Dysregulation“. Einsätze von Notärzten habe ich auch bei Natural Bodybuilding-Wettkämpfen schon mehr als nur einmal erlebt. Man ist daher gut beraten, wenn man es mit dem Essen und Trinken nach einem Wettkampf wieder langsam angehen lässt und besser genießt als sich hemmungslos vollstopft.

In letzter Zeit wird sehr kontrovers über gesundheitliche Folgewirkungen von Reduktionsdiäten diskutiert. Einerseits kann übergewichtigen Kindern, von denen es immer mehr gibt, wahrscheinlich nur über eine Reduktionsdiät in Verbindung mit einem Sport- und Bewegungsprogramm geholfen werden, es sei denn, man will sie in ihrem unglücklichen Zustand belassen und in Kauf nehmen, dass sich irgendwann Diabetes und andere Erkrankungen einstellen. Andererseits mehren sich inzwischen Warnungen vor Diäten. Verschiedenen Studien zufolge führt das ungeliebte Maßhalten kaum zu Langzeiterfolgen, das Körpergewicht könne im Ergebnis des sogenannten „Jo-Jo-Effekts“ auf lange Sicht sogar noch zunehmen [87].

Ich werde inzwischen den Verdacht nicht mehr los, dass Fernsehdebatten und Paperback-Bestseller, die vor den schädlichen Wirkungen von Diäten warnen, vor allem ein Zugeständnis an den Zeitgeist sind – verbunden mit dem Schielen nach Auflagenzahlen und Einschaltquoten. Der Streit ums Essen ist längst ein Streit um die „richtigen“ Wertvorstellungen geworden. Den kulinarischen Verlockungen nachgeben und die Pfunde mit gelassener Souveränität in Kauf nehmen oder sich einem „absurden Schlankheitsideal“ unterwerfen und „sinnlosen Verzicht“ üben – welche moralische Maxime hätten Sie denn gern? Sollte etwas so Profanes wie das körperliche Erscheinungsbild wirklich bedeutsam sein für einen Menschen, der sich primär über „geistige Werte“ definiert? Wenn dann noch der Verdacht aufkommt, dass diese schlanke Linie, dieses Maßhalten beim Essen und Trinken womöglich gar nicht so gesund sind, sondern medizinisch bedenklich – na wunderbar!

Natürlich gibt es nach wie vor auch zahlreiche Publikationen, die das alles ganz anders sehen und eine Strategie nach der anderen präsentieren, um die „Fettsucht als Volksseuche“ in den Griff zu bekommen. Aber die muss man ja nicht zur Kenntnis nehmen. Auch hier sind wir wieder in der Marktwirtschaft angekommen, wo es für jede Zielgruppe nicht nur das passende Auto, sondern auch die passende Weltanschauung gibt, für den intellektuell ambitionierten Zeitgenossen gern mit wissenschaftlichem Anstrich.

Ich persönlich befürchte nicht, dass ich mich gesundheitlich schädige, wenn ich meinen Körperfettgehalt vor Meisterschaften für jeweils einige Tage auf einen Wert reduziere, der sicherlich im physiologischen Grenzbereich liegt. Meine gesundheitlichen Parameter sind durchweg bestens, obwohl ich seit nunmehr 30 Jahren nahezu durchweg mindestens einen Wettkampf pro Jahr bestreite und dafür regelmäßig monatelang Diät halte. An sich ist das aber auch nicht verwunderlich. Fettspeicher sind schließlich dazu angelegt, hin und wieder geleert zu werden. In der Evolution des Menschen war dieser physiologische Mechanismus überlebensnotwendig, um Notzeiten zu überstehen. Solche Notzeiten hat es über Jahrmillionen hinweg wohl immer wieder gegeben. Was es hingegen offenkundig nicht gab, waren Zeiten des kulinarischen Überflusses, in denen die Fettspeicher jahrelang so ungehemmt wuchern konnten wie in unserer Gegenwart. Es entspricht somit durchaus der Bio-Logik, dass der menschliche Organismus an Energiemangel-Situationen genetisch offenbar wesentlich besser angepasst ist als an das Gegenteil. Inzwischen mehren sich die Hinweise darauf, dass Bodybuilding auch schon deshalb gesund sein könnte, weil ein niedriger Körperfettanteil das Krebsrisiko senkt [145].

Wie überall, so kann man jedoch auch hier übertreiben. Diätvarianten, die von Magersüchtigen im Internet untereinander ausgetauscht werden, sollten für Bodybuilder und Bodybuilderinnen mit physiologischem Grundwissen undiskutabel sein. Ausreichend Protein, Mikronährstoffe, essenzielle Fettsäuren und Ballaststoffe gehören auch in die Diät einer vernünftigen Wettkampfvorbereitung. Als unsinnige Übertreibung würde ich auch den Versuch einordnen, eine einmal erreichte Wettkampfform das ganze Jahr über zu halten. Das gilt besonders für Frauen, die biologisch darauf programmiert sind, einen höheren Fettanteil zu haben als Männer, weil sie Energiereserven für die Austragung einer Schwangerschaft benötigen. Ein ernsthaftes Alarmsignal stellt in dieser Hinsicht das Ausbleiben der Menstruation dar. Es signalisiert, dass der Körper aktuell nicht mehr in der Lage ist, eine Schwangerschaft energetisch abzusichern. Für Frauen erscheint wohl eher ein Körperfettanteil erstrebenswert, wie man ihn insbesondere in den Figurklassen sieht. Die Wiener Juristin Sonja Fiala (Foto auf der nächsten Seite) fand mit Ende 40 noch zu dieser überaus attraktiven Variante des Natural Bodybuildings für Frauen.

7.2.2.3 Die unmittelbare Wettkampfvorbereitung

Es gibt sehr unterschiedliche Konzepte für die Gestaltung der letzten Woche vor einer Meisterschaft. Ist ein Athlet mit seinem Körper bereits weitge-

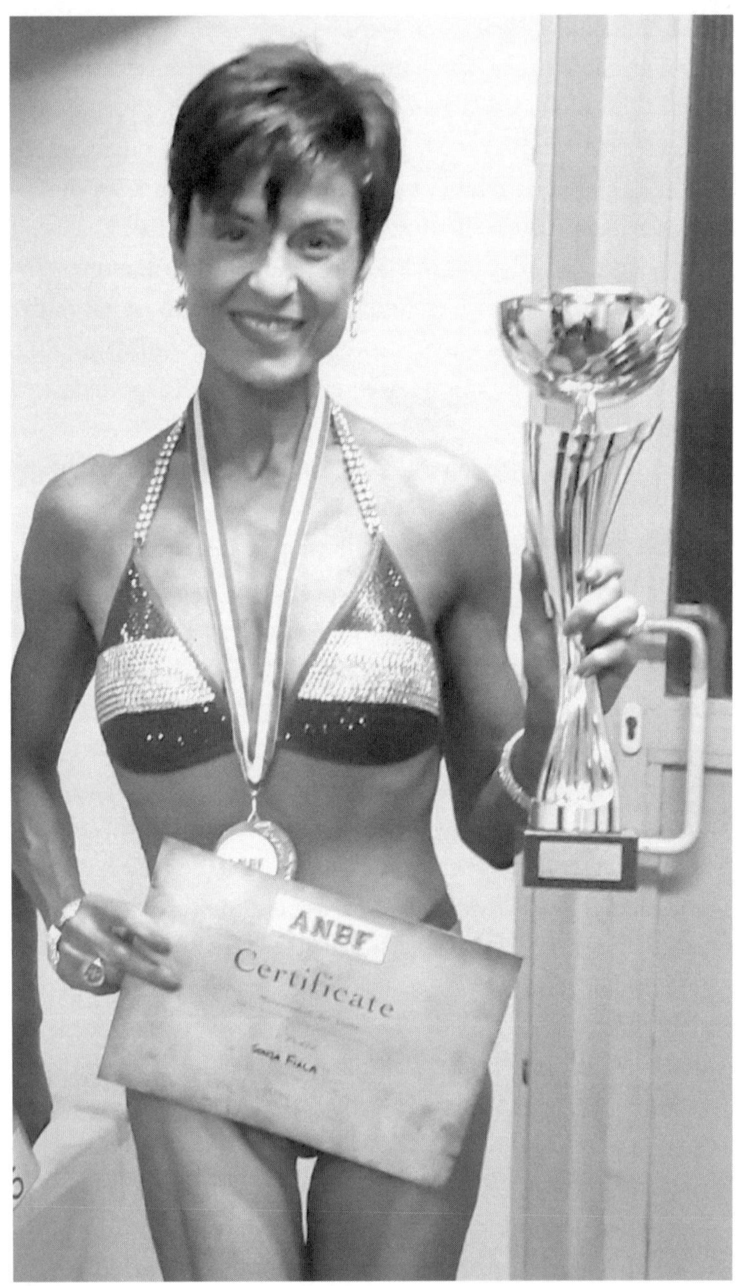

Abb. 7 Fand erst mit Ende 40 zum Natural Bodybuilding: Sonja Fiala

hend zufrieden, besteht im Grunde genommen keine Veranlassung dazu, in den letzten sieben Tagen irgendwelche Veränderungen im Trainings- oder Ernährungsregime vorzunehmen. Ich kenne gute Natural-Bodybuilder, die es genauso handhaben. Allerdings nicht viele. Immer häufiger kommt es vor, dass ich bei irgendeiner Gelegenheit erwähne, Wettkampfbodybuilder zu sein, und dann als erstes gefragt werde, ob ich vor Wettkämpfen auch immer so viel trinken würde. Oder so wenig? Was denn nun? Nachfolgend einige Bemerkungen zu teilweise lebensgefährlichen Strategien der Manipulation des Wasser- und Mineralstoffhaushaltes, die im Bodybuilding inzwischen weit verbreitet sind.

Die Regulation des Wasser- und Mineralstoffhaushaltes gehört zu den essenziellen Aufgaben des Harnsystems, dessen bedeutsamste Organe die Nieren sind. Die Nieren filtern sozusagen das Blut und „waschen" überschüssiges Wasser sowie überschüssige Mineralstoffe heraus. Dabei gelangen zunächst einmal innerhalb eines Tages ca. 150-180 Liter Wasser und viele Mineralstoffe aus dem Blut in den sogenannten Primärharn. Aus diesem Primärharn holt sich das Blut anschließend jedoch rund 120 Liter Wasser und Mineralstoffe zurück. Übrig bleiben etwa 30 Liter sogenannter Sekundärharn. Auf ihn zielen einige Manipulationsstrategien des Bodybuildings ab, die in den letzten Tagen vor dem Wettkampf greifen sollen. Da auch die Ausscheidung von 30 Litern Urin täglich unser Harnsystem – und die Kanalisation – hoffnungslos überfordern würde, hat Mutter Natur uns das Hormon Adiuretin geschenkt. Es wird von der Hirnanhangsdrüse (Hypophyse) ausgeschüttet und sorgt dafür, dass aus den rund 30 Litern Sekundärharn jeden Tag aufs Neue etwa 28,5 Liter ins Blut zurückgeholt werden. Übrig bleiben so etwa 1,5 Liter Endharn. Wird jedoch sehr viel mehr getrunken als normalerweise üblich, muss auch sehr viel mehr Wasser ausgeschieden werden. Zu diesem Zweck schraubt die Hirnanhangsdrüse nun ihre Adiuretin-Ausschüttung merklich zurück. Biertrinker können dies bereits nach wenigen Gläsern Gerstensaft registrieren, wenn dessen Alkoholgehalt nur hoch genug ist: Sie müssen nun pausenlos zur Toilette, da Alkohol die Adiuretin-Ausschüttung sehr schnell herunterfährt und sich somit die von den Nieren gebildete Urinmenge erhöht.

Viele Bodybuilder hingegen benutzen für die Erhöhung der Urinproduktion eine andere Strategie: Etwa eine Woche vor einem Wettkampf beginnen sie damit, die Flüssigkeitszufuhr drastisch zu erhöhen – im (lebensgefährlichen!) Extremfall auf bis zu 15 Liter täglich. Die Hirnanhangsdrüse antwortet darauf mit einer stark verringerten Adiuretin-Ausschüttung, damit der Überschuss an Wasser nicht im Blut verbleibt, sondern über den Urin ausgeschieden wird. Man kann das sogar spüren: Am ersten „Trinktag" hat man das Gefühl, regelrecht aufzuschwemmen. Spätestens nach 24 Stunden jedoch, wenn die Hirnanhangsdrüse „die Situation begriffen" hat, arbeiten die Nieren pausenlos auf Hochtouren, man rennt ständig zur Toilette. Am Donnerstag oder Freitag jedoch wird die Situation komplett ins Gegenteil verkehrt, indem die Trinkmenge drastisch reduziert wird. Bevor die Hirnanhangsdrüse sich an diese völlig veränderte Lage durch eine wieder angekurbelte Adiuretin-Ausschüttung anpassen kann, scheiden die Nieren einen deutlichen Überschuss an Wasser aus. Dieses Wasser fehlt nun im Blut. Da das Blut aber Wasser dringend benötigt, holt es sich das Defizit von dort, wo Bodybuilder im Wettkampf möglichst kein Wasser haben wollen: aus den Zellzwischenräumen des Unterhautfettgewebes. Die Folge: Die Haut erscheint deutlich dünner, die Muskulatur und die Venen zeichnen sich besser ab, mit anderen Worten: Die Definition verbessert sich.

Man kann diesen Prozess durch die gleichzeitige Manipulation des Mineralstoff-Haushaltes auf die Spitze treiben, indem man gleichzeitig mit der Flüssigkeitszufuhr auch die Zufuhr von Kochsalz (Natriumchlorid) in den ersten Tagen der Woche vor dem Wettkampf auf ein unnatürlich hohes Maß steigert. Die Nebennierenrinde wird darauf mit einer reduzierten Ausschüttung des Hormons Aldosteron reagieren, welches den Salzhaushalt des Blutes reguliert. Schränkt man dann etwa ab Donnerstag die Salzzufuhr drastisch ein, passiert dasselbe wie beim Wasserhaushalt: Bevor sich die Hormonfreisetzung auf die neue Situation eingestellt hat, wird ein unnatürlicher Überschuss ausgeschieden, den sich das Blut aus dem Unterhautfettgewebe zurückholt. Die Folge: Noch dünnere Haut, noch mehr Definition.

Soweit die Theorie des Bodybuildings, die bis zu einem gewissen Punkt funktioniert, ohne dass der Organismus unmittelbar Schaden nimmt. Wird dieser Punkt jedoch überschritten, dann muss die Notfallmedizin eingreifen, um das Schlimmste zu verhüten. Denn der menschliche Organismus kann zwar Schwankungen der Wasser- und Mineralstoffzufuhr bis zu einem gewissen Maß ausgleichen – Biologen und Mediziner nennen diese Fähigkeit Homöostase – aber auf Extreme, wie sie moderne Bodybuilder mitunter fabrizieren, hat uns die Evolution nicht vorbereitet.

Ab einer Zufuhr von 15 Litern Wasser in 24 Stunden muss damit gerechnet werden, dass die Nieren den Überschuss nicht mehr vollständig abtransportieren können. Jetzt drohen Hirnödeme, die tödlich enden können – Mediziner nennen derartigen Irrsinn Wasserintoxikation. Wird in den Stunden vor dem Wettkampf dagegen die Flüssigkeitszufuhr auf nahezu Null gesenkt, fehlt Wasser im Blut, was dazu führt, dass es dickflüssig („viskös“) wird, das Herz eine erhöhte Pumpleistung zu erbringen hat und sich die Hirndurchblutung drastisch verschlechtert. Aus diesem Grund wirken manche Bodybuilder auf der Wettkampfbühne so desorientiert und werden gelegentlich sogar bewusstlos! Noch gravierender ist das durch diese Manipulation hervorgerufene erhöhte Risiko, einen Herzinfarkt oder Schlaganfall zu erleiden. Zudem drohen Nierenschäden, da die Nieren Flüssigkeit für die Ausscheidung harnpflichtiger Substanzen benötigen: In 24 Stunden ist eine Mindestharnmenge von einem halben Liter erforderlich [77].

Finden am Wettkampftag keine Dopingkontrollen statt, kann all das durch die Anwendung von Diuretika – Medikamenten, welche die Harnbildung stimulieren – noch bis zum absolut lebensbedrohlichen Exzess gesteigert werden. Doch selbst im Natural Bodybuilding, wo Dopingkontrollen am Wettkampftag die Regel darstellen, können extreme Manipulationen des Wasser- und Mineralstoffhaushaltes eine überaus gefährliche Angelegenheit sein. Mehr als zehn und weniger als 0,5 Liter Wasser pro Tag mute ich meinem Körper nie zu. Ohnehin wird die Bedeutung dieser Eingriffe in den letzten Stunden vor einem Bühnenauftritt wohl inzwischen gern überschätzt.

Dies betrifft auch das sogenannte Entladen und Aufladen mit Kohlenhydraten. Wohl jeder Athlet hat dafür sein eigenes Rezept. Es gibt Bodybuilder, die bis zum Morgen des Wettkampftages strenge Diät halten und dann anfangen, einen Schokoriegel nach dem anderen zu essen. Andere haben eine Vorliebe für Rührkuchen. Äußerst beliebt ist Reis, da er sehr kaliumreich ist. Kalium ist maßgeblich für den Innendruck der Zellen verantwortlich. Von einer hohen Kohlenhydrat- und Kaliumaufnahme vor dem Wettkampf verspricht man sich im Bodybuilding, dass die Muskelfasern mehr Wasser binden und somit ein etwas größeres Volumen erreichen. Von speziellen Kaliumpräparaten ist allerdings abzuraten, da extreme Überdosierungen u.a. zu Herzproblemen führen können [94]. Wesentlich wichtiger erscheint mir das Aufladen mit Kohlenhydraten. Ein Gramm des körpereigenen Kohlenhydrats Glykogen bindet in den Muskeln etwa drei Gramm Wasser [94]. Durch ein umfangreiches Krafttraining ungefähr 48 Stunden vor der Meisterschaft kann man die zusätzliche Einlagerung von Glykogen in die Muskulatur begünstigen. Wenn man in dieser letzten Trainingseinheit Sätze im Kraftausdauerbereich (ca. 15-25 Wiederholungen) durchführt, können die Glykogenspeicher noch einmal vollständig geleert werden und nehmen im Anschluss beim „Aufladen“ umso mehr Glukose auf. Exzessive Trainingsumfänge oder ungewohnte Übungen in der letzten Trainingseinheit unterlässt man jedoch besser – sonst tritt man am Wettkampftag womöglich mit einem massiven Muskelkater an.

Wichtig ist auch, dass man in den letzten zwei bis drei Tagen (Tagen, nicht Wochen!) vor der Meisterschaft jede Form der Aufnahme von Natrium vermeidet. Da Natrium insbesondere in Kochsalz und gesalzenen Speisen vorkommt, sind Brot, Wurst oder Käse in dieser Zeit absolut tabu. Acht Gramm Natrium (entspricht 20 Gramm Kochsalz) binden im Körper etwa einen Liter Wasser [27], jedoch dort, wo man sie am Wettkampftag am wenigsten gebrauchen kann, nämlich unter der Haut. Je mehr Wasser unter der Haut gespeichert ist, desto „glatter“ sieht der betroffene Athlet aus.

Spätestens am Mittwoch oder Donnerstag sollte man dann auch langsam daran denken, seinen „athletischen Gesamteindruck“ auf Vordermann zu bringen. Auf einer Bodybuilding-Wettkampfbühne wirken behaarte Männerkörper absolut deplaziert. Von hektischen „Ganzkörperrasuren“ mit dem Nassrasierer am Vorabend der Meisterschaft würde ich jedem Newcomer jedoch dringend abraten. Als ich nach meiner ersten derartigen Prozedur ahnungslos in die Badewanne stieg, erlebte ich einen der wenigen Momente meines Lebens, in denen ich ernsthaft darüber nachdachte, Bodybuilding-Wettkämpfe aufzugeben. Es dauerte fast eine Stunde, bis das Brennen auf der Haut nachließ! Ich habe auch schon erlebt, dass einem Athleten der Zutritt zur Wettkampfbühne verwehrt wurde, weil der „Offizielle" im Aufwärmbereich hinter der Bühne meinte, die dunklen Flecken auf den Beinen des bedauernswerten Burschen wären verschmierte Bräunungscreme – dabei waren sie das mittlerweile verschorfte Ergebnis einer verunglückten Nassrasur!

Es gibt inzwischen sehr ausgeklügelte, aber auch recht kostenintensive Verfahren zur Ganzkörperenthaarung, die von Kosmetikstudios auch für Männer angeboten werden. Preisgünstiger ist eine Ganzkörperrasur mit einem handelsüblichen Trockenrasierer oder Elektro-Haarschneider. Damit kann man sich von jemandem, der das nötige Geschick aufbringt, auch gleich noch einen gepflegten Haarschnitt verpassen lassen. Anderenfalls sollte der Gang zum Friseur vor einer Meisterschaft zur Selbstverständlichkeit gehören.

Noch ein Tipp zur Vermeidung unnötiger Torturen: Falls man bereits an den Tagen vor der Meisterschaft damit beginnt, Selbstbräuner aufzutragen, dann sollte man das keinesfalls direkt im Anschluss an eine Ganzkörperrasur tun, weil es sonst zu bösartigen Hautirritationen kommen kann.

Der letzte Tag vor der Meisterschaft sollte möglichst trainingsfrei bleiben. Bei Teilnahme an einer internationalen Meisterschaft wird er sowieso meistens restlos durch Anreise und Anmeldeprozeduren in Anspruch genommen.

Die letzte Woche vor einer Meisterschaft kann für einen Newcomer stressiger sein als die gesamte Zeit zuvor. Deshalb rate ich dazu, sich für diese Zeit einen Plan aufzustellen. Ich habe mir angewöhnt, meine Tasche für den Wettkampftag bereits ungefähr sieben Tage vorher zu packen. Auch Fahrkarten, Flugtickets oder Hotelreservierungen sollte man möglichst schon vor Beginn der letzten Woche besorgt haben. Je mehr Ruhe und Gelassenheit man in die letzten Stunden vor der Meisterschaft einfließen lassen kann, desto besser.

Zur besseren Übersicht nachfolgend noch einmal das Wichtigste in Stichworten für die letzte Woche vor der Meisterschaft in Tabelle 29.

7.3 Der Wettkampftag

Die Schweizer Meisterschaft im Natural Bodybuilding 2003 wird mir noch lange in Erinnerung bleiben. Dort hätte mir mein härtester Konkurrent, der spätere Weltmeister Frank Günther, den Titel im Finale beinahe noch abgenommen, obwohl er mir nach der Vorwahl eigentlich schon sicher schien. Aber durch ein intensives Kohlenhydrat-Aufladen verbesserte sich Frank in den paar Stunden zwischen Vorwahl und Finale noch einmal dermaßen, dass ich am Ende lediglich mit einer einzigen Platzziffer Vorsprung gewann. Aus diesem Fallbeispiel ergeben sich zwei grundlegende Empfehlungen für das Verhalten am Wettkampftag.

Erstens muss bedacht werden, dass selbst in den wenigen Stunden, die eine Meisterschaft in Anspruch nimmt, man seine Form noch verändern kann – positiv ebenso wie negativ. Daher sollte man auch die Ernährung am Wettkampftag sehr ernst nehmen. Gut aufladen, Finger weg von salzhaltigen Speisen und moderat trinken, damit man nicht beginnt, „Wasser zu ziehen". So nennt man im Bodybuilding die gefürchteten Wasseransammlungen unter der Haut, die jedwede Definition innerhalb von Stunden zunichte machen können. Der betroffene Athlet erscheint „glatt". Viele Bodybuilder trinken aus diesem Grund erst unmittelbar vor dem Auftritt, wenn die Zeit für unvorteilhafte Veränderungen des Körpers zu knapp ist.

Zweitens ist der Wettkampf erst „gelaufen", wenn man die Siegerehrung hinter sich hat und beim Dopingtest war. Das heißt, falls ein Dopingtest stattfindet. Denn das ist – außer beim Natural Bodybuilding – keineswegs selbstverständlich. Findet (hoffentlich) ein Test statt, sollte man dort auch erscheinen. Anderenfalls droht die Disqualifikation.

Zu den wichtigsten Dingen, die man an einem Wettkampftag beachten sollte, gehört die richtige Zeiteinteilung. Es ist sinnlos, schon Stunden vor dem eigenen Auftritt im Aufwärmbereich Hanteln zu stemmen. Man vergeudet unnötig Kraft, und wenn man dann auf die Bühne geht, ist der „Pump"

Tab. 29 Checkliste für die letzte Woche vor dem Wettkampf

- Beim Veranstalter angemeldet?
- Anreise geklärt?
- Unterkunft organisiert?
- Betreuer vorhanden?

eingepackt:

- Personalausweis oder Pass?
- Wegbeschreibung zum Wettkampfort?
- Mitgliedsausweis, Startlizenz?
- Bargeld, Kreditkarte?
- Tonträger für Kürposenmusik?
- Posingslip oder -bikini?
- Bräunungscreme?
- Handtücher?
- Liegematte?
- Badeschuhe?
- Hygienebeutel?
- Wettkampfverpflegung?

in den Muskeln längst wieder abgeklungen. Manche Athleten laufen stundenlang nur im Posingslip und mit bereits voll aufgetragener Bräunungscreme hinter der Bühne herum und kühlen völlig aus, weil sie sich mit dem Zeitpunkt ihres Auftritts verschätzt haben. Um derartige Pannen zu vermeiden, sollte man sich rechtzeitig mit dem Wettkampfablauf vertraut machen. Andererseits ist es auch naiv, vom Veranstalter einen minutiösen Ablaufplan zu erwarten und die Funktionäre hinter der Bühne ständig mit entsprechenden Fragen zu nerven, da niemand im Voraus genau wissen kann, wie viele Einzelvergleiche die Juroren brauchen, um ihr Urteil zu fällen.

Es ist unsinnig, aus der Anzahl der Vergleiche, zu denen man aufgerufen wird, auf die Platzierung schließen zu wollen! Man kann zu fünf Vergleichen aufgerufen werden und dennoch das Finale verfehlen, und man kann ebenso zu keinem einzigen Einzelvergleich aufgerufen werden und den ersten Platz belegen! Einzelvergleiche dienen dazu, der Jury ihre Urteilsfindung zu erleichtern, nicht dazu, dem Publikum zu zeigen, wer auf der Bühne der Beste ist! Ich bin immer wieder erstaunt, dass selbst Bodybuilder mit jahrelanger Wettkampfpraxis diesen simplen Fakt völlig fehlinterpretieren. Generell bestehen die Meisterschaften aller mir bekannten Bodybuilding-Verbände aus mindestens zwei Wertungsrunden: Aus dem „Athletischen Eindruck mit vier Vierteldrehungen in angespannter Grundstellung“ und aus den „Pflichtposen nach Ansage“. Jahrzehntelang gab es im Bodybuilding auch stets das Kürposen nach selbst gewählter Musikbegleitung als Wertungsdisziplin. Für mich persönlich war das Kürposen immer der Höhepunkt einer Meisterschaft. Inzwischen jedoch verzichten einige Verbände darauf, das Kürposen noch zu werten, und stellen den Aktiven frei, ob sie noch eine Kür zeigen wollen.

Nach Abschluss der Wertungsrunden absolviert das Teilnehmerfeld nicht selten noch ein sogenanntes „Posedown“, d.h. alle Athleten können gemeinsam für ca. 60 Sekunden noch einmal ihre besten Posen zeigen. Das Posedown wird normalerweise nicht mehr gewertet, aber man sollte es dennoch ernst nehmen. Denn so lange ein Jurymitglied noch einen Wertungsbogen in der Hand hat, steht es ihm frei, seine Entscheidung über die vergebenen Platzierungen zu ändern, wie und wann es ihm passt – auch noch beim Posedown!

Es gibt Meisterschaften, bei denen überhaupt keine Vorwahl stattfindet, bei anderen Meisterschaften werden sowohl in der Vorwahl als auch im Finale alle drei Runden durchgeführt. Bei internationalen Verbänden wie der UIBBN findet in der Vorwahl nur „Athletischer Eindruck“ und „Pflichtposen“ statt, im abendlichen Finale gibt es dagegen zusätzlich das Kürposen und ein Posedown. Theoretisch kann, wie bereits bemerkt, ein Wertungsrichter noch beim Posedown des abendlichen Finales seine endgültige Entscheidung treffen, welchen Athleten er wo platziert. In der Mehrzahl der Fälle jedoch fällt die Entscheidung über Sieg oder Niederlage in der Vorwahl, und zwar beim Pflichtposen!

Es gibt Organisationen, die zwar Vorwahl und Finale durchführen, aber im Finale überhaupt nicht mehr werten, d.h. das Finale ist mehr oder weniger eine Show für die Zuschauer. Ich erkenne das gewöhnlich daran, dass die Jurymitglieder am Kampfrichtertisch nicht mehr mit faltiger Stirn über ihren Wertungsbögen kauern und mit stechendem Blick jeden Athleten einzeln aufs Korn nehmen, sondern entspannt auf ihren Stühlen sitzen und sich verstärkt mit den bereitgestellten Getränken beschäftigen. Das ist in Ordnung. Ich war oft genug selbst Wertungsrichter und weiß, dass dieser Job alles Andere als einfach ist. Abgesehen davon sollte man als Athlet den Damen und Herren von der Jury nicht nur deshalb mit Respekt begegnen, weil sie darüber befinden, auf welchem Platz man sich am Ende wiederfindet, sondern auch, weil sie im Regelfall ehrenamtlich arbeiten.

Doch selbst dann, wenn bei Beginn des Finales kein einziger Kampfrichter mehr einen Stift in der Hand hält, würde ich mich davor hüten, bereits vor der Siegerehrung dem Heißhunger auf Salziges nachzugeben. Es kann nämlich aufgrund einer zufälligen Punktgleichheit immer noch ein „Stechen" stattfinden. Wobei der Ausdruck „Punktgleichheit" nicht wörtlich zu nehmen ist, da alle mir bekannten Organisationen Platzziffern vergeben, d.h. jeder Wertungsrichter vergibt für jeden Athleten einen Platz, und je niedriger die Summe aller für einen Athleten vergebenen Plätze ist, desto besser ist seine Gesamtplatzierung.

Die Zeit bis zum Aufruf der eigenen Kategorie kann lang werden, besonders wenn eine Meisterschaft in Vorwahl und Finale geteilt ist und alle Klassen gut besetzt sind. Meistens sitze ich in dieser Zeit irgendwo im Zuschauerraum und sehe mir die Vergleiche der anderen Kategorien an oder plaudere mit alten Bekannten. Günstig ist es jedoch, wenn man wenigstens die letzte Stunde vor dem eigenen Start liegend mit hochgelagerten Beinen verbringen kann, um zu vermeiden, dass das Blut in den Beinen „versackt" und so die mühsam erarbeitete Definition in den Quadrizeps dahinschwindet. Viele Athleten erscheinen daher mit einer beim Camping gebräuchlichen Liegematte beim Wettkampf.

Das Aufwärmen vor dem Start erfordert nicht selten etwas Improvisationstalent. Wer nicht weiß, wie man mit sparsamster Geräteausstattung effektiv trainiert, kann sich hinter einer Wettkampfbühne vielfältigste Anregungen holen. Klimmzüge an Feuertreppen, Dips an Treppengeländern, Armseitheben mit Stühlen statt Kurzhanteln – ich habe bei solchen Gelegenheiten schon die abenteuerlichsten Übungsvarianten gesehen. Manche Athleten reisen sogar mit eigenen Hanteln an, meistens jedoch beschränkt man sich auf mitgebrachte Gummiseile oder Expander. Viele Veranstalter stellen zudem Hanteln und ein paar Bänke bereit, aber verlassen sollte man sich darauf nicht.

Manche Athleten übertreiben beim Aufwärmen. Die Folge ist, dass ihnen beim Pflichtposen die Energie ausgeht. Sie können die geforderten Posen nicht lange genug halten oder beginnen zu zittern. Mitunter kommen sie auch beim Kürposen durcheinander, weil sie ihren Vortrag noch nie im Zustand körperlicher Erschöpfung absolviert haben.

Wenn man beim Kürposen „den Faden verliert", also plötzlich nicht mehr weiß, welche Pose die nächste ist, sollte man nicht wie angewurzelt stehen bleiben und die Stirn in Falten ziehen oder womöglich an den Bühnenrand treten, um die Jury zu fragen, ob man noch mal anfangen darf. Kein Mensch weiß schließlich, welche Kür man ursprünglich vorführen wollte. Stattdessen improvisiert man noch ein paar Posen, versucht dabei, irgendwie im Rhythmus der Musik zu bleiben, und an einer passenden Stelle verbeugt man sich mit überragendem Lächeln und geht von der Bühne, als sei alles in bester Ordnung.

Ohnehin haben die meisten Athleten völlig überzogene Vorstellungen von der Bedeutung der Kürposen – d.h. soweit sie, wie bereits bemerkt, überhaupt noch gewertet werden. Je größer die Anzahl der am Wettkampf teilnehmenden Athleten ist, desto geringer sind die Chancen der Wertungsrichter, sich an die Kür eines einzelnen Athleten zu erinnern. Bei mehr als 80 Teilnehmern ist es wahrscheinlich schon ausreichend, wenn man beim Kürposen nicht von der Bühne fällt.

7.4 Dopingtests

In der Presse und im Fernsehen ist zwar ständig von Dopingtests die Rede, aber in beruflichen oder privaten Gesprächen wird mir immer wieder klar, dass das Wissen der meisten Menschen über Doping und Dopingtests überaus begrenzt und lückenhaft ist. In der DDR wurde vehement bestritten, dass die „Diplomaten im Trainingsanzug", die vor den Augen der Weltöffentlichkeit die Überlegenheit des Sozialismus bei Weltmeisterschaften und

Olympischen Spielen demonstrieren sollten, irgendetwas mit Doping zu tun haben könnten. Als dann nach der Wende das systematische Staatsdoping, insbesondere mit dem vom VEB Jenapharm hergestellten Testosteronderivat „Oral-Turinabol“, im Rahmen des sogenannten „Staatsplanes 14.25“ an die Öffentlichkeit drang, hätte man eigentlich darüber nachdenken können, warum nie ein prominenter DDR-Spitzensportler bei Dopingtests auffällig wurde und dass das heute noch gern zitierte Argument, die Sportler „werden doch alle kontrolliert“ irgendwie fadenscheinig sein muss!

Es wird eingefleischten Spitzensportfanatikern nicht passen, aber es ist die unangenehme Wahrheit: Selbst der olympische Spitzensport, selbst das IOC und die WADA haben das Dopingproblem nicht im Griff, ungeachtet der Millionenbeträge, die sie in Dopingkontrollen investieren! Längst jagt ein Skandal den nächsten, und nicht nur in der russischen Leichtathletik kriselt es zum Zeitpunkt der Niederschrift dieser Zeilen gerade, sondern sogar im Fußball! Daraus ergibt sich eine ganz folgerichtige Frage: Wenn die das nicht schaffen, wie wollen das dann die finanziell weitaus bescheidener ausgestatteten Natural Bodybuilding-Verbände in den Griff bekommen?

Als im Jahr 2005 die erste Auflage dieses Buches erschien, steckte das organisierte deutsche Natural Bodybuilding noch in den Kinderschuhen, und ich hatte keine Ahnung davon, was uns in den nächsten Jahren noch an Debatten und handfesten, teilweise von Anwälten geführten Auseinandersetzungen in Bezug auf die Dopingproblematik bevorstehen würde. Um die Komplexität des Problems der Dopingtests im Bodybuilding zu erläutern, muss ich an dieser Stelle etwas ausholen.

Etwa um die Mitte der 1980er Jahre zeichnete sich im Bodybuilding ab, dass die gravierend zunehmende Anwendung von Pharmaka mit erheblichen gesundheitlichen Nebenwirkungen im Begriff war, den gesamten Sport in seiner Existenz zu gefährden. Bodybuilder – und inzwischen auch Bodybuilderinnen –, die sich aus ethischen oder gesundheitlichen Gründen weigerten, derartige Substanzen anzuwenden, gingen zumindest bei bedeutenden Wettkämpfen auf internationaler Ebene praktisch chancenlos ins Rennen. Die Folge: Sie sprangen ab. Einer der führenden Bodybuilding-Funktionäre des damaligen Ostblocks, Dr. Ludek Nosek aus dem tschechischen Marienbad, berichtete mir von heftigen Auseinandersetzungen in der IFBB-Führung Mitte der 1980er Jahre. Insbesondere die skandinavischen Verbände hätten IFBB-Präsidenten Ben Weider zu einer härteren Gangart gegen das immer bedrohlicher werdende Dopingproblem bewegen wollen.

Auch in der DDR-Kulturistik war mir spätestens ab 1981 klar, dass ich gegen gedopte Konkurrenten antrat. Allerdings hielt sich Doping im DDR-Bodybuilding in Grenzen, wohl auch deshalb, weil DDR-Bodybuilder bestenfalls im Ostblock international an den Start gehen durften und Bodybuilding-Karrieren nach dem Vorbild Arnold Schwarzeneggers in Ostblock-Staaten praktisch undenkbar waren. Doch 1990 löste sich der Eiserne Vorhang auf, und mit den offenen Grenzen wuchs auch der Schwarzhandel mit Anabolika ins Grenzenlose. In welchem Maße sich das Dopingproblem im Bodybuilding nun weiter verschärfte, erlebte ich, als ich in den 1990er Jahren als ehrenamtlicher NABBA-Funktionär die Landesmeisterschaften der Bundesländer Thüringen, Sachsen und Sachsen-Anhalt organisierte und in relativ kurzer Zeit in den engeren Kreis um NABBA-Weltpräsidenten Klaus P.J. Hoffmann aufrückte.

Zeitweilig war ich sogar als sein deutscher Nachfolger im Gespräch, da er vorhatte, sich nur noch auf das internationale Geschehen zu konzentrieren. Es kam allerdings nicht dazu, da wir insbesondere in Bezug auf die Dopingproblematik immer wieder aneinander gerieten. Die Problematik an sich war klar, und Klaus Hoffmann wusste, dass er dringend eine Lösung brauchte. Er wusste aber auch, dass man in einem Sport, der so strukturiert ist wie Bodybuilding, mit klassischen Dopingtests nach IOC-Muster keine Chance auf Erfolg hat. Schließlich schafft es noch nicht einmal der olympische Spitzensport, das Dopingproblem aus der Welt zu schaffen! Erst einen Tag vor der Niederschrift dieser Zeilen verkündete der Deutschlandfunk, dass ein führender russischer Sportfunktionär die Manipulationen der Dopingproben russischer Teilnehmer an den Olympischen Spielen in Sotschi eingestanden hat. Ein Kommentator des Senders bezeichnete das im Spitzensport übliche System aus Blut- und Urinkontrollen in diesem Zusammenhang als „löcherig und marode". Allein das klingt schon nicht nach Optimismus, doch im Bodybuilding ist die Situation noch wesentlich schwieriger.

Die meisten Dopingsubstanzen sind nur über wenige Wochen chemisch nachweisbar, unabhängig davon, ob man nun einen Urintest, eine Haaranalyse oder einen Bluttest durchführt. Oral-Turinabol beispielsweise, das Dopingpräparat der DDR-Olympioniken, bekam nachgesagt, dass es drei Wochen nach der letzten Einnahme im Urin nicht mehr auffindbar sei. Kontrollen am Wettkampftag lassen somit nur solche Dopingsünder auffliegen, die nicht rechtzeitig „abgesetzt“ haben.

Im Bodybuilding machen Dopingkontrollen am Wettkampftag eigentlich nur Sinn, wenn es darum geht, die Anwendung von Diuretika aufzudecken, deren vor allem für die Nieren bedrohlicher Einsatz gewöhnlich nur in den Stunden vor einem Wettkampf erfolgt, um die Definition zu verbessern. Ein Bodybuilder, der am Wettkampftag mit Anabolikaspuren im Urin erwischt wird, ist entweder zu dumm zum Absetzen gewesen oder zu arm, um sich „besseren Stoff“ zu leisten. Es gibt allerdings auch Leute, die weder dumm noch arm sind, aber offenbar gern „pokern“ – wir kommen noch darauf zurück. Dort, wo Leute wissen, was sie tun, sprich im olympischen Spitzensport, weiß man längst, dass Dopingkontrollen am Wettkampftag faktisch sinnlos sind. Aus diesem Grund wurde im Spitzensport das System der unangekündigten Trainingskontrollen eingeführt.

Das aber ist im Amateursport problematisch: Eine flächendeckende Überwachung aller Bodybuilder zu jeder Tages- und Nachtzeit, wie sie im Spitzensport in Gestalt des sogenannten ADAMS-Systems inzwischen praktiziert wird, funktioniert nur bei Profi-Sportlern, keineswegs jedoch bei Amateuren mit normalen Berufen und Familie. Das ADAMS-System sieht vor, dass man seinen Aufenthalt im bevorstehenden Drei-Monats-Zeitraum faktisch auf die Stunde genau in einer über das Internet zugänglichen Tabelle angibt, um jederzeit für eine unangemeldete Trainingskontrolle erreichbar zu sein. Für Spitzensportler, die ihr gesamtes Dasein um ihren Sport herum ausrichten, mag das angehen, obwohl auch sie inzwischen monieren, dass ihre Bürger- und Freiheitsrechte durch ein derartiges System extrem eingeschränkt werden.

Doch selbst wenn man bereit wäre, all das hinzunehmen – wie sollte ein Feuerwehrmann, ein Rettungssanitäter, ein Polizist, ein Taxi-, LKW- oder

Kurierfahrer in der Lage sein, jederzeit seinen konkreten Aufenthaltsort an die NADA zu melden? Soll ein als Sanitäter tätiger Natural-Bodybuilder, der im Rettungswagen um das Leben eines Patienten kämpft, zwischendurch mal schnell bei der NADA anrufen: „Hallo, ich bin gerade irgendwo auf der Autobahn, es wird wohl später, bis ich wieder erreichbar bin!"? Damit entstehen zwangsläufig Lücken im Kontrollsystem, und wer das wirklich will, wird diese Lücken nutzen.

Hinzu kommt, dass auch die olympischen Sportarten, trotz der gewaltigen Summen, die sie in den Anti-Doping-Kampf stecken, immer wieder an ihre Grenzen stoßen. Wachstumshormon beispielsweise kann man mit dem gegenwärtig angewandten IOC-Urintest überhaupt noch nicht nachweisen[11]. Obwohl Wissenschaftler der Uniklinik München ein Verfahren zum Nachweis gentechnisch erzeugten Wachstumshormons entwickelt haben, wurde dieses Verfahren eigenartigerweise nicht vom IOC angewandt [97]. Aber auch andere Substanzen bleiben unentdeckt, wenn man sich nur geschickt genug anstellt. So berichtete ein Forscherteam um den französischen Sportphysiologen Pierre Sallet im Jahr 2015, dass man acht Ausdauersportlern der europäischen Spitzenklasse zahlreiche gängige Dopingsubstanzen in kleinsten Mengen, sogenannten Mikrodosierungen, verabreicht habe. Die Mengen waren so klein, dass keiner der gedopten Athleten im Test auffällig wurde, aber sie waren ausreichend, um den Probanden „zu beeindruckenden Leistungssprüngen" zu verhelfen: „Der beste Radfahrer steigerte seine Leistung um fünf Prozent, im 3.000-Meter-Lauf in der Halle unterboten die Athleten ihre Bestzeiten um eine Spanne zwischen zehn und 26 Sekunden." [117]

Bleibt die Frage: Wozu sollte ein Bodybuilding-Verband, der sich ohne jede staatliche Unterstützung finanziert, Geld für derartig nutzlose Kontrollen zum Fenster hinauswerfen? Insider wissen schon lange, dass die herkömmlichen Dopingkontrollen eher dafür angelegt sind, die Öffentlichkeit zu beruhigen statt das Problem wirklich zu bekämpfen.

Aus diesem Grund kam Klaus P.J. Hoffmann Mitte der 1990er Jahre auf eine andere, an sich geniale Idee: Er führte, parallel zu den bestehenden, herkömmlichen Bodybuilding-Männer-Klassen, sogenannte Männer-

Figurklassen ein. In diesen Klassen sollten nur Aktive mit „moderater“ Muskelmasse starten, bewerten sollten die Juroren nicht die Muskelmasse, sondern Ästhetik, Natürlichkeit der Muskelentwicklung, Ausgewogenheit der Proportionen usw. Doping sollte faktisch überflüssig werden, da man es in nicht brauchte, um in diesen Klassen vorn zu landen! Das Dopingproblem sollte so ganz elegant und diplomatisch gelöst werden, ohne es überhaupt als solches anzusprechen – obwohl natürlich alle wussten, dass es genau darum ging!

Bei den Frauen hatte die NABBA diese Idee schon längst umgesetzt, bei den Männern jedoch war sie völlig neu. Man hätte nun meinen können, Kriterien wie Ästhetik der Körperentwicklung usw. sind viel zu schwammig und subjektiv, um von hart trainierenden Männern ernst genommen zu werden. Aber die Idee schlug ein wie eine Bombe, denn sie brachte Entscheidendes zuwege: Bodybuilder, die sich längst frustriert vom Wettkampfgeschehen zurückgezogen hatten und nur noch „für sich“ trainierten, weil sie „ohne Stoff“ keine Chance mehr für sich sahen, kamen plötzlich wieder auf die Bühne – in Scharen! Als ich Klaus Hoffmann fragte, wer denn die erste Deutsche Meisterschaft im „Fitness- und Figur-Bodybuilding“ veranstalten sollte, bekam ich eine klare Antwort: „Wer hat mir denn die ganze Zeit in den Ohren gelegen, dass ich etwas unternehmen soll – du natürlich!“

Gesagt – getan. Im Herbst 1996 organisierte ich im thüringischen Gotha die erste „Deutsche Meisterschaft im Fitness- und Figur-Bodybuilding“. Was finanziell wie ein Himmelfahrtskommando anmutete – Klaus Hoffmann hatte mich wohl auch engagiert, weil sich kein anderer seiner Wettkampf-Veranstalter an das Projekt herantraute – wurde ein voller Erfolg: Es kamen über 100 Aktive! Auch die nächsten zwei Nachfolgemeisterschaften organisierte erneut ich, und die Teilnehmerzahlen näherten sich schnell der 200. Natürlich war die Sache nicht unproblematisch! Denn wer „Figur-Athlet“ war oder nicht, wurde in Form einer sogenannten „Sichtung“ vor Wettkampbeginn festgestellt. Deshalb gab es von Anfang an eine Fitness- und eine Leistungs-Klasse. Als dann Athleten zur Sichtung antraten, die auch für die „Leistungsklasse“ zu muskulös waren, wurde eine „Athletik-Klasse“ geschaffen. Später kam dann eine „Superbody-Klasse“ und am Ende noch eine „Extrem-Body-Klasse“ dazu. Deren Teilnehmer riskierten dann schon einmal einen Doppelstart im „richtigen Bodybuilding“ – und landeten oft ganz vorn...

Genau das war es aus meiner Sicht, was den an sich viel versprechenden Ansatz der Männer-Figurklassen letztlich scheitern ließ: Der „gleitende Übergang“. Irgendwann, als ich Klaus Hoffmann einmal sagte, dass er zumindest in den Männer-Figur-Klassen das Dopingproblem doch faktisch im Griff habe, meinte er nur lakonisch zu mir: „Vergiss es – die nehmen nur weniger!“ Leider hatte er recht, und irgendwann habe ich es dann auch begriffen: Solange man Doping-Befürworter und Doping-Gegner im selben Verband und bei denselben Meisterschaften in derselben Halle hat, wird man mit dem Anliegen einer ernsthaften Dopingbekämpfung scheitern. Denn die Fronten werden sich immer wieder verwischen.

Junge Menschen suchen sich ihre Vorbilder dort, wo sie sie finden, nicht dort, wo sie ihre „Erzieher“ ihnen vorsetzen. Es gibt unter bekennenden Chemie-Bodybuildern überaus charismatische, sympathische Menschen! Arnold Schwarzenegger ist das beste Beispiel – er war in der Lage, vor laufender Fernsehkamera das Thema Doping regelrecht „wegzulächeln“! Und es gibt unter Doping-Gegnern im Bodybuilding überaus unsympathische Figuren, die ich mir als junger Mensch definitiv nicht als Vorbild aussuchen würde! Man kann das Dopingproblem nicht „verwischen“, man kann nicht in ein- und derselben Wettkampfhalle Athleten mit Pro-Doping-Mentalität und Anti-Doping-Mentalität zusammenstecken, ohne zu riskieren, dass die Doping-Befürworter ihre Argumente zu Gehör bringen und dabei – gerade bei jungen Menschen, die noch nach Orientierung suchen – auch auf offene Ohren stoßen!

Genau aus diesem Grund habe ich im Jahr 2001 die NABBA verlassen und bin ins „Lager“ der Natural-Bodybuilder gewechselt – ich konnte und wollte die immer wieder geführten Diskussionen und Rechtfertigungen der Pro-Doping-Fraktion im Bodybuilding nicht mehr ertragen! Mir war jedoch völlig klar, dass es auch im organisierten Natural Bodybuilding mit den herkömmlichen Methoden völlig unmöglich ist, das Doping-Problem aus der Welt zu schaffen! Wie bereits dargelegt: Wie sollten die Natural-Verbände auch in der Lage sein, etwas zu bewerkstelligen, woran die schwerreichen olympischen Weltverbände scheitern – und dass sie scheitern, liest man inzwischen fast jede Woche in der Zeitung!

Als ich bei meinem ersten Start im Natural Bodybuilding, der Schweizer Meisterschaft des Jahres 2002, im Vorfeld nach Basel fahren musste, um mich für stolze 500 Franken bei der auch für Schweizer Gerichte tätigen Frau Daphna Tavor einem zweistündigen Polygraphtest zu unterziehen, war ich überaus neugierig. Polygraphtests, besser bekannt als Lügendetektor-Tests, sind vor Schweizer Gerichten als zusätzliches Beweismittel zur Entlastung eines Beschuldigten zugelassen. Dies betrifft beispielsweise Vergewaltigungsvorwürfe, wo die Wahrheit im Nachhinein kaum noch zu ermitteln ist.

Ein Beschuldigter, der sich freiwillig einem Polygraphtest unterzieht und ihn besteht, liefert damit ein zusätzliches Indiz für seine mögliche Unschuld. Der Umkehrschluss ist hingegen nicht zulässig. D.h. wer durchfällt, ist deshalb nicht zwangsläufig schuldig! Denn da der Polygraphtest auf die Messung von Parametern baut, die sowohl beim Lügen als auch bei starker Nervosität auftreten – Veränderungen des Blutdruckes, des Pulses, der Atemzugstiefe und der Schweißsekretion –, ist es durchaus denkbar, dass auch ein Unschuldiger einen solchen Test nicht besteht.

Der Verlauf meines ersten Polygraphtests in Basel war so beeindruckend, dass er mir bis heute im Gedächtnis haftet. Frau Tavor verfügte über einen eigenen Testraum mit zahlreichem hochtechnischen Inventar. Bereits beim Eintreten musterte sie mich aufmerksam, sprach langsam und betont, registrierte jeder meiner Gesten offensichtlich genau und verkabelte mich schließlich mit Sensoren für die Atemzugsvolumina, den Puls, den Blutdruck und die Schweißsekretion. Danach forderte sie mich auf, mir eine Zahl zwischen Eins und Zehn einzuprägen. Ich könne sie mir aufschreiben, worauf ich jedoch verzichtete, da ich versteckten Kameras keine Chance geben wollte. Ich merkte mir also eine Zahl: die Vier. Ich sagte nichts, schrieb sie nirgends hin, gab keine Regung von mir. Nun wurde ich aufgefordert, auf jede Frage, welche Zahl ich mir eingeprägt hätte, mit Nein zu antworten. Frau Tavor ging die Zahlen von Eins bis Zehn durch. Bei einem zweiten Durchgang brauchte ich überhaupt nicht mehr zu antworten, sondern sollte die Antworten lediglich gedanklich formulieren. Frau Tavor musterte eindringlich für einige Minuten die Kurven auf ihrem Bildschirm und sagte dann sicher und präzise: „Es ist die Vier!". Danach checkte mich Frau Tavor darauf ab, ob ich wirklich Natural-Bodybuilder sei – geschlagene zweieinhalb Stunden lang.

Der Polygraphtest nach Schweizer Muster überzeugte nicht nur mich. Mein Wettkampfkamerad Herbert Paduch, gleichfalls in der Schweiz am Start und weit entfernt von jeder Vorliebe für Esoterik, verließ das Büro von Frau Tavor nach mir und war völlig aufgewühlt: „Wie geht denn das? Das ist doch Zauberei! So was kann's doch eigentlich gar nicht geben!" – ich habe die Formulierungen noch im Ohr. Fortan waren wir eigentlich davon überzeugt, dass man zumindest im Amateurbereich des Bodybuildings mit dem Polygraphtest ein geeignetes Instrument in der Hand habe, um Natural-Bodybuilder von Chemie-Bodybuildern unterscheiden zu können, und das über die gigantische Rückwirkungszeit von sieben Jahren!

Ich erläutere die Fakten deshalb an dieser Stelle so ausführlich, weil die heftigen Debatten um die Aussagekraft eines Polygraphtests ab 2004 zu einer existenziellen Frage für das deutsche Natural Bodybuilding wurden. Auf Anraten der Schweizer Natural-Bodybuilder, die sich dringend einen deutschen Partnerverband wünschten, war ich bereits voll mit der Planung eines solchen Verbandes beschäftigt, als mich ein Fax von Berend Breitenstein erreichte: in Hamburg war soeben der erste deutsche Verein für Natural Bodybuilding gegründet worden – die GNBF. Berend hatte in der Vergangenheit an mehreren Wettkämpfen der World Natural Bodybuilding and Fitness Federation (WNBF) in den Vereinigten Staaten teilgenommen und kannte sich bestens mit dem Ablauf der auch dort üblichen Polygraphtests aus, hatte jedoch keinerlei praktische Erfahrung bei der Organisation von Bodybuilding-Meisterschaften. Ich hingegen hatte schon über 30 Meisterschaften organisiert, jedoch keine Ahnung von Dopingtests. Was lag näher, als uns zusammenzutun?

So kam es schließlich, dass die westsächsische Kleinstadt Werdau, meine Heimatstadt, am 23. Oktober 2004 zum Austragungsort der ersten Deutschen Meisterschaft im Natural Bodybuilding wurde. Alle 26 Teilnehmer unterzogen sich im Vorfeld einem Polygraphtest, allerdings einer auf eine Viertelstunde verkürzten Variante nach US-amerikanischem Muster, durchgeführt von Al Lombardo, der eigens dafür aus den USA nach Sachsen gekommen war. Außerdem wurden Urintests von allen Klassensiegern abgenommen. Der Gesamtsieger, Alexander Rothe aus der Nähe von Altenburg, wog kaum mehr als 70 Kilogramm und sah genau so aus, wie man sich einen guten Natural-Bodybuilder vorstellt – schöne Proportionen, ästhetische, keineswegs überdimensionale Muskelmasse, angenehme Definition. Die rund 200 Zuschauer, für deren Unterbringung ein noch nicht einmal die halbe Hallenfläche umfassender Zuschauerraum vollauf genügt hatte, gingen nach etwa vier Stunden Wettkampf zufrieden nach Hause.

Ein Jahr später, als an gleicher Stelle die zweite Deutsche Meisterschaft stattfand, entwickelten sich die Dinge jedoch völlig anders. Sowohl die Muskelmasse des deutschen Gesamtsiegers als auch die gewaltigen Ausmaße eines noch recht jungen Teilnehmers aus den USA, der in der internationalen Klasse startete, ließen bei Teilnehmern und Zuschauern gleichermaßen Zweifel daran aufkommen, dass in punkto Dopingtests alles mit rechten Dingen zuging. Einige Aktive, darunter ich, traten aus der GNBF aus, so sehr spitzte sich die Debatte zu. Die Aufregung ebbte zwar irgendwann ab und wir traten alle wieder ein, aber in den nächsten acht Jahren zog ich mich aus der Verbandsarbeit komplett zurück und war einfach „nur" Athlet – einer unter Vielen. Bald sogar unter sehr Vielen. Denn ungeachtet aller Diskussionen um den Polygraphtest nahmen die Teilnehmerzahlen bei Meisterschaften stetig zu.

Ihren vorläufigen Höhepunkt erreichten die Debatten um die Aussagekraft des Polygraphtests Anfang 2013, als einem Klassensieger des Vorjahres der Titel im Nachhinein, sprich nach Auswertung der Urinproben, entzogen wurde. Das Labor hatte also eine verbotene Substanz gefunden, den Polygraphtest jedoch hatte er bestanden! Da es sich bei der im Urin gefundenen Substanz aber nicht um ein hektisch vor dem Wettkampf für die Definition eingesetztes harntreibendes Mittel (Diuretikum) handelte, sondern ein knallhartes Anabolikum, das man wochenlang vor dem Wettkampf nimmt, war klar: Der Mann hatte den Polygraphtest ausgetrickst! Ein Ausrutscher? Es sollte noch viel heftiger kommen. Etwas später, als die zehnte Deutsche Meisterschaft herannahte, machte Berend Breitenstein mir das überraschende Angebot, mit dieser Jubiläumsveranstaltung an den Ort des Ursprungs zurückzukehren: in die westsächsische Provinz, nach Werdau-Langenhessen! Handschlag im griechischen Restaurant, abgemacht, die Vorbereitungen liefen an.

Schon bald sprengte die Zahl der eingehenden Anmeldungen alle Erwartungen und näherten sich beängstigend der magischen Marke von 200. Ich machte mir ernsthaft Sorgen um das Fassungsvermögen der Halle, aber die Sache war nicht mehr zu bremsen. Da nach wie vor jeder Teilnehmer einen Polygraphtest zu absolvieren hatte, mussten einige Teilnehmer schon am Mittwoch vor der Meisterschaft anreisen, um sich testen zu lassen. Andere Termine waren nicht mehr frei, und das, obwohl inzwischen zwei Polygraph-Experten parallel arbeiteten. Am Tag der Meisterschaft kulminierte die Hektik. Die Bühne, der Zuschauerraum, die Umkleideräume – alles stieß an die Kapazitätsgrenzen. Auch die Toleranz. Als in der Frauen-Figur-Klasse einige Damen andere Platzierungen erreichten, als ihnen vorschwebte, gab es Pfiffe und hinter der Bühne lautstarke Ausraster der Ehemänner und Freunde – angeblich flogen sogar Stühle.

Aber die ganze wochenlange Aufregung wurde zum Nebenkriegsschauplatz, als Mitte Dezember 2013 vom Anti-Doping-Labor Kreischa die Information eintraf, dass zwei der Klassensieger bei der neu eingeführten und eigentlich noch in der Erprobungsphase befindlichen Haaranalyse extrem auffällige Werte aufwiesen. Krisensitzung in Berlin, Beschluss: Sperre. Dann der Schock, ein Schreiben von einem renommierten Anwalt, wie ich es noch nie gelesen habe. Der Mann stellte so ziemlich alles in Frage: Den ordnungsgemäßen Ablauf des Tests, die Kompetenz des von der WADA akkreditierten (!) Labors in Kreischa, die Zuverlässigkeit der Haaranalyse – und er drohte mit Schadenersatzforderung in Schwindel erregender Höhe.

Dummerweise war während des Tests einiges wirklich nicht ganz einwandfrei gelaufen. Nach menschlichem Ermessen hätte man es als unerheblich einstufen können, aber was zählt vor Gericht schon menschliches Ermessen? Erneutes Krisentreffen, diesmal in Hamburg, Anfang Januar 2014.

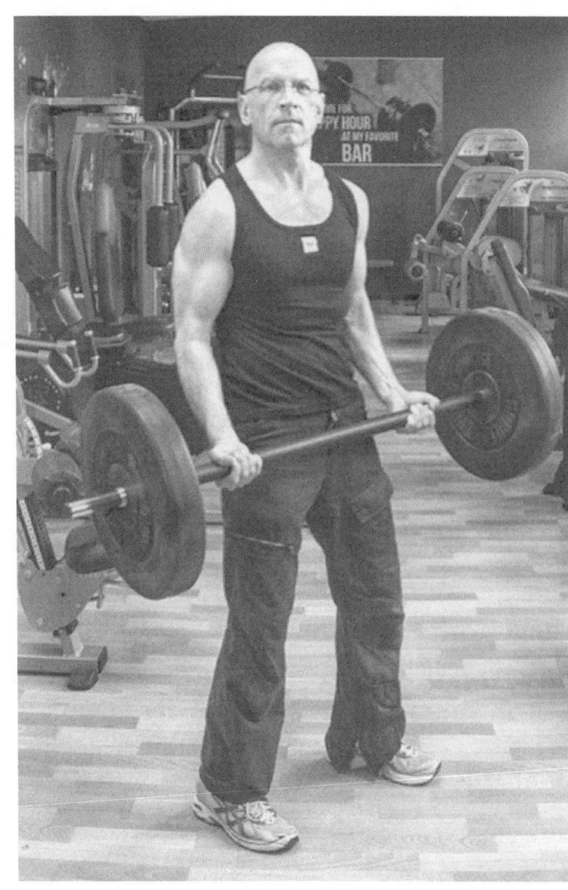

Abb. 8 Nicht nur theoretisch stark: Prof. Dr. med. Dr. phil. Martin Hörning, Anti-Dopingbeauftragter der GNBF.

Ergebnis: Die GNBF zog alle Dopingvorwürfe zurück. Was jedoch zur Zerreißprobe für das deutsche Natural Bodybuilding zu werden drohte, wurde genau zum Gegenteil, festigte es auf Jahre hinaus: Das gesamte Dopingtest-System wurde komplett umgestellt. Der Polygraphtest wurde abgeschafft, sämtliche Trainingskontrollen wurden an eine externe, auch für die NADA tätige Agentur übergeben, der Ausbau von Blut- und Haaranalysen wurde forciert – und die Feststellung des Fettfreie-Masse-Index FFMI als Zulassungsvoraussetzung zum Wettkampf wurde beschlossen. Der Anti-Doping-Beauftragte der GNBF, der Mediziner und frühere Dekan der Katholischen

Hochschule Paderborn, Prof. Dr. Dr. Martin Hörning (siehe Foto auf der vorangegangenen Seite), wie ich begeisterter Natural-Bodybuilder seit über 40 Jahren, hatte gemeinsam mit mir diesen Vorschlag eingebracht, und in Hamburg war er angenommen worden.

Doch so wie in der Vergangenheit der Polygraphtest sorgte nun der FFMI für hohe Wellen in den wie immer sehr kommentierfreudigen sozialen Netzwerken. Aber uns blieb im Grunde genommen gar keine andere Wahl. Ebenso wie die meisten anderen weltweit existierenden Natural Bodybuilding-Verbände sieht auch die GNBF einen Mindestzeitraum vor, über den ein Meisterschaftsteilnehmer frei vom Gebrauch verbotener Substanzen zu sein hat. Bei der GNBF sind das sieben Jahre. Warum es gerade sieben Jahre sein müssen und nicht neun oder zwölf – ich weiß es nicht. In einem Interview mit der „Süddeutschen Zeitung" habe ich einmal flapsig dahingesagt, dass es wahrscheinlich mit dem Mythos der Sieben als „magische Zahl" zu tun habe.

Im Anschluss erklärte ich dann, dass ein Natural Bodybuilding-Verband mit begrenzten finanziellen Möglichkeiten gezwungen sei, auf unkonventionelle Methoden wie den Lügendetektor-Test zurückzugreifen, um die Einhaltung dieser Sieben-Jahres-Frist zu überprüfen. [118] Das war im Jahr 2006. Inzwischen schrieben wir das Jahr 2014 und hatten den Lügendetektortest gerade wegen erwiesener Unwirksamkeit abgeschafft! Wie um alles in der Welt wollten wir nun noch die Einhaltung der Sieben-Jahres-Frist kontrollieren? Wie wollten wir verhindern, dass sich bei der nächsten Meisterschaft 120-kg-Athleten anmelden, die vor drei Monaten noch heftig „auf Stoff" waren, aber nach dem „Absetzen" mit blütenreinem Urin aufwarten und jeden wirklichen Natural-Athleten mit ihrer Muskelmasse regelrecht von der Bühne fegen konnten? Wie wollten wir verhindern, dass das ganze deutsche Natural Bodybuilding zur Farce wird? Mit Urintests am Wettkampftag, mit ein paar Trainingskontrollen? Wir waren quasi nackt, waffenlos!

Dass wir es inzwischen auch in Deutschland mit Athleten zu tun hatten, die bereit waren, knallhart zu betrügen, sprachen erwischte Dopingsünder inzwischen unverblümt am Telefon aus. „Klar, ich habe Nandrolon genommen! Die Anderen machen's doch auch! Glaubt ihr im Ernst, die Typen bei den Natural-Meisterschaften in den USA sind sauber?", soll der Dopingsünder von 2012 am Telefon erwidert haben, als man ihn über seinen positiven Dopingtest informierte. Immerhin sagte er rundheraus die Wahrheit, statt einen Anwalt in Marsch zu setzen, soviel Mannhaftigkeit muss ich ihm im Nachhinein zugestehen. Auch mit dem, was er über das US-amerikanische Natural Bodybuilding sagte, hatte er absolut Recht – wir kommen noch darauf zurück...

Der FFMI war in diesem Moment genau das Instrument, das wir brauchten: preiswert, denn die ganze außergerichtliche Einigung hatte viel Geld gekostet; leicht anzuwenden, denn die Calipermethode zur Messung der Hautfaltendicke erfordert nicht allzu viel Übung; vor allem aber wissenschaftlich abgesichert und damit gerichtsfest. Die Aussage „Wenn ein Mann ziemlich schlank ist, einen FFMI von mehr als 26 hat und behauptet, er habe seinen Körper ohne Pharmazeutika so in Form gebracht, dann lügt er mit fast absoluter Sicherheit." [17] stammt ja nicht von Funktionären des deutschen Natural Bodybuildings, sondern von angesehenen, über jeden Zweifel erhabenen Wissenschaftlern der Harvard Universität!

Zudem wird jemand, der keine Zulassung zum Wettkampf erhält, keineswegs disqualifiziert und damit einem möglicherweise diskriminierenden, möglicherweise unzutreffendem Vorwurf ausgesetzt, der dann ein möglicherweise teures gerichtliches Nachspiel hat, wie es – siehe den Fall Claudia Pechstein – die olympischen Sportarten immer wieder vormachen und auch die GNBF inzwischen vorgeführt bekommen hatte. Nein, mit der Regelung, dass Athleten mit einem FFMI keine Erlaubnis zur Wettkampfteilnahme erhalten, nimmt ein eingetragener Natural Bodybuilding-Verein schlichtweg nur sein im Bürgerlichen Gesetzbuch verbrieftes Recht wahr, sich selbst und seinen Mitgliedern per Satzung Regeln aufzuerlegen. Niemand wird zur Mitgliedschaft in einem Verein gezwungen! Wer die Regeln nicht mag, darf gehen oder tritt am besten gar nicht erst ein!

Inzwischen werden in den FFMI jedoch Dinge hineininterpretiert, die jedweder Grundlage entbehren. Wenn ein FFMI von über 26 höchstwahrscheinlich nur durch Verwendung unerlaubter Pharmaka zu erreichen ist, dann heißt das im Umkehrschluss nicht, dass ein Athlet mit einem FFMI von unter 26 „sauber“ sein muss! Er kann sauber sein – aber er muss nicht! Mit dem FFMI als Zulassungskriterium für Wettkämpfe soll nur erreicht werden, dass wirkliche Natural-Bodybuilder wieder eine Chance auf den Sieg haben – was im „Chemie-Bodybuilding“ ja wohl kaum der Fall ist! Die „schwarzen Schafe“ unter den Athleten mit einem FFMI unter 26 herauszusuchen, das ist Zweck der anderen Testverfahren – soweit die das können.

Das alles ist sicherlich nicht leicht zu verstehen, und man kann gewiss sehr lange darüber diskutieren. Gegen solche Diskussionen ist auch nichts zu sagen. Sachliche, respektvoll geführte Diskussionen bringen alle Beteiligten weiter, regen an, schaffen Impulse zu neuem Denken. Einige junge Leute, die noch die Schulbank drückten, als die Pioniere des deutschen Natural Bodybuildings mit Berend Breitenstein an der Spitze schon ihre wirtschaftliche Existenz für diesen Sport riskierten, meinen inzwischen jedoch offenbar, in mitunter absolut unverschämter, maßlos arroganter Weise mitreden und die Regeln in ihrem Sinne beeinflussen zu können. Natürlich ohne dabei irgendein materielles Risiko einzugehen! Die Kosten für die mitunter vollkommen unsinnigen Forderungen sollen immer die Verbände tragen, „die haben ja Geld“ – woher auch immer... Hinzu kommen mitunter menschliche Entgleisungen, über die man nur noch den Kopf schütteln kann. Man hat mir als Hauptkampfrichter der GNBF unterstellt, ich hätte Ergebnislisten gefälscht, die ich keine zehn Sekunden lang in der Hand hatte, man hat mir unterstellt, ich hätte Athleten bewusst im Bühnenschatten stehen lassen und Bitten von Juroren absichtlich überhört. Berend Breitenstein berichtet von völlig unsinnigen, mitunter hasserfüllten E-mails und vollkommen schwachsinnigen Verleumdungen in den „sozialen Medien“. Mit anderen Worten: Natural Bodybuilding ist in der Mitte der deutschen Gesellschaft angekommen, im „Mainstream“...

Vielleicht sollte ich es abschließend so formulieren: Wer von den Natural Bodybuilding-Verbänden erwartet, dass sie jeden dopenden Teilnehmer mit Sicherheit enttarnen und vom Wettkampf ausschließen können, wer also von ihnen etwas erwartet, was kein olympischer Spitzensportverband dieser Welt leisten kann, der soll zuhause bleiben, weiter von einer besseren Welt träumen und seine Frustration in die sozialen Netzwerke hinausschreien.

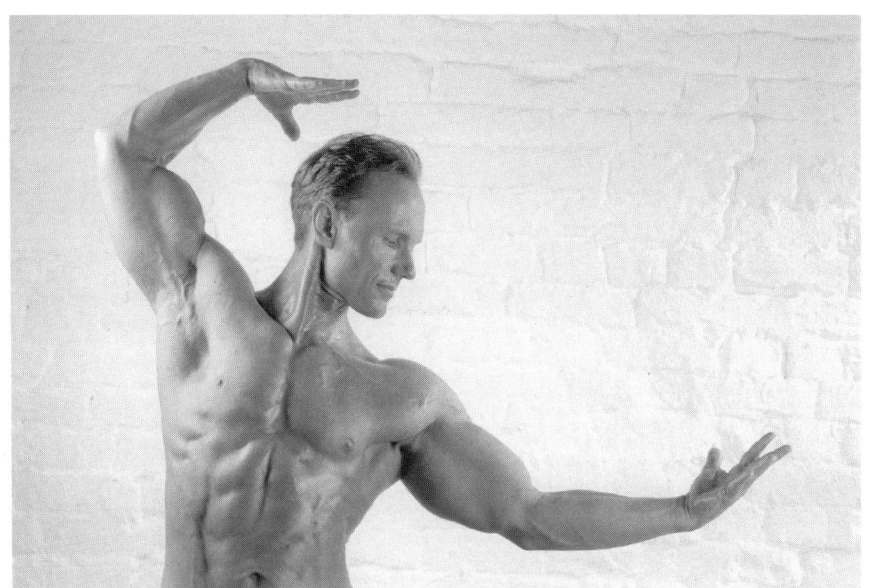

Abb. 9 Berend Breitenstein, Diplom-Ökotrophologe und Präsident der GNBF.

Er wird damit dort nicht sonderlich auffallen. Wer hingegen eine Wettkampfebene sucht, wo er als hart trainierender Natural-Bodybuilder mit guter Veranlagung und guter Einstellung eine reale Chance hat und wo er sicher sein kann, auf Gleichgesinnte zu treffen, die Doping verachten statt es schönzureden, der ist bei den seriösen Natural Bodybuilding-Verbänden dieser Welt am richtigen Platz. Und da ist die deutsche GNBF ganz vorn und wird es, davon bin ich überzeugt, auch bleiben, solange ihr Präsident Berend Breitenstein heißt.

International sieht es freilich ganz anders aus. Niemand kann verhindern, dass sich Leute zusammentun und eine Organisation gründen, die sie als „Natural Bodybuilding-Verband" bezeichnen, denn dieser Begriff ist nach meinem Kenntnisstand nirgends auf der Welt rechtlich geschützt. Inzwischen etikettieren sich Ex-Profi-Bodybuilder, die jahrelang exzessiv gedopt haben, vollmundig und ohne rot zu werden als „natural", sobald sie ein halbes Jahr „off-juice" sind – Frechheit siegt! Als ich im Jahr 2014 mit einer deutschen Nationalauswahl zur Wahl des „Natural-Mister-Olympia" der

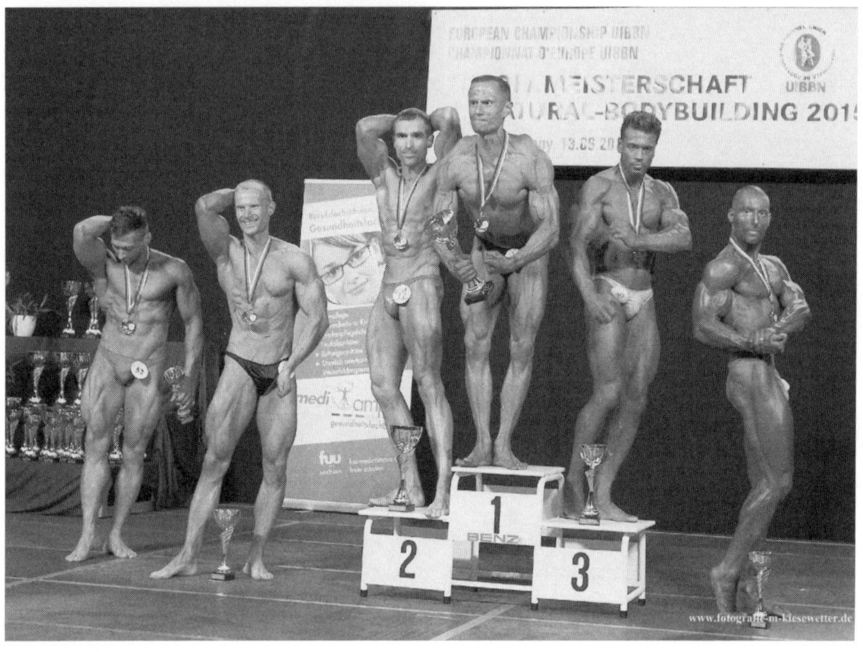

Abb. 10 Europameisterschaft der UIBBN im Juni 2015 in Werdau (Sachsen).

INBA (International Natural Bodybuilding Association) ins kalifornische San Diego flog und dort sah, wer sich bei den sogenannten Profis als „Natural-Athlet" präsentierte, warf ich Berend Breitenstein nur noch einen kurzen Blick zu – Kommentar überflüssig. Vielleicht hätte ich einmal den FFMI einiger dieser „Natural-Profis" ausrechnen sollen, um dann wahrscheinlich festzustellen, dass ich in Dimensionen vorstoße, die mich selbst bei Arnold Schwarzenegger oder Sergio Oliva nicht überraschen würden.

Im Vorfeld der Meisterschaft wurde dann zwar auch verkündet, dass man zukünftig – bisher also nicht – Trainingskontrollen durchführen wolle, eben weil es möglich sei, Dopingkontrollen am Wettkampftag durch rechtzeitiges Absetzen zu unterlaufen. Das war auch kaum zu übersehen. Bleibt an dieser Stelle nur, der „INBA/PNBA Global Family" bei ihren zukünftigen Vorhaben alles Gute zu wünschen! Ich weiß, dass sich die INBA-Funktionäre in Osteuropa nach Kräften bemühen, vernünftiges Natural Bodybuilding auf die Beine zu stellen und dabei auch unkonventionelle Wege zu gehen. Eine Anfrage zum FFMI als Zulassungskriterium erreichte mich beispielsweise erst einige Monate vor Niederschrift dieser Zeilen aus der Slowakei.

Aber einfach scheint das alles nicht zu sein. Denn dass mein Freund Tomas Prochazka als Präsident des tschechischen Natural Bodybuilding-Verbandes Anfang 2016 seinen Austritt aus der europäischen INBA erklärte, hat mit Sicherheit handfeste Gründe. Aber vielleicht verübelt er mir jetzt nicht mehr ganz so sehr, dass ich im Jahr 2015 die erste auf deutschem Boden ausgetragene Europameisterschaft im Natural Bodybuilding unter dem Patronat eines anderen, aber von mir überaus geschätzten Weltverbandes organisierte: der UIBBN (Union Internationale de Bodybuilding Naturel). Die Austragung dieser Meisterschaft – wiederum in meiner Heimatstadt Werdau – hat mich die Hälfte meiner Ersparnisse und einen unwiederbringlichen Teil meiner Nerven gekostet. Aber ich würde es jederzeit wieder tun. Damit sind wir beim vorletzten Kapitel dieses Buches angekommen.

*

KAPITEL 8

ENTWICKLUNG DES INTERNATIONALEN NATURAL BODYBUILDINGS

Seit den Anfängen des Bodybuildings gegen Ende des 19. Jahrhunderts sind auf der ganzen Welt immer wieder Bodybuilding-Organisationen gegründet und aufgelöst worden. Zu den hartnäckigen Untugenden dieser unendlichen Geschichte zählt die Gewohnheit, miteinander zu konkurrieren und die eigene Organisation als „offiziellen Verband" darzustellen. Bis heute gibt es jedoch keine einzige Bodybuilding-Organisation, die es zu einer „offiziellen Anerkennung" auf internationaler Ebene durch das IOC, die UNESCO oder irgendeine andere international tätige „offizielle" Organisation gebracht hätte. Zwar hatte die IFBB gegen Ende der 1980er Jahre zeitweilig gute Karten, durch das IOC anerkannt zu werden, und bis vor einigen Jahren entsandte die IFBB immerhin Bodybuilder zu den „World Games" der nichtolympischen Sportarten. Aber dies ist längst Vergangenheit. Inzwischen ist auch die IFBB rein sportrechtlich ein Bodybuilding-Weltverband wie alle anderen auch.

Auf nationaler Ebene sind die Dinge etwas differenzierter. Es gibt in Deutschland eine Reihe von Bodybuilding-Organisationen, die als eingetragener Verein („e.V.") registriert sind, keiner dieser eingetragenen Vereine ist jedoch Mitglied des Deutschen Olympischen Sportbundes (DOSB). Dass es sogar Natural Bodybuilding-Vereinigungen zu nationaler Anerkennung bringen können, zeigt das Beispiel des französischen Ablegers der UIBBN, der FFHM (Federation Francaise d'Halterophilie-Musculation): Die FFHM ist der staatliche Sportverband Frankreichs für Gewichtheben und „Culturisme", wie Bodybuilding in Frankreich genannt wird.

Wären weltweit alle Bodybuilding-Organisationen in nationale Sportverbände eingebunden, ginge es sicherlich seriöser zu in der Welt der Muskeln. Die Realität ist jedoch eine andere, und das betrifft inzwischen nicht auch, sondern nach meiner Beobachtung sogar in erster Linie Organisationen, die sich mit dem Label „natural" schmücken. Bis vor einigen Jahren, als Bodybuilding und Anabolika-Einnahme regelrecht zusammengehörten, konnte man als Natural-Bodybuilder mit einem Blick auf das Coverfoto eines Bodybuilding-Magazins und einem vergleichenden Blick in den Spiegel relativ schnell abschätzen, wie groß die Chancen auf eine sportliche Karriere nach dem Vorbild Arnold Schwarzeneggers sind – faktisch Null.

Seitdem jedoch monströse „Chemie-Bodybuilder" nahezu völlig „out" sind, weitaus weniger muskelbepackte Natural-Bodybuilder hingegen zunehmend „in", glauben viele gut gebaute junge Leute wieder an die Möglichkeit einer Karriere als Model oder Schauspieler, wenn sie nur den einen oder anderen Wettbewerb gewinnen. Leider gibt es international inzwischen mehr als nur eine „Natural Bodybuilding-Organisation", die genau diesen Traum verspricht und für klingende Münze verkauft. Die Funktionäre dieser Organisationen legen gemeinhin viel Wert auf überaus prächtige Internet-Präsentationen, zeigen sich dort auch gern einmal auf Fotos neben führenden Politikern und erwecken den Eindruck, als erreichten ihre „Events" das Niveau einer Eröffnungsveranstaltung Olympischer Spiele. Meine Empfehlung: Je pompöser die Selbstdarstellung, desto vorsichtiger sollte man werden.

Es gibt eine ganze Reihe Möglichkeiten, um schnell festzustellen, mit wem man es zu tun hat: Wenn eine Organisation mit einer unglaublich hohen Anzahl von Mitgliedsländern wirbt, dann reicht es oft schon, einmal nachzuzählen, aus wie vielen Ländern die Teilnehmer der letzten Europa- oder Weltmeisterschaft denn kamen. Kommt man nur auf drei oder vier oder werden die Herkunftsländer gar nicht angegeben, dann scheint ja wohl irgendetwas nicht zu stimmen. Findet man derartige Ergebnislisten nirgends, dann spricht das erst recht Bände darüber, mit wem man es zu tun hat.

Wenn man in beliebig vielen Kategorien starten kann, aber für den Start in jeder Kategorie reichlich Startgeld bezahlen soll, kann man erahnen, dass der Veranstalter „Scheinwerferlicht verkauft". So nenne ich es, wenn bei Wettkämpfen möglichst viele Teilnehmer angezogen werden sollen, egal welches Leistungsniveau sie haben. Hauptsache ist, dass sie eitel genug sind, für die paar Minuten im Scheinwerferlicht einer Wettkampfbühne ordentlich Geld zu berappen, um sich dafür einige wenige Augenblicke lang als „Star" fühlen zu dürfen. Insbesondere trifft das aus meiner Sicht dann zu, wenn zahlreiche „Exotenkategorien" („Fitness Diva" etc.) angeboten werden. Noch bizarrer wird es, wenn man „in Vorbereitung" der Teilnahme an einer Meisterschaft „dringend empfohlen" bekommt, kostenintensive „Vorbereitungsveranstaltungen" (Posing-Workshops, Kosmetik-Beratungen etc.) zu besuchen.

Extrem unseriös ist es, wenn man einen kostenpflichtigen Urintest abzugeben hat, aber keinen Durchschlag des Abnahmeprotokolls ausgehändigt bekommt. Wie sollte dann im Nachhinein festgestellt werden, wer welchen Urin abgegeben hat? Hier kassiert der Veranstalter die Aktiven noch einmal, Seriosität heuchelnd, mit einer „Selbstbeteiligung" am Dopingtest ab – und kippt den Urin dann wahrscheinlich in die nächste Toilette, es war eben niemand „positiv"...

In Europa gibt es nach meiner Einschätzung gegenwärtig nur zwei wirklich ernstzunehmende Weltverbände des Natural Bodybuildings: die UIBBN und die INBA. Teilweise treten hier dieselben Athleten an – so ist z.B. der Slowake Koloman Toth Weltmeister in beiden Verbänden. Außerhalb Europas existiert eine nennenswerte Natural Bodybuilding-Szene eigentlich nur noch in den USA. Bevor man als überzeugter und idealistischer Natural-Bodybuilder jedoch die gewöhnlich beträchtlichen Reisekosten für eine dortige Wettkampfteilnahme auf sich nimmt, sollte man sich wirklich gut ansehen, auf welche Organisation man sich einlässt. Anderenfalls fliegt man sehr schnell mit nichts als einer Riesenenttäuschung, aber sehr viel weniger Geld in der Brieftasche wieder nach Hause.

Die Stimmung auf internationalem Parkett ist gewöhnlich phantastisch, aber man darf freilich keine Austragungsorte auf dem Niveau von Olympia-

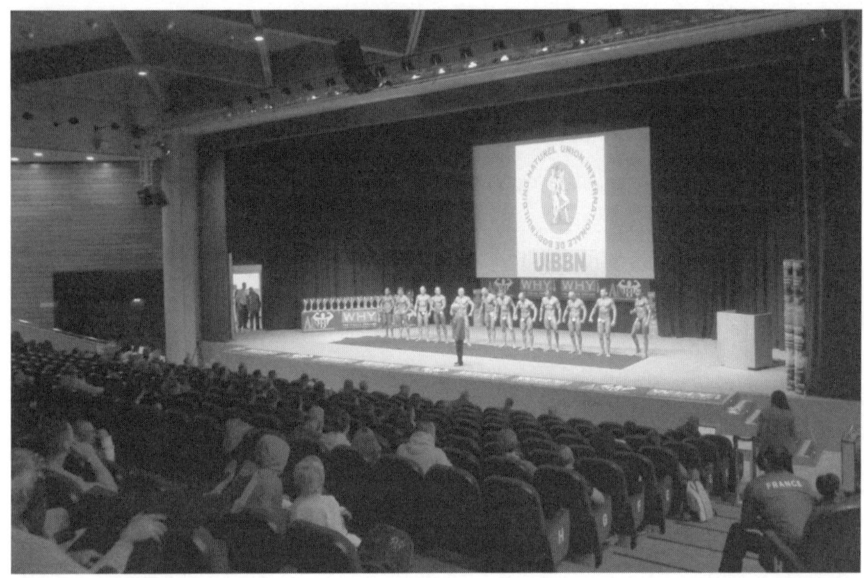

Abb. 11 Echtes Natural Bodybuilding: UIBBN-WM 2014 in Vicenza (Italien).

Abb. 12 Hinter der Bühne der UIBBN-WM 2015 in Barcelona (Spanien).

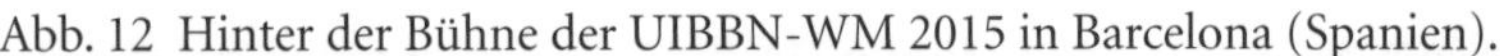

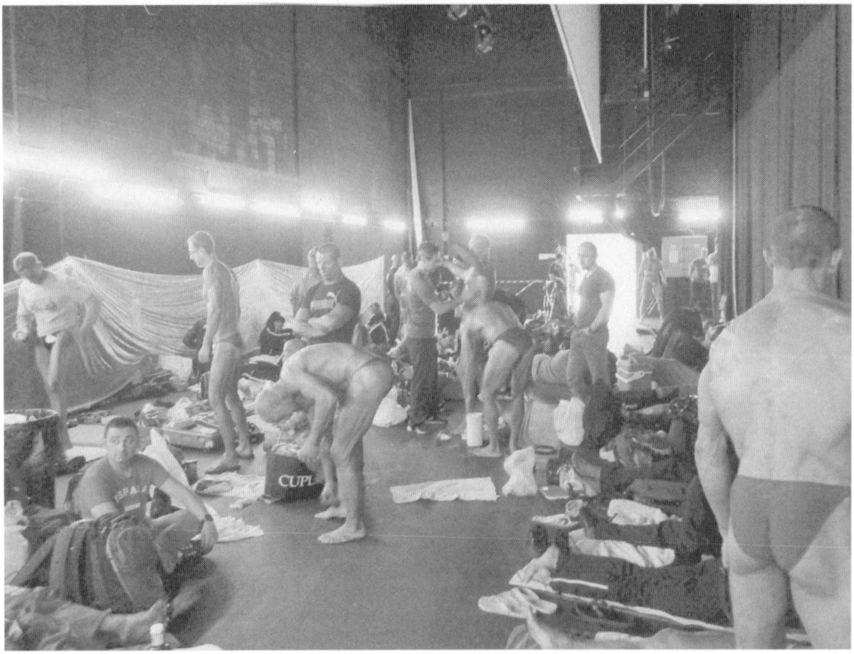

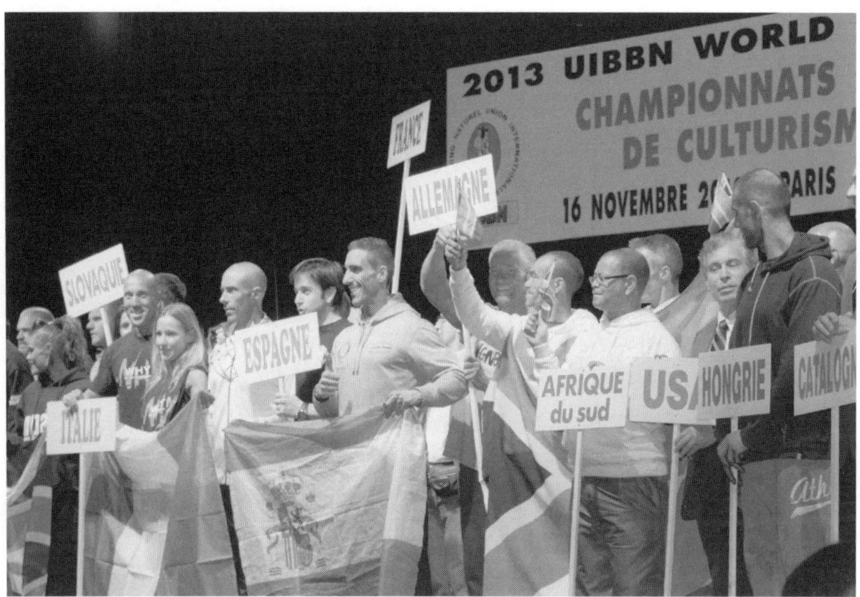

Abb. 13 Eröffnung der UIBBN-WM 2013 in Paris.

Abb. 14 Die deutsche Nationalauswahl bei der UIBBN-WM 2015 in Barcelona.

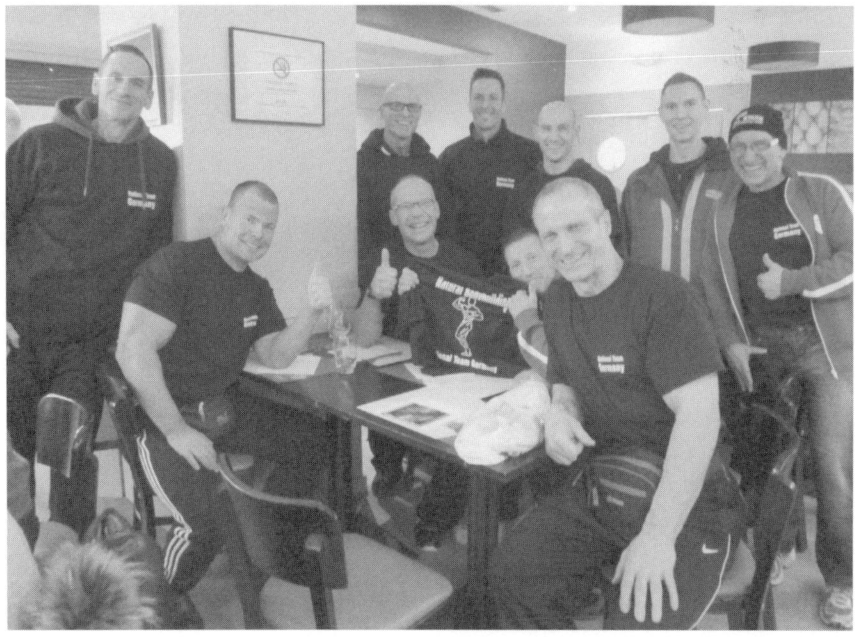

Stadien erwarten. Häufig finden die Meisterschaften in nüchternen Zweckbauten statt. Mehrzweckhallen oder größere Schulturnhallen sind an der Tagesordnung, Kongresszentren wie in Deutschland stellen eher die Ausnahme als die Regel dar. Der Grund dafür liegt schlichtweg in der Finanzierung. Wenn bei einer internationalen Natural Bodybuilding-Meisterschaft Aktive aus mehr als acht Ländern teilnehmen, dann hat man es schon mit einem wirklich multinationalen Event zu tun. Weil aber im Zuschauerraum nahezu ausschließlich Freunde, Verwandte und Betreuer der Akteure auf der Wettkampfbühne sitzen, kann man sich ausrechnen, dass bei einer internationalen Veranstaltung deutlich weniger Eintrittskarten verkauft werden als bei einer nationalen, wo die Anreise wesentlich kürzer ausfällt. Vierhundert Zuschauer bei einer Europa- oder Weltmeisterschaft – das wäre schon eine gut gefüllte Halle. Als ich im Jahr 2015 in Deutschland die Europameisterschaft der UIBBN organisierte, waren es deutlich weniger.

Natural Bodybuilding ist zwar inzwischen Realität, aber sicherlich keine Massensportart. Mich hat das nie gestört. Im Gegenteil, eigentlich kann ich wunderbar damit leben. Internationale Meisterschaften im Natural Bodybuilding sind für mich nach wie vor wunderbar inspirierende Ereignisse, die ich nicht missen möchte. Aber ich würde auch trainieren, wenn ich nicht an Wettkämpfen teilnähme.

*

KAPITEL 9

EPILOG: NATURAL BODYBUILDING – EIN PHANTASTISCHER SPORT

„Schöne Körper schaffen Selbstbewusstsein und richtiges Wohlbefinden. Wohlgeformte Körper verdrängen Depressionen, Disproportionen bedingen Unzufriedenheit, seelische Zermürbtheit, Leistungsmangel. Jeder sucht in der Gesellschaft eine soziale Position zu finden, die für ihn annehmbar ist. Ein normaler Prozess, der sich in der Tierwelt millionenfach vollzieht. Es ist also überhaupt keine Besonderheit, wenn sich Menschen mit den ihnen gegebenen oder aber durch falsche Ernährung erworbenen körperlichen Unebenheiten nicht zufrieden geben. Nur die Phlegmatiker sind mit solchen Körperzuständen zufrieden oder tun so. Wer das Leben aktiv meistert, wird sich relativ schnell umorientieren und Chancen zum eigenen Wohlfühlen nutzen."

Sie haben hoffentlich die An- und Abführungszeichen bemerkt. Denn diese Formulierungen stammen nicht von mir. Ich habe sie abgeschrieben. Nicht etwa von der Website eines Bodybuilders mit Hang zu tiefenpsychologischen Betrachtungen – sondern aus einem Zeitungsartikel über Schönheitschirurgie aus dem Jahr 2000 [98]!

Hinzuzufügen ist diesen Zeilen an sich nur Eines: Man kann die genannten Effekte eines „wohlgeformten Körpers" auch auf unblutige Weise erzielen – durch ein zielgerichtetes, medikamentenfreies Muskelaufbautraining. Dies erspart nicht nur die Risiken und Kosten eines chirurgischen Eingriffs, sondern birgt auch eine Reihe bemerkenswerter Vorteile, die mit Fettabsaugen und ähnlichen Maßnahmen wohl kaum zu erreichen sind.

Ein zielgerichtetes Muskelaufbautraining ist die beste Möglichkeit, dem spätestens im vierten Lebensjahrzehnt einsetzenden Abbau von Kraft und Muskelmasse entgegenzuwirken. Der Erhalt von Kraft und Muskelmasse stellt nach gegenwärtigem Kenntnisstand einen wirksamen Schutz vor zahlreichen Zivilisationskrankheiten dar, insbesondere chronische Rückenschmerzen, Diabetes Typ II und Osteoporose. Da eine größere Muskelmasse den sogenannten Grundumsatz (Energieverbrauch in Ruhe) ansteigen lässt, wird zudem eine Entwicklung von überschüssigem Körperfett erschwert, was sich u.a. günstig auf die Gesundheit des Herz-Kreislauf-Systems auswirkt [8, 52, 99]. Einige weltbekannte Bodybuilding-Champions der Vergangenheit sind inzwischen schon um die 70 Jahre alt und denken nicht daran, das Training zu beenden.

Der Leipziger Sportmediziner Prof. Dr. Siegfried Israel formulierte den Sachverhalt so: „Wenn man sich von Jugend an regelmäßig bewegt, kräftigt man seinen Bewegungsapparat und verhindert vorzeitige Alterungsprozesse. So gesehen ist ein Muskeltraining gerade auch für den älteren Menschen eine Möglichkeit, den uralten Traum vom Jungbrunnen zumindest teilweise zu verwirklichen, das Ziel also, trotz eines hohen chronologischen Lebensalters biologisch jung, gesund und fit zu bleiben.“ [99]

Regelmäßiges Muskelaufbautraining bessert die Stimmung, baut Stress ab und fördert die Schlafqualität. In Zeiten, in denen immer mehr Menschen psychologische Hilfe in Anspruch nehmen müssen, weil sie der Alltagsstress nicht mehr loslässt, kann das gar nicht hoch genug geschätzt werden. [8, 52] Und im Gegensatz zu den meisten anderen Sportarten – oder Schönheitsoperationen – ist ein regelmäßiges Muskelaufbautraining für verhältnismäßig wenig Geld zu haben. Einen einmalig angeschafften Hantelsatz kann man für den Rest seines Lebens verwenden. Auch der Zeitaufwand hält sich, verglichen mit den in anderen Sportarten erforderlichen Trainingszeiten, in Grenzen.

Man kann Bodybuilding so oder so betreiben. Man kann sich durch Einnahme irgendwelcher dubioser Substanzen körperlich und psychisch völlig

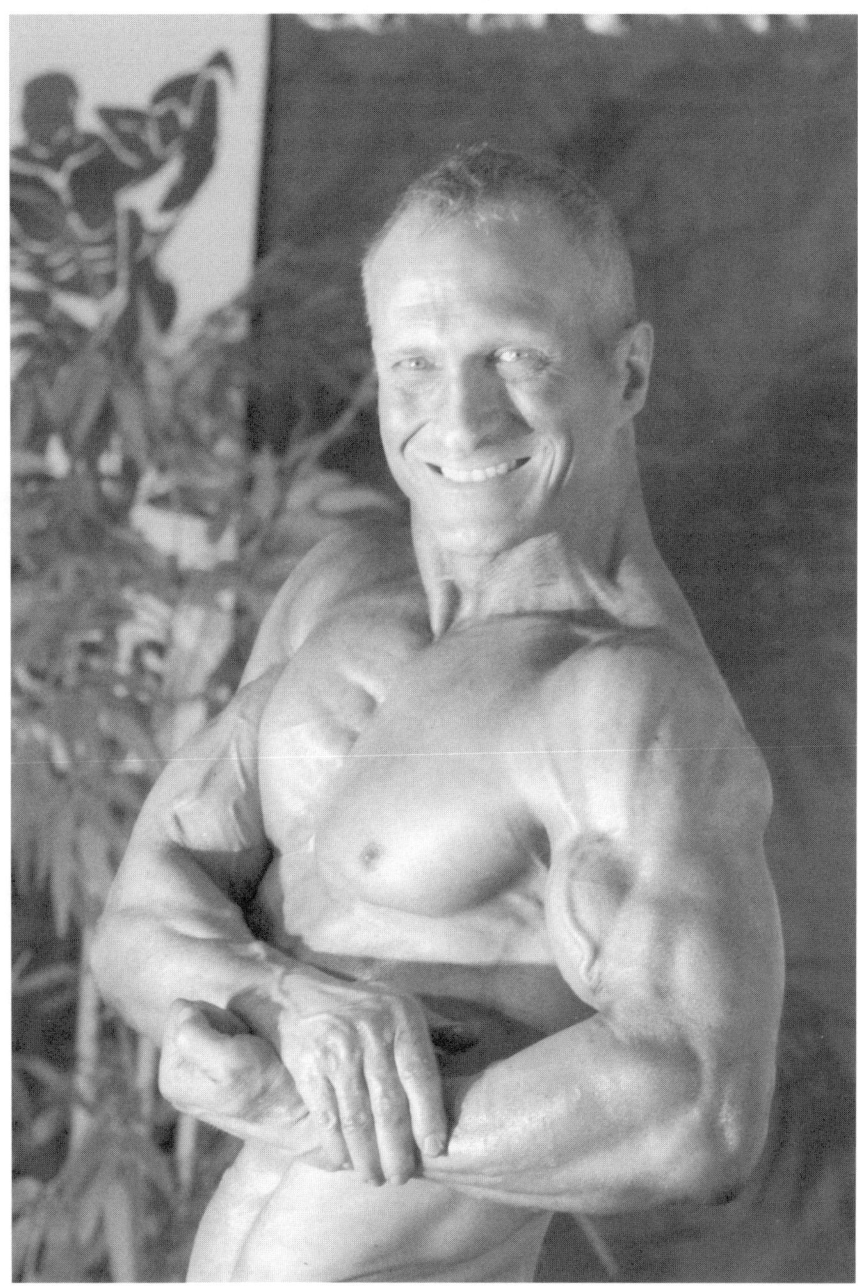

Abb. 15 Der Autor

kaputt machen und dann nach Jahren, in einer Sackgasse angekommen, den ganzen Sport verfluchen. Aber man muss das nicht tun, es gibt eine Alternative. Was mich angeht, ich würde mich immer wieder für Natural Bodybuilding entscheiden.

* * *

Natural Bodybuilding ADRESSEN

PFLICHT- UND KÜRPOSEN

German Natural Bodybuilding & Fitness Federation e.V. (GNBF)
gegründet 2003
Dipl.oec. troph. Berend Breitenstein
E-mail: berend@gnbf.de
Internet: www.gnbf.de

Austrian Natural Bodybuilding & Fitness Federation (ANBF)
gegründet 2012
Internet: www.anbf.at

www.elepline.at
facebook: UIBBN Austria
facebook: elepline

Swiss Natural Bodybuilding and Fitness Federation (SNBF)
gegründet 1997
Treuhand Hutzmann
Internet: www.snbf.ch

UIBBN Deutschland/Deutsche Union für Natural-Athletik e.V.
gegründet 2006
Dr. Andreas Müller
Internet: www.facebook.com/UIBBN-Germany-1100759486608164/
E-Mail andreas@muellerwerdau.de
Tel. 0049 171 1071606

Heimstudiogeräte
www.body-solid.de
www.weberfitness.de
www.simpleproducts.de
www.riviera-fitness.de
www.megafitness-shop.info
www.badcompany.biz

Tanning
www.pro-tan-germany.de
www.jantana.eu
www.universum-toptan.com

*

Abb. 16 Ausgewählte Kürposen

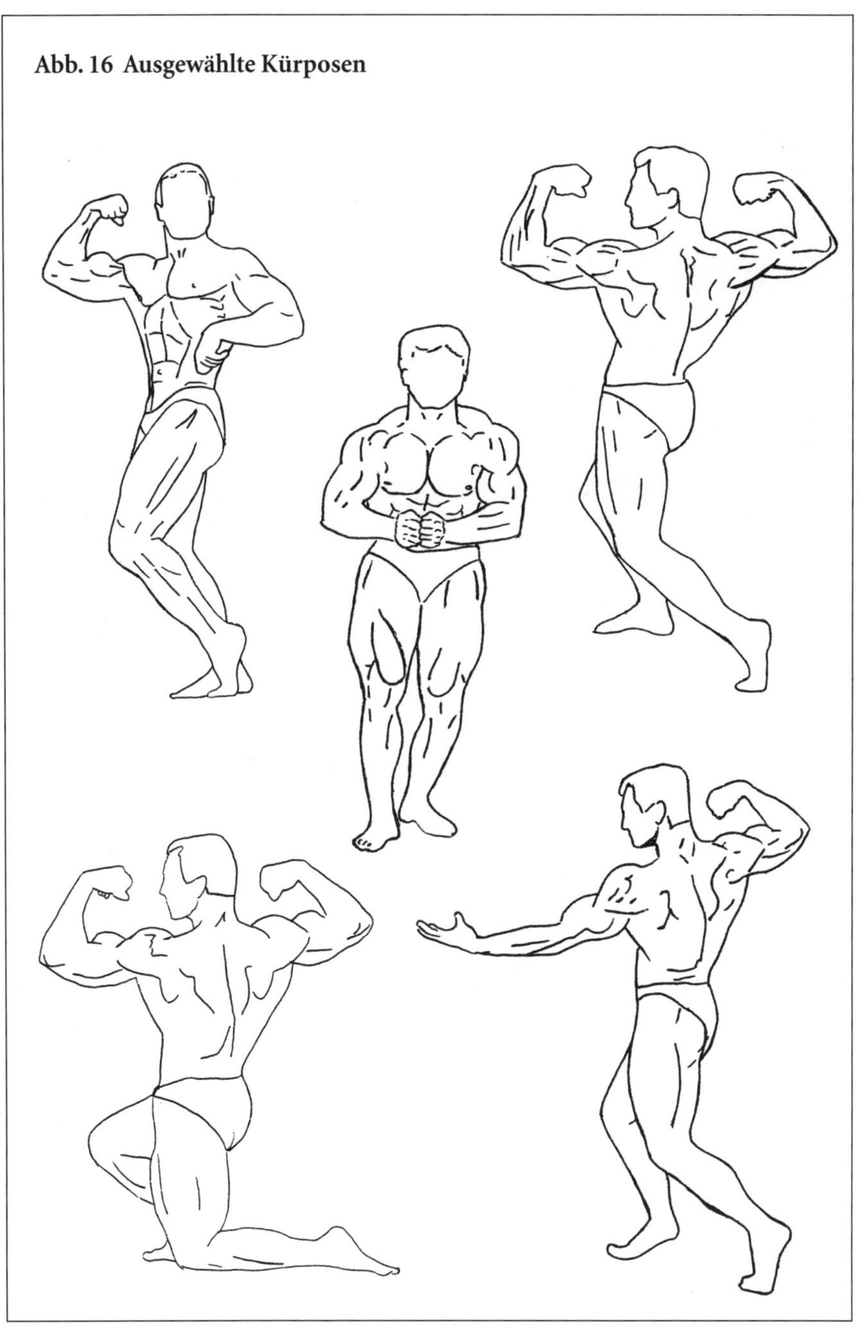

Abb. 17 Die Pflichtposen

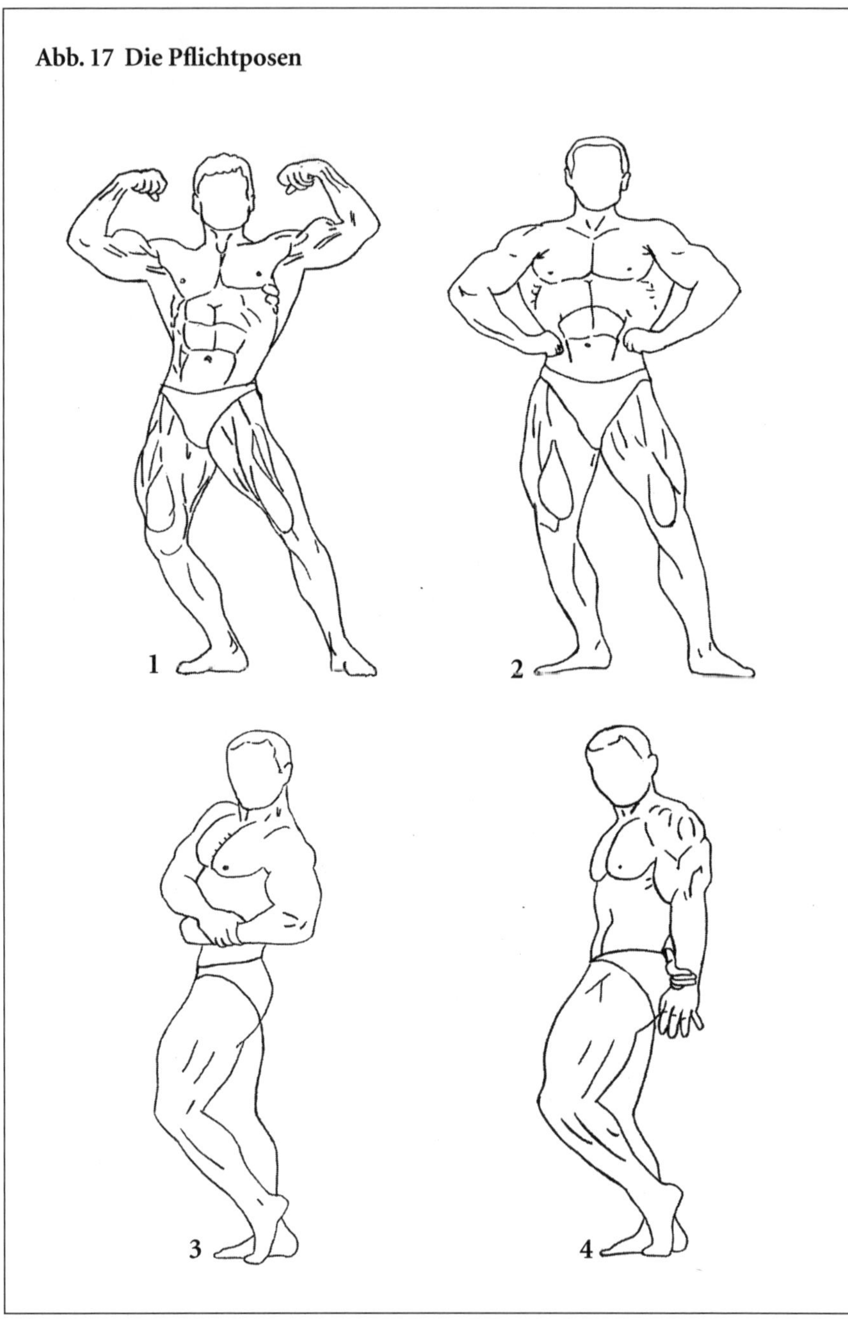

Abb. 17 Fortsetzung

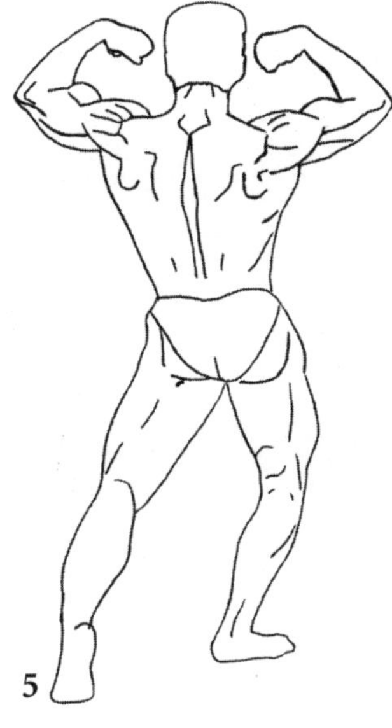

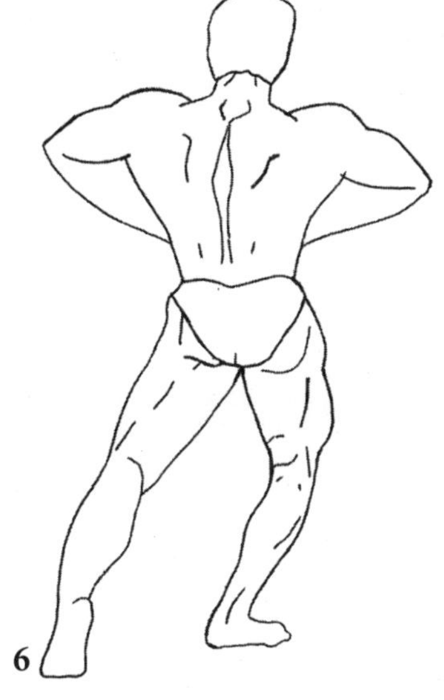

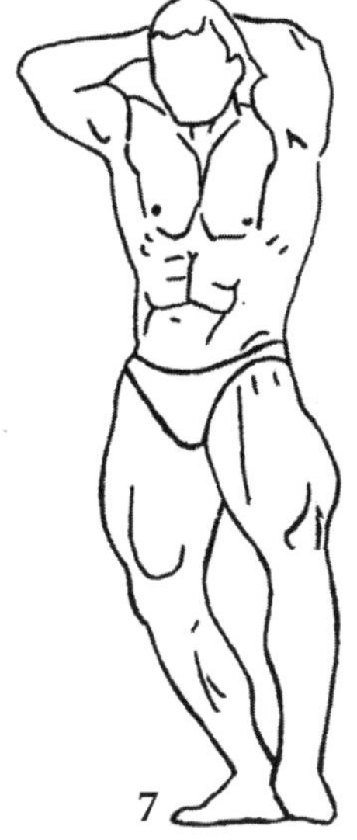

1. Doppelbizeps von vorn
2. Latissimus von vorn
3. seitliche Brust
4. Trizeps
5. Doppelbizeps von hinten
6. Latissimus von hinten
7. Bauch und Beine

QUELLENVERZEICHNIS

1 Rose, M. M.: Muscle Beach. New York 2001, 3

2 Baumhauer, J. F.: Eugen Sandow – der starke Mann aus Deutschland. In: Kraft und wie man sie erlangt. Reprint nach der Originalausgabe von 1904. Hannover 1993, 185

3 Hoberman, J. M.: Sterbliche Maschinen. Doping und die Unmenschlichkeit des Hochleistungssports. Aachen 1994

4 www.nada.de/de/medizin/im-krankheitsfall/die-verbotsliste-derwada/#. VxzPxUdGSwA. Zugriff vom 24.04.2016, 16.04 Uhr

5 Zulak, G.: Oldies but goodies: Muscle-building methods of yesteryear. Part I. In: Ironman 52 (1993) 9

6 Hoffmann, J.: Hormonreport. Verbreitung, Anwendung und Beurteilung von Hormonen als Dopingmittel im Bodybuilding. Arnsberg 1999

7 Männer-Fitness. In: Flex Deutschland (1998) 01, 9

8 Müller, A.: Zur Methodik des langfristigen leistungsorientierten Muskelaufbautrainings. Eine empirische Untersuchung aus trainingswissenschaftlicher Sicht. Butzbach-Griedel 2005

9 Engelhardt, M.; Neumann, G.: Sportmedizin. Grundlagen für alle Sportarten. München, Wien, Zürich 1994

10 Butz, K.; Icheln, D.: Muskelpillen. Die besten Fitmacher: alle Präparate im Test. Reinbek bei Hamburg 2001

11 Schänzer, W.: Aktuelle Probleme und Tendenzen im Doping. In: Leistungssport 27 (1997) 2

12 Deschner, L.: Eine neue Ära. In: Ironman. Deutsche Ausgabe (1990) 2, 3

13 Kagan, H.: Sperren. In: Ironman. Deutsche Ausgabe (1990) 2, 14

14 Buse, U.: Der Extremist. In: Der Spiegel (1998) 14, 122-126

15 Fuchs, R.; Ullrich, K.: Lorbeerkranz und Trauerflor. Aufstieg und „Untergang" des Sportwunders DDR. Berlin 1990

16 Zittlau, D.: Sport und Vitamine. Grenzen der Leistungssteigerung. In: Thales Themenheft 89 (1991)

17 Pope, H. G.; Phillips, K. A.; Olivardia, R.: Der Adonis-Komplex. Schönheitswahn und Körperkult bei Männern. München 2001

18 Traeder, N.: Das Bodybuilding-Handbuch. München 1988

19 Unger, E.: Handbuch für Kraftsport und Bodybuilding. Aachen 1999

20 Schindele, E.: Männer in den Wechseljahren. Wie Hormone gegen das Altern des Mannes helfen sollen. Deutschlandfunk, 10. Februar 2002

21 Buse, U.: Für immer jung. In: „Der Spiegel" (2016), 17, 54-58.

22 „BILD" Thüringen 21.03.1996

23 „Der Spiegel" (1996) 17

24 „Flex" (1998) 1, 9

25 Boos, C.; Wulff, P.; Kujath, P.; Bruch, H.-P.: Medikamentenmissbrauch beim Freizeitsportler im Fitnessbereich. In: Deutsches Ärzteblatt 95 (1998) 16, 953-957

26 Caimi, M.: Die Banalität der Kraft. Schont sich die Menschheit zu Tode? Basel 1999, 67

27 Schlieper, C. A.: Ernährung heute. Hamburg 2001, 141

28 Labbe, R.: Reg Lewis: Ein erfülltes Leben. In: Sportrevue 420 (2003) 12, 127

29 Venzmer, G.: Körpergestalt und Seelenanlage. Stuttgart 1930

30 Darden, E.: Das Nautilus Buch. Zürich 1986

31 Hay, J. G.: Biomechanische Grundlagen der Kraftentwicklung. In: Komi, P.V. (Hrsg.): Kraft und Schnellkraft im Sport. Köln 1994, 200-209.

32 Boeckh-Behrens, W.-U. ; Buskies, W.: Fitness-Krafttraining. Die besten Übungen und Methoden für Sport und Gesundheit. Reinbek bei Hamburg 2000

33 Bompa, T.O.; Cornacchia L.: Serious strength training. Champaign 1998

34 Tesch, P. A.: Target bodybuilding. Champaign 1999

35 Wirhed, R.: Sportanatomie und Bewegungslehre. Stuttgart, New York 1999

36 Hartmann, J.; Tünnemann, H.: Modernes Krafttraining. Berlin 1988

37 Gottlob, A.: Differenziertes Krafttraining mit Schwerpunkt der Wirbelsäule. München, Jena 2001

38 Seibert, W.: Perfektes Körpertraining. Ein Leitfaden für modernes Krafttraining. München 1998

39 Geiger, L. V.: Überlastungsschäden im Sport. München, Wien, Zürich 1997

40 Gironda, V.; Kennedy, R.: Unleashing the wild physique. Ultimate bodybuilding for men and women. New York 1986

41 Prokop, D.: Grimek, Reeves, Oliva. Immortals of muscle. In: Ironman 54 (1995) 5, 98-111

42 Schwarzenegger, A.; Dobbins, B.: Das große Bodybuilding-Buch. München 1986

43 Nosek, L.: Novy treninkovy system. Deleny trenink kazdy druhy den. In: Grandprix Sandow 83. U prilezitosti mezinarodnich kulturistickych zavodu v Marianskych Laznich vydala Telovychovna jednota Sandow. Prag 1983, 31-32

44 Darden, E.: High intensity strength training. Vortrag beim 3. Internationalen Kongress der Gesellschaft für medizinische Kräftigungstherapie am 25./26. März 2000 an der Sporthochschule Köln

45 Darden, E.: Das Nautilus-Buch. Zürich 1986

46 Mentzer, M.: Heavy Duty. The science of bodybuilding. Part II. In: Ironman 53 (1994) 8, 106-108

47 Gießing, J.: Das Heavy-Duty-Konzept. In: Leistungssport 30 (2000) 4, 19-23

48 Schlumberger, A.; Schmidtbleicher, D.: Einsatz-Training als trainingsmethodische Alternative – Möglichkeiten und Grenzen. In: Leistungssport 29 (1999) 3, 9-11

49 Kieser, W.: Wieviele Sätze beim Krafttraining? Theorie und Praxis. In: Leistungssport 28 (1998) 3, 50-51

50 Szubski, C.: Leserbrief zum Artikel von Andreas Schlumberger/Dietmar Schmidtbleicher: Einsatz-Training als trainingsmethodische Alternative – Möglichkeiten und Grenzen. In: Leistungssport 29 (1999) 4, 35

51 Philipp, M.: Einsatz-Training versus Mehrsatz-Training. Zur Kontroverse um die Satzzahl beim Krafttraining unter Berücksichtigung empirischer Evidenzen. In: Leistungssport 29 (1999) 4, 27-34

52 Zimmermann, K.: Gesundheitsorientiertes Muskelkrafttraining. Theorie – Empirie – Praxisorientierung. Schorndorf 2000

53 Preuss, P.; Steinhöfer, D.; Heiduk, R.: Die optimale Satzzahl im Krafttraining. Einsatz- versus Mehrsatz-Training. In: Leistungssport 32 (2002) 4, 4-13

54 Oehmke, P.: Der Tod kam zweimal. In: Süddeutsche Zeitung, 02.08.2002

55 Green, B.: Die Grundlagen vom Iron Guru Vince Gironda. Teil 1. In: Ironman – Deutsche Ausgabe (1991) 1

56 Pearl, B.; Prokop, D.: 20 months to a champion physique. In: Ironman 53 (1994) 2, 54-56

57 Pearl, B.: Getting stronger. Weight training for men and women. Sports training, general conditioning, bodybuilding. Bolinas 2001, 37

58 Thieß, G.; Schnabel, G.; Baumann, R.: Training von A bis Z. Kleines Wörterbuch für die Theorie und Praxis des sportlichen Trainings. Berlin (Ost) 1980

59 Barteck, O.: Alles über Fitness. Köln 1998

60 Kempf, H.-D.; Strack, A.: Der Hantelkrafttrainer. Die besten Übungen. Reinbek bei Hamburg 2001

61 Kieser, W.: Leistungsfähiger durch Krafttraining. Eine Anleitung für Fitnesssportler, Trainer und Athleten. Niedernhausen/Ts. 1991, 44

62 Fröhlich, M.; Schmidtbleicher, D.; Emrich, E.: Belastungssteuerung im Muskelaufbautraining. Belastungsnormativ Intensität versus Wiederholungszahl. in: Deutsche Zeitschrift für Sportmedizin 53 (2002) 3, 79-83

63 Darden, E.: Hardcore Training. Professionelle Techniken für schnellen Muskelaufbau. Arnsberg 1998

64 Wiemann, K.; Klee, A.: Die Bedeutung von Dehnen und Stretching in der Aufwärmphase vor Höchstleistungen. In: Leistungssport 30 (2000) 4, 4-9

65 Wiemeyer, J.: Dehnen – eine sinnvolle Vorbereitungsmaßnahme im Sport? Kritische Diskussion kurz- und langfristiger Effekte des Dehnens im Rahmen von Aufwärmprozeduren. In: Spectrum der Sportwissenschaft 14 (2002) 1, 53-80

66 Wiemann, K.; Klee, A.; Jöllenbeck, T.: Dehnungsverhalten der ischiokruralen Muskeln; Dehnen und Stretching, Ruhespannung und Muskellänge, muskuläre Dysbalancen. In: http://w3.uni-wuppertal.de/www/FB3/sport/bewegungslehre/wiemann/fopro_dehn.htm

67 Moosburger, K. A.; Markmann, T.: Was ist dran am Dehnen (Stretching)? Fakten und Mythen. In: http://gin.uibk.ac.at/moosburger-ka

68 Tesch, P. A.: Das Training im Bodybuilding. In: Komi, P.V. (Hrsg.): Kraft und Schnellkraft im Sport. Köln 1994, 365-373

69 Zimmermann, K.: Fitness selbst programmiert: Kräftigen – Dehnen – Entspannen. Berlin 1992

70 Zatsiorsky, V. M.: Krafttraining. Praxis und Wissenschaft. Aachen 1996

71 Fleck, S. J.: Kardiovaskuläre Reaktionen und Adaptationen während Kraftbelastungen. In: Komi, P.V. (Hrsg.): Kraft und Schnellkraft im Sport. Köln 1994

72 Donike, M.: Substitution aus biochemischer Sicht. Fakten und Argumente gegen die Dopingmentalität. In: Leistungssport 25 (1995) 2

73 Lehmann, M.; Baur, S.; Buck, C.; Gastmann, U.; Lehmann, C.; Liu, Y.; Lormes, W.; Opitz-Gress, A.; Reissnecker, S.; Simsch, C.; Steinacker, J.M.: Übertraining und Leistungsminderung. Vom harten Training, großer Wettkampfdichte und kurzen Regenerationszeiten. In: Leistungssport 29 (1999) 5

74 Schulz, H.: Bodybuilding. Das ideale Figur- und Fitnesstraining. München 2000

75 Everson, J.: Ultimate muscle size. In: Ironman 53 (1994) 3, 88-94

76 Zulak, G.: Radical results with rest-and-recovery-routines. In: Ironman 52 (1993), 82-90

77 Schlieper, C.A.: Grundfragen der Ernährung. Hamburg 2000

78 Konopka, P.: Sporternährung. Leistungsförderung durch vollwertige und bedarfsangepasste Ernährung. München, Wien, Zürich 1998

79 Hamm, M.: Ernährung für Spitzenpower. München 1999

80 Beratungsstandard der DGE: Proteine in der Ernährung von Breitensportlern. In: http://www.dge.de/Pages/navigation/fachinfos/bstandards/be-prot.htm

81 DGE-spezial 08/99 vom 23.11.1999: Sportler brauchen keine spezielle Nahrung. Ergebnisse des Journalistenseminars „Sport und Ernährung" der DGE. In: http: //www.dge/Pages/navigation/presse/spez0899.htm

82 Nagel, R.: Das gemeinsame Training bezahlt nicht immer der Chef. In: Freie Presse, 12.02.2004, 5

83 Böning, D.: Muskelkater. Vortrag anlässlich des 4. Internationalen Kongresses der Gesellschaft für Medizinische Kräftigungstherapie am 16. und 17. März 2002 in München

84 Schek, A.: Mediterrane Kost auch für Leistungssportler?! In: Leistungssport 33 (2003) 5

85 Pollmer, U.; Fock, A.; Gonder, U.; Haug, K.: Prost Mahlzeit! Krank durch gesunde Ernährung. Köln 1996

86 Seib, U.: Arbeitsbuch Ernährung und Diätetik für Krankenschwestern, Krankenpfleger und andere medizinische Fachberufe. Stuttgart, Jena, New York 1996

87 Pollmer, U.; Warmuth, S.: Lexikon der populären Ernährungsirrtümer. Frankfurt am Main 2000

88 DGE-Stellungnahme: Vitaminversorgung in Deutschland. Mai 2003. In: http: //www.dge.de/Pages/navigation/fach_infos/dge-info/2003/fkp0503.html

89 DGE aktuell 26/99 vom 14.12.1999: Sind unsere Böden an Nährstoffen „verarmt"? Ergebnisse einer bundesweiten Expertenbefragung. In: http://www.dge/Pages/navigation/presse/akt2699.htm

90 Watzl, B.: Gesundheitliche Bedeutung sekundärer Pflanzenstoffe. Vortrag anlässlich der 9. Ernährungsfachtagung der Sektion Sachsen der DGE „Ernährungsbericht 1996" am 21. Februar 1997 in Leipzig

91 Schneider, F. J.: Zur Bedeutung der Ernährung für das Gehirn als „Generator und Rezeptor" im (Leistungs-)Sport. In: Leistungssport 33 (2003) 2, 10-15

92 Übermaß an Vitaminen und Mineralien kann schaden. Expertengruppe veröffentlicht Richtlinien für künstliche Zufuhr. In: Freie Presse, 15.7. 2003

93 Viertel, R.: Wissensspeicher Ernährungslehre. Berlin (Ost) 1978

94 Ketz, H. A.; Baum, F.(Hrsg.): Ernährungslexikon. Leipzig 1986

95 Ernährungsempfehlungen aus quantitativer und qualitativer Sicht. Eine Zusammenfassung der Ergebnisse der Impulsreferate anlässlich des Bundestrainer-Großseminars vom 23.09.2003 in Reutlingen. In: Leistungssport 33 (2003) 5, 26-27

96 Moosburger, K.A.: Die muskuläre Energiebereitstellung im Sport. In: http://gin.uibk.ac.at/thema/sportundernaehrung/energiebereitstellung.html

97 Grossekathöfer, M.; Ludwig, U.; Wulzinger, M.: Experimentieren bis zum Kollaps. In: Der Spiegel (2000) 37, 200-206

98 Durch die „schöne Chirurgie" zu neuem Körpergefühl. In: Moritz – Das Freizeit-Magazin der Freien Presse. Nummer 11, November 2000, 3-4

99 Israel, S.: Die Auswirkungen eines Krafttrainings in Abhängigkeit von Lebensalter und Gesundheitszustand. In: Komi, P.V. (Hrsg.): Kraft und Schnellkraft im Sport. Köln 1994, 322

100 Hartmann, J.; Tünnemann, H.: Das große Buch der Kraft. Berlin 1990

101 Meyers Lexikonredaktion: Schülerduden Psychologie. Mannheim, Leipzig, Wien, Zürich 1996, 210

102 Fedler, W.; Carl, G.: Muskelkraft und Körperformung. Berlin 1968

103 Brekkenbruf, D.: Cory Everson verliert Gesicht. In: Ironman – Deutsche Ausgabe (1990) 2, 83-89

104 Delavier, F.: Muskel Guide. Gezieltes Krafttraining – Anatomie. München 2000

105 Gebauer, M.; Ludwig, U.; Mascolo, G.: Todbringende Kraft. In: „Der Spiegel" (2001) 38, 63-64

106 Sandow, E.: Kraft und wie man sie erlangt. Reprint nach der Originalausgabe von 1904 aus den Beständen des Kraftsportarchivs Krägermann, Berlin. Hannover 1993, 38.

107 Leigh, W.: Arnold. An Unauthorized Biography. Chicago 1990, 146-147.

108 Harris, R.: Die wahre Droge im Bodybuilding. In: Sportrevue Mai 2015, 76-83.

109 Hollmann, W., Hettinger, Th., Strüder, H.: Sportmedizin. Stuttgart, New York 2000, 536.

110 Judin, V.: Generation Iron. DVD. 2014 KSM GmbH, 2013 The Ironhouse Project LLC/The Vladar company.

111 www.welt.de/sport/wintersport/article 138413884/Ich-traute-mich-nicht-mehr-auf-die-Strasse.html. Zugriff vom 26.04.2016, 9.40 Uhr.

112 Ehlenz, H.: Die Zukunft des Mastersports. In: Athletik. Älteste Kraftsportzeitschrift der Welt. (12) Dezember 2015, 22.

113 Hottenrott, K.; Neumann, G.: Ist das Superkompensationsmodell noch aktuell? in: Leistungssport März 2010, 13 ff.

114 Berger, R.: Effect of varied weight training programs on strength. In: Research Quarterly 33 (1962) 2, 168-181.

115 Berger, R.: Comparison between Static Training and Various Dynamic Training Programs. In: Research Quarterly 34 (1963), 132-135.

116 O'Shea, P.: Effects of Selected Weight Training Programs on the Development of Strength and Muscle Hypertrophie. In: Research Quarterly 37 (1966), 95-102.

117 Aurich, S.: Verboten gut. In: Freie Presse, 7. Mai 2015, 1.

118 Interview der Woche. Andreas Müller, 44, Sportwissenschaftler und „Natural Bodybuilder". In: Süddeutsche Zeitung Nr. 249, Samstag/Sonntag, 28./29. Oktober 2006, 38.

119 o.V.: Hormonkrieg kann nicht gewonnen werden. In: Sportrevue Juni 2016, 41.

120 Telefonat mit Leopold „Poldi" Merc am 25.11.2015

121 Wedan, S.: Trainingszyklen. In: Sportrevue Nr. 12, 2002, 79.

122 Pearl, B.: Getting stronger. Bolinas, California 2001: Shelter Publications, 380.

123 Gießing, J.: Hochintensitätstraining. In: Leistungslust. Fachzeitschrift für Sport- und Fitnesstrainer. April 2016, 48-49.

124 Gießing, J.: HIT-Hochintensitätstraining. Das optimierte System für rapiden Muskelaufbau. Arnsberg 2006, 136-137.

125 o.V. o.J.: "Supermänner" Damals und heute. Schule der Gewichtssteigerung und Wiederholungen. In: Sport und Kraft. Jahrgang 2, Heft 17, o.J. (um 1959).

126 Schubert, M./ Dietrich, K./ Voss, A./ Schwarze, B.: Zur Nachfragestruktur in kommerziellen Fitness-Anlagen. Ergebnisse einer empirischen Untersuchung. Hamburg 1998, 37-39.

127 Zippel, Ch.: HFT. Hochfrequenztraining und Autoregulation. Arnsberg 2011

128 www.pitt-force.com, Zugriff vom 8.5.2016, 10.25 Uhr.

129 www.ac-sportlernahrung.de/299-doggcrapp. Zugriff vom 8.5.2016, 10.35 Uhr.

130 Buskies, W.: Sanftes Krafttraining nach dem subjektiven Belastungsempfinden versus Training bis zur muskulären Ausbelastung. In: Deutsche Zeitschrift für Sportmedizin Jahrgang 50, Nr. 10 (1999), 316-320.

131 Deutschlandfunk am 13.05.2016, 19.00-19.30 Uhr

132 Müller, A.: „Das Haus war an sich ausgebombt, aber Parterre war noch verwendbar..." In: Athletik. Älteste Kraftsportzeitschrift der Welt. Heft 5, Mai 2014, 28-29.

133 www.diegesundheitsexperten.com/2013/02/12/das-immunsystem-der-sport/ Zugriff vom 15.05.2016, 17.15 Uhr.

134 Neumann, G.: Ernährung im Sport. Aachen 2007.

135 o.V.: Blond, stark und tot. In: Der Spiegel 17/1996.

136 Soymilk intake in relation to serum sex hormone levels in British men – Allen – Nutrition and Cancer 2001, 41, 41-46.

137 Inverse association of soy product intake with serum androgen and estrogen concentrations in Japanese men – Nagata – Nutr Cancer 2000, 36.

138 Effect of soymilk consumption on serum estrogen and androgen concentrations in Japanese men – Nagata – Cancer, Epidemiology, biomarkers & prevention 2001, vol 10, 179.

139 Effect of a phytoestrogen food supplement on reproductive health in normal males – Mitchell – Clinical Science 2001, 100, 613.

140 www.zentrum-der-gesundheit.de/omega-3-arthrose-ia.html. Zugriff vom 16.05.2016, 9.55 Uhr.

141 „Low Carb"-Ernährung im Sport. Eine kurze Übersicht zu aktuellen Erkenntnissen und potentiellen Risiken. In: Deutsche Zeitschrift für Sportmedizin. 67. Jahrgang, 4/2016, 90.

142 Cordain, L.: Das Getreide – zweischneidiges Schwert der Menschheit: Unser täglich Brot macht satt, aber krank. Ernährung mit Getreideprodukten kann die Gesundheit ruinieren. Arnsberg 2004.

143 Davis, W.: Weizenwampe. Warum Weizen dick und krank macht. 17. Auflage. München 2013.

144 Müller, A. Körperkulturistik. Bodybuilding in der DDR. Ein Zeitzeugenbericht. Arnsberg 2007.

145 Hohmann-Jeddi, C.: Krebserkrankungen: Übergewicht bald Hauptrisikofaktor. In: Pharmazeutische Zeitung online. www-pharmazeutische-zeitung.de/index.php?id=50624, Zugriff vom 21.05.2016, 6.50 Uhr.

*

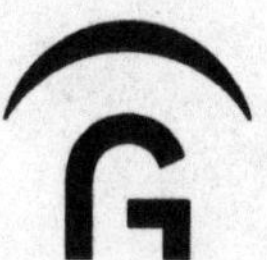